Wolfgang Böker und Hans Dieter Brenner (Herausgeber):

Bewältigung der Schizophrenie

Wolfgang Böker
und Hans Dieter Brenner
(Herausgeber)

Bewältigung der Schizophrenie

Multidimensionale Konzepte, psychosoziale und kognitive Therapien, Angehörigenarbeit und autoprotektive Anstrengungen

Verlag Hans Huber Bern Stuttgart Toronto

CIP-Kurztitelaufnahme der Deutschen Biblithek

Bewältigung der Schizophrenie:
multidimensionale Konzepte, psychosoziale
u. kognitive Therapien, Angehörigenarbeit
u. autoprotektive Anstrengungen / Wolfgang
Böker u. Hans Dieter Brenner (Hrsg.). –
Bern; Stuttgart; Toronto: Huber, 1986. –
ISBN 3-456-81460-7

NE: Böker, Wolfgang [Hrsg.]

Satz + Druck: Lang Druck AG, Liebefeld/Bern
Printed in Switzerland

Vorwort

Der machtvolle Wandel von einer krankenhauszentrierten, vorwiegend kustodial pflegenden zu einer offenen, gemeindenahen therapie- und rehabilitationsorientierten Psychiatrie hat während der letzten Jahrzehnte die Existenz schizophrenen Lebens in früher kaum vorstellbarem Maße verändert: Eine große Zahl Schizophrener lebt heute außerhalb der Spitäler, in ihren Familien, in Wohngemeinschaften, ja sogar in produktiver Selbständigkeit. Damit hat sich auch unsere Auffassung vom «Wesen der Schizophrenie» und den Möglichkeiten ihrer Bewältigung nachhaltig verändert.

Die psychiatrische Forschung hat diesen Wandel bisher nur zögernd zur Kenntnis genommen: Weithin noch vom traditionellen linearen Kausalitätsdenken geprägt, hat sie vor allem einzelne Ursachen und einzelne Behandlungsmethoden untersucht und systemische Betrachtungsweisen noch kaum aufgegriffen. Wir sind hingegen überzeugt, daß die gegenwärtig sich konturierter abzeichnenden multidimensionalen Schizophrenietheorien ein neues Forschungsparadigma und komplexere Behandlungsstrategien zwingend nahelegen. Klinische Krisenintervention, Akut- und Langzeitmedikationen, Psychotherapie, kognitives und soziales Training sowie Beratung der Angehörigen sind einige wesentliche Mosaiksteine der Therapiepraxis. Sie stehen nicht für eine auf Ratlosigkeit verdächtige Polypragmasie, sondern sind die Konsequenz unseres heutigen Kenntnisstandes.

Darüber hinaus scheint die Zeit reif, unsere Rolle als psychiatrische Experten und unseren Umgang mit dem Kranken neu zu überdenken. Was können wir von unseren Patienten lernen? Welche genesungsfördernden Autonomieprozesse laufen auch ohne unser Zutun ab? Könnte es sein, daß unsere Behandlung einigen von ihnen sogar schadet? Ist eine bedingungslose Compliance des Kranken wichtiger, als ein kooperatives Bündnis mit ihm, auch wenn dabei gelegentliche Krisen aufbrechen? Sind Angehörige lästige Störenfriede oder potentielle Verbündete? Sollten wir nicht in einen neuen konstruktiven Dialog mit ihnen eintreten? Häufig hinken die praktischen Behandlungsgewohnheiten unseren Kenntnissen immer noch weit hinterher.

Vor diesem Hintergrund diskutierten Anfang Mai 1985 auf Einladung der beiden Herausgeber namhafte Wissenschaftler aus den USA und Europa in der Psychiatrischen Universitätsklinik Bern den Stand der Theorienbildung und die therapeutischen Konsequenzen, die nicht nur für die Experten, sondern auch für die Patienten und Angehörigen hoffnungsvolle Wege der Bewältigung der Schizophrenie eröffnen. Dieses internationale Symposium, das auf ein sehr lebhaftes Interesse stieß, stand unter dem Leitthema «Psychosoziales Management der Schizophrenie». Der thematische Bogen spannte sich von systemischen Theoriemodellen über neue psychosoziale, kognitive, verhaltenstherapeutische und medikamentöse Behandlungskonzepte zur therapeutischen Arbeit mit Angehörigen und zu den Möglichkeiten und Formen der Selbsthilfe und aktiven Krankheitsbewältigung.

Wir möchten an dieser Stelle nochmals den Mitgliedern des Organisationskomitees dieses Symposiums, sowie all den vielen Mitarbeitern unserer Klinik danken, die das Kunststück fertig brachten, ein voll ausgelastetes Spital «nebenbei» in ein perfekt funktionierendes Kongreßzentrum umzuwandeln. Dank gilt auch unseren Ehefrauen, die vor und hinter den Kulissen um reibungslosen Ablauf und herzliche Gastfreundschaft bemüht waren.

Der vorliegende Sammelband «Bewältigung der Schizophrenie» vermittelt, so hoffen wir, ein lebendiges Bild des gegenwärtigen Wandels unseres Schizophrenieverständnisses in Forschung und Praxis. Er vereinigt Arbeiten zu allen auf dem Berner Symposium gehaltenen Referaten und schließt mit einem für dieses Buch geschriebenen «Ausblick» der Herausgeber auf mögliche künftige Fragestellungen und Zielsetzungen. Wir danken allen Autoren für ihre Mitarbeit und für die kooperative Aufnahme unserer Wünsche und Anregungen bei der Abfassung ihrer Beiträge.

Bei der redaktionellen Bearbeitung haben uns die Mitarbeiter der Abteilung für Theoretische und Evaluative Psychiatrie tatkräftig unterstützt. Für die Mithilfe bei der Übersetzung der englischsprachigen Beiträge danken wir Herrn lic. phil. A. ALTORFER, Herrn Dr. phil. K. ANDRES, Herrn Dr. phil. B. BRAUCHLI, Frau cand. phil. M. GERTSCH, Herrn lic. phil. G. GERSTNER, Herrn lic. phil. F. HILFIKER, Herrn lic. phil. R. HUNZIKER, Frau Dr. phil. M.-L. KÄSERMANN, Herrn Dr. phil. W. KOPP; für die redaktionelle Mitarbeit, insbesondere auch für die kritische Durchsicht und Korrektur der Manuskripte Herrn Dr. med. H. WYSS und Frau cand. phil. S. WÜRGLER; für die sorgfältige Vorbereitung des Autoren- und Sachregisters Frau Dr. med. M. MAURER. Besonderer Dank gilt weiterhin Herrn Dr. phil. P. STEHLIN vom Verlag Hans Huber, Bern, und Herrn Dr. F. KULHANEK von der Abteilung Psychiatrie und Psychopharmaka der Firma von Heyden/Squibb, München, für ihre Beratung und Unterstützung. Nicht zuletzt sei Frau F. PERRET, Frau R. KREBS und Frau E. LUDWIG für ihre mühevolle und engagierte Arbeit bei der Herstellung druckfertiger Manuskripte gedankt.

Wir hoffen, daß dieser Sammelband Impulse für die weitere Erforschung und praktische Entfaltung der Grundlagen für eine bessere Bewältigung der Schizophrenie vermitteln wird. Der Patient, der Angehörige, der Arbeitskollege, der Betreuer, sie alle sollen lernen, mit der Psychose und ihren Auswirkungen umzugehen, sie besser zu handhaben, ihren Erscheinungsformen kenntnisreicher und dadurch wirkungsvoller zu begegnen.

Bern im September 1985 — Die Herausgeber

Inhaltsverzeichnis

Verzeichnis der Autoren

Anderson, C., Ph. D., Associate Professor of Psychiatry, Western Psychiatric Institute and Clinic, University of Pittsburgh, 3811 O'Hara Street, USA - Pittsburgh, Pennsylvania 15213

Bellack, A. S., Ph. D., Professor of Psychiatry, The Medical College of Pennsylvania, Department of Psychiatry, 3200 Henry Avenue, USA - Philadelphia, Pennsylvania 19129

Böker, W., Prof. Dr. med., Psychiatrische Universitätsklinik Bern, Bolligenstraße 111, CH-3072 Bern/Ostermundigen

Boone, S. E., Ph. D., University of California Los Angeles. Wilshire & Sawtelle Blvds., USA - Los Angeles, California 90073

Brenner, H. D., PD Dr. med. et phil., Psychiatrische Universitätsklinik Bern, Bolligenstraße 111, CH-3072 Bern/Ostermundigen

Buchkremer, G., PD Dr. med., Psychiatrische und Nervenklinik der Westfälischen Wilhelms-Universität, Albert-Schweitzer-Straße 11, D-44 Münster/Westfalen

Ciompi, L., Prof. Dr. med., Sozialpsychiatrische Universitätsklinik Bern, Murtenstraße 21, CH-3010 Bern

Donahoe, C. P., Ph. D., University of California Los Angeles, Wilshire & Sawtelle Blvds., USA - Los Angeles, California 90073

Falloon, I. R. H., M. D., Associate Professor of Psychiatry and Behavioral Sciences, University of Southern California, School of Medicine, 1934 Hospital Pl., USA - Los Angeles, California 90033

Finzen, A., Prof. Dr. med., Niedersächsisches Landeskrankenhaus Wunstorf, Postfach 1165, D-3050 Wunstorf 1

Foy, D. W., Ph. D., Adjunct Associate Professor of Medical Psychology, University of California Los Angeles, Wilshire & Sawtelle Blvds., USA - Los Angeles, California 90073

Gestrich, J., Dr. med., Krankenhaus Rottenmünster, Abteilung Psychiatrie II, Schwenningerstraße 55, D-7210 Rottweil 1

Gross, G., Prof. Dr. med., Universitäts-Nervenklinik und Poliklinik, Venusberg, Sigmund-Freud-Straße 25, D-5300 Bonn 1

Hafez, H., M. D., Assistant Professor of Psychiatry, Yale University, Department of Psychiatry, School of Medicine, 25 Park Street, USA - New Haven, Connecticut 06519

Hahlweg, K., Dr. phil. habil., Max-Planck-Institut für Psychiatrie, Kraepelinstraße 2, D-8000 München 40

Harding, C. M., Ph. D., Yale University, Department of Psychiatry, School of Medicine, 25 Park Street, USA - New Haven, Connecticut 06519

Hermanutz, M., Dr. rer. soc., Krankenhaus Rottenmünster, Abteilung Psychiatrie II, Schwenningerstraße 55, D-7210 Rottweil 1

Hirsch, S. R., M. D., M. Phil., Professor of Psychiatry, University of London, Charing Cross Hospital Medical School, Department of Psychiatry, Fulham Palace Road, GB - London W6 8RF

Hogarty, G. E., M. S. W., Associate Professor of Psychiatry, Western Psychiatric Institute and Clinic, University of Pittsburgh, 3811 O'Hara Street, USA - Pittsburgh, Pennsylvania 15213

Jacobs, H. E., Ph. D., University of California Los Angeles, Wilshire and Sawtelle Blvds., USA - Los Angeles, California 90073

Jolley, A. G., M. D., University of London, Charing Cross Hospital Medical School, Department of Psychiatry, Fulham Palace Road, GB - London W6 8RF

Katschnig, H., Prof. Dr. med., Psychiatrische Universitätsklinik Wien, Währingergürtel 18-20, A-1090 Wien

Konieczna, T., Dr. phil., Ludwig Boltzmann Institut für Sozialpsychiatrie, Spitalgasse 11, A-1090 Wien

Leff, J., M. D., Professor of Psychiatry, Medical Research Council, Social Psychiatry Unit, Friern Hospital, Friern Barnet Road, GB - London N11 3BP

Liberman, R. P., M. D., Professor of Psychiatry, University of California Los Angeles, Wilshire & Sawtelle Blvds., USA - Los Angeles, California 90073

Lieberman, P., M. D., Associate Professor of Psychiatry, Yale University, Department of Psychiatry, School of Medicine, 25 Park Street, USA - New Haven, Connecticut 06519

MACKINGER, H., Dr. phil., Institut für Psychologie der Universität Salzburg, Akademiestraße 22, A-5020 Salzburg
MANCHANDA, R., M. D., University of London, Charing Cross Hospital Medical School, Department of Psychiatry, Fulham Palace Road, GB - London W6 8RF
McRINK, A., S. R. N., R. M. N., University of London, Charing Cross Hospital Medical School, Department of Psychiatry, Fulham Palace Road, GB - London W6 8RF
MÜLLER, P., Prof. Dr. med., Georg-August-Universität Göttingen, Klinik für Psychiatrie, v.-Siebold-Straße 5, D-3400 Göttingen
SCHULZE-MOENKING, H., Dr. med., Psychiatrische und Nervenklinik der Westfälischen Wilhelms-Universität, Albert-Schweitzer-Straße 11, D-44 Münster/ Westfalen
STRAUSS, J. S., M. D., Professor of Psychiatry, Yale University, Department of Psychiatry, Yale University School of Medicine, Grace Education Building, 25 Park Street, USA - New Haven, Connecticut 06519
SÜLLWOLD, L., Prof. Dr. phil., J.-W.-Goethe-Universität, Abteilung für Klinische Psychiatrie II, Heinrich-Hoffmann-Straße 10, D-6 Frankfurt am Main 71
TURNER, R. M., Ph. D., Associate Professor of Psychiatry, Temple University, Department of Psychiatry, 3401 North Broad Street, USA - Philadelphia, Pennsylvania 19140
WALLACE, C. J., Ph. D., Associate Clinical Professor of Medical Psychology, University of California Los Angeles, Wilshire & Sawtelle Blvds., USA - Los Angeles, California 90073
WING, J. K., M. D., Professor of Psychiatry, Medical Research Council, Social Psychiatry Unit, Institute of Psychiatry, De Crespigny Park, GB - London SE5 8AF
ZUBIN, J., Ph. D., Distinguished Research Professor of Psychiatry, University of Pittsburgh, School of Medicine, Veterans Administration Medical Center, Highland Drive, USA - Pittsburgh, Pennsylvania 15206

Der Einfluß psychosozialer Faktoren auf den Langzeitverlauf der Schizophrenie

J.K. Wing

Ein theoretischer Ansatz zum Management

Das Thema dieser Veranstaltung ist aktuell. In den verbleibenden Jahren dieses Jahrhunderts werden in der Betreuung von Schizophrenen vermutlich noch zwei wesentliche Fortschritte zu verzeichnen sein: der eine betrifft die Verbesserung der Wirksamkeit und Verträglichkeit pharmakologischer Behandlung; der andere die Anwendung neuester Erkenntnisse über Umwelteinflüsse, die dem Kranken selber, aber auch seiner Familie und der Gesellschaft als ganzes helfen wird, «mit der Schizophrenie zu leben». Beide Faktorenbündel wirken zusammen und verstärken sich gegenseitig in der Art, daß der klinische und der soziale Verlauf manchmal verbessert, manchmal aber auch verschlimmert wurden. Aus diesem Grund ist es auch nicht zulässig, von einem *natürlichen* Verlauf der Schizophrenie zu reden (Wing, 1978a).

Drei jüngere Nachuntersuchungen des Langzeit-Verlaufs zeigen, daß sich 20–25% der schizophrenen Erkrankungen relativ schnell bessern und ein nur geringfügiges Defizit hinterlassen, obwohl der Kurzzeitverlauf stürmisch sein kann. In einer vergleichbaren Proportion von Fällen führt die Erkrankung jedoch zu schwerer und langandauernder sozialer Beeinträchtigung (Bleuler, 1972, 1978; Ciompi, 1980; Ciompi & Müller, 1976; Huber et al., 1979). Trotz der Einführung moderner Behandlungsmethoden scheint sich der *relative Anteil* günstiger und ungünstiger Verläufe nicht verändert zu haben, was natürlich nicht heißen soll, die Behandlung hätte gar keine positive Wirkung. Demgegenüber ist der Langzeitverlauf der restlichen 50–60% der schizophrenen Erkrankungen fluktuierend, und es ist daher anzunehmen, daß er durch Medikamente, aber auch durch physische und psychische Umweltfaktoren wesentlich beeinflußt werden kann. Da die Lebensqualität der am schwersten und dauerhaftesten Beeinträchtigten zum Teil auch von der Güte der verfügbaren Betreuung abhängt, muß es ein zentrales Anliegen wissenschaftlichen Bemühens sein, neue Methoden zu entwickeln, mittels derer – auch auf dem Hintergrund unveränderlicher Beeinträchtigung – ein größtmögliches Funktionieren erreicht und lebenslang aufrechterhalten werden kann. Wie Thema und Inhalt dieses Symposiums belegen, bewegen wir uns endlich in diese Richtung.

Der Terminus «klinisches Management» hat zwar einen unerwünschten Beigeschmack von Bürokratie und Selbstherrlichkeit, jedoch kann kein anderer die Komplexität und Dynamik des mit ihm verbundenen Betreuungskonzeptes besser vermitteln. Er beinhaltet die unterschiedlichsten Kombinationen von Behandlung, Rehabilitationsmaßnahmen, Verhaltensprogrammen, Beratung, Training, Familienintervention, Unterstützung, Fürsorge, Erziehung, Schutz und Sicherheit - Betreuungsbedürfnisse also, wie sie sich aus wiederholten Bedürfniserhebungen ergeben. Das Ziel besteht darin, allen Beteiligten, vor allem dem Kranken, aber auch seiner Familie und allen andern Betreuern, bewußt zu machen,

a) welche Faktoren im gegebenen Fall für die soziale Beeinträchtigung verantwortlich sind,
b) welche dieser Faktoren verändert werden können und auf welche Art dies zu geschehen hat, und
c) was zu tun ist, um mit Faktoren zurechtzukommen, die aktuell nicht veränderbar scheinen.

Die folgende Übersicht über Theorien, die diesem Management-Konzept zugrundeliegen, und über aus ihnen abgeleitete empirische Arbeiten ist nur skizzenhaft. Detaillierte Berichte finden sich anderen Orts (Wing, 1975a, 1977, 1985a). Im folgenden wird nur von «funktionalen» schizophrenen Erkrankungen die Rede sein.

Die allgemeine Vorgehensweise betrifft drei Untersuchungsebenen (Wing & Hailey, 1972) (s. Tabelle 1). Die erste, grundlegendste Ebene befaßt sich mit den Ursachen sozialer Behinderung:

a) mit der Natur spezifischer schizophrener Beeinträchtigung und mit den Faktoren, die sie auslösen und verstärken,
b) mit den Ursachen sozialer Benachteiligung, und zwar unabhängig davon, ob sie durch die schizophrene Erkrankung entsteht oder nicht, und
c) damit, wie die betroffene Person bezüglich ihrer Einstellung zu sich selber, ihrem Selbstwertgefühl und ihrem Selbstvertrauen auf die Erkrankung reagiert.

Je mehr auf dieser ersten Ebene bekannt ist, umso präziser kann auf einer zweiten Ebene ein Versuchsplan entworfen werden, um Hypothesen zu testen, welche

Tabelle 1: Drei konzeptuelle Ebenen, welche dem Langzeitmanagement zugrunde liegen

1. *Interagierende Faktoren zur Entstehung sozialer Behinderung*
   1.1 Psychologische und körperliche Beeinträchtigungen
   1.2 Soziale Benachteiligungen
   1.3 Feindliche Selbst-Einstellungen, Demoralisierung

2. *Methoden zur Verhütung oder Abschwächung der Faktoren, welche Behinderung verursachen* (spezifisch, effektiv, akzeptabel, ökonomisch)
   2.1 Primäre Prävention
   2.2 Medikamentöse Behandlung
   2.3 Psychologische Methoden: Programme, Beratung, Familienintervention
   2.4 Training, Erziehung, Erstellen eines Spektrums von Optionen
   2.5 Unterstützung, Schutz, Sicherheit
   2.6 Fürsorge, Sicherung eines würdigen Lebensstandards

3. *Dienstleistungen zur Identifikation sozialer Behinderung, zur Feststellung von Ursachen und zur Behandlung und Pflege*

die Wirksamkeit und Verträglichkeit einzelner Methoden zur Verbesserung der Probleme eines Individuums im Rahmen eines übergeordneten Management-Planes betreffen. Es ist wichtig, daß die verschiedenen, auf der ersten Ebene festgelegten Faktoren unabhängig voneinander überprüft werden, da nicht jedes Vorgehen für jede Komponente gleich wirksam ist.

Je mehr wir auf den ersten beiden Ebenen wissen, umso leichter können wir schließlich Behandlungsdienste planen und verschreiben, die der Problematik eines bestimmten Individuums am besten gerecht werden. Die Erforschung von Gesundheits-Diensten wird am besten auf der dritten Ebene ausgeführt, stützt sich jedoch auf die Erkenntnisse von Ebene 1 und Ebene 2.

Das folgende Kapitel basiert auf drei unterschiedlichen Theorien über den Zusammenhang zwischen Schizophrenie und Umweltfaktoren. Die erste Theorie geht davon aus, daß mindestens zwei schizophrene Syndrome mit jeweils spezifischen Merkmalen, sowie Verlauf und Erkrankungsfolgen unterschieden werden können. Die zweite Theorie nimmt an, daß diese beiden Syndrome durch unterschiedliche Umweltfaktoren ausgelöst oder verschlimmert werden, und klärt deren Verhältnis zur sozialen Benachteiligung. Die dritte Theorie besagt, daß «sekundäre» Handicaps (ungünstige Reaktionen des Individuums auf seine Behinderung und die damit einhergehenden Umstände) für die sozialen Folgen genauso bestimmend sein können, wie primäre oder intrinsische Beeinträchtigungen. Jede dieser drei Theorien ist für die erste Ebene des übergreifenden Ansatzes relevant.

Ebene 1: Krankheit, Behinderung, Benachteiligung, Leiden, Invalidität

Positive und negative Syndrome

Die beiden Hauptformen der Schizophrenie werden üblicherweise als «positiv», «florid» oder «produktiv» bzw. als «negativ» «defekt» oder «defizitär» bezeichnet (Wing, 1985b). Die Symptome des floriden Syndroms schließen Kurt Schneiders stimmungs-inkongruente Symptome erster Ordnung sowie die auf diesen gründenden Halluzinationen und Erklärungswähne ein. Gehörshalluzinationen, die in Schneiders Taxonomie nicht enthalten sind und die nicht im Affekt wurzeln, werden gewöhnlich ebenfalls als Teil des zentralen Syndroms betrachtet.

Wahnzustände, die nicht affektiv verursacht sind, aber auch nicht auf der Liste der Symptome erster Ordnung vorkommen, werden klinisch oft als Schizophrenie diagnostiziert; es hätte jedoch Vorteile, sie als gesonderte Gruppe zu betrachten, um feststellen zu können, ob sie durch besondere Begleitumstände charakterisiert sind. Aufgrund der internationalen Pilot-Studie zur Schizophrenie (WHO,

1973) gilt, daß solche paranoiden Zustände bei «nicht-organischen» Psychosen relativ selten sind. Entscheidend ist die genaue Kenntnis über allfällig frühere Krankheitsepisoden; denn die Symptome erster Ordnung zeigen sich am klarsten in den Anfangsstadien einer Psychose.

Da positive Symptome vor allem während den akuten Krankheits-Episoden auftreten, werden sie oft als Kriterium der zeitlichen Bestimmung der Episoden, einschließlich des Beginns der Schizophrenie verwendet. Dabei wird übersehen, daß ebendiese Symptome, wenn auch in modifizierter und abgeschwächter Form, über sehr lange Zeitspannen bestehen bleiben können. Überdies gilt, daß viele Patienten, die eine Episode florider Schizophrenie erlebt haben, damit rechnen müssen, daß ihr eine weitere folgt (WHO, 1979). Die Möglichkeit eines Rückfalls – sogar nach einer Periode ohne sichtbare Symptome – stellt an sich schon eine «unsichtbare» Beeinträchtigung dar (ein Teil dessen was Zubin «Vulnerabilität» nennt), die auf ihre Art einen ebenso starken Einfluß auf die soziale Leistungsfähigkeit haben kann, wie die akute Phase selber.

Es sollte hervorgehoben werden, daß Halluzinationen und Wahnvorstellungen in ihrem Schweregrad variieren können. Im einen Extremfall ist ihr Einfluß überwältigend und dominiert das Verhalten: im anderen kann das Individuum selber bestimmen, inwieweit es sich auf diese Symptome einlassen, diese ausarbeiten und ausleben will. Für das Management ist es von entscheidender Bedeutung, in welchem Maß ein Individuum über diese Einsicht verfügt.

Das negative Syndrom besteht aus Verflachung des Affekts, Langsamkeit, verminderter Aktivität, Sprecharmut und Unfähigkeit, sich nonverbaler Mittel der Kommunikation zu bedienen (Katatonie wird besser separat betrachtet). Die Korrelation zwischen den Symptomen dieser Gruppe ist hoch und in geschützter Umgebung bleiben sie über lange Zeit stabil. Ihr auffälligstes Verhaltenskorrelat ist der soziale Rückzug (Wing, 1961; Wing & Brown, 1970). Seit der Zeit von Babcock (1933) wurde immer wieder versucht, das Wesen des kognitiven Defizits zu bestimmen, doch es blieb schwer faßbar. Überdies sind die negativen Symptome nie so genau definiert worden, um wirklich als eindeutig «schizophren» gelten zu können. Im Gegenteil können sie so, wie sie gewöhnlich definiert werden, bei vielen Zuständen auftreten, die von wenigen Psychiatern in einen engen Zusammenhang zur Schizophrenie gebracht werden. Häufig sind es Syndrome wie chronisch retardierte Depression, Kanner- und Asperger-Syndrom, Demenz, andere organische Psychosen, Enzephalitis und schwere körperliche Behinderungen, bei denen solche Symptome auftreten. Falls also nicht bekannt ist, ob zu irgendeinem Zeitpunkt des Krankheitsverlaufs positive Symptome auftraten, und falls nicht offensichtlich ein anderer Zustand verantwortlich gemacht werden kann, muß eine Schizophrenie-Diagnose zweifelhaft bleiben.

Die Beziehung zwischen diesen beiden Syndromen, die bei einer großen Anzahl klinisch diagnostizierter Fälle gleichzeitig vorhanden sind, ist noch nicht wirklich erfaßt worden. Sie könnten zu den Beschädigungs- und Befreiungs-Symptomen in Analogie gesetzt werden, welche von Hughlings Jackson im Sinne einer Hierarchie von Ebenen des Nervensystems interpretiert wurden. Es wurde verschiedentlich versucht, diese Idee auf die Schizophrenie zu übertragen (z.B. Ey, 1975), ohne wesentlich zu produktiven empirischen Untersuchungen anzuregen.

Jedes der beiden Syndrome kann jederzeit allein oder zusammen mit dem anderen auftreten, wobei dann jedes der beiden einen unterschiedlichen Schweregrad haben mag. Jedoch tritt das floride Syndrom dramatischer auf und verschwindet ebenso, während es vergleichsweise schwierig ist, die An- oder Abwesenheit des negativen Syndroms festzustellen. OWENS & JOHNSTONE (1980) untersuchten eine Stichprobe von 510 Hospitalisierten mit der Diagnose «chronische Schizophrenie», 80% wurden aufgrund der Symptome, die während der schlimmsten Phase der Erkrankung auftraten, als CATEGO S+ klassifiziert, die restlichen Fälle verteilten sich auf die Kategorien S?, P+ und P?. Da zum Zeitpunkt der Studie die meisten Patienten auch negative Symptome aufwiesen, scheint klar, daß fast alle schizophrenen Störungen durch beide Syndrome charakterisiert sind, obwohl beide nicht immer gleichzeitig vorhanden sein müssen.

Für die Prognose der sozialen Folgeerscheinungen ist das negative Syndrom wichtiger, denn es setzt häufig vor der floriden, akuten Episode ein und folgt dieser nach, das heißt, das negative Syndrom wird mit schleichendem Beginn und chronischem Verlauf assoziiert (WHO, 1979).

Tritt das positive Syndrom alleine auf und zeigen sich negative Symptome höchstens während der akuten Anfälle, so ist die Prognose relativ günstig. Es gibt Hinweise dafür, daß solche Attacken besonders wahrscheinlich durch toxische Substanzen oder hirnpathologische Zustände in Gang gebracht wurden (DAVISON & BAGLEY, 1960; CONNELL, 1958; SLATER et al., 1963).

Die Tatsache, daß bei Männern der Beginn der Erkrankung früher und der Verlauf schwerer ist als bei Frauen, erklärt, weshalb verhältnismäßig weniger schizophrene Männer heiraten und ihre Fruchtbarkeit niedriger ist (STEVENS, 1969; ZUBIN, 1978). Ein späterer Beginn, wie er bei Frauen häufiger ist, geht vorzugsweise mit floriden und affektiven Symptomen einher; Personen, die davon betroffen sind, haben bereits Zeit gehabt, ihre persönlichen und sozialen Anlagen zu entwickeln.

Einflüsse der Umwelt auf schizophrene Syndrome

Reaktivität der schizophrenen Syndrome

Eine Reihe von Untersuchungen in den späten 50er und 60er Jahren (WING & BROWN, 1970; WING & FREUDENBERG, 1961) ergaben Hinweise darauf, daß der Schweregrad des negativen Syndroms in einem gewissen Ausmaß und bei manchen Fällen von der Qualität der Umgebung abhängt. Die theoretische Formulierung besagt, daß «Armut der sozialen Umgebung» zu einer Zunahme der negativen Symptome – Langsamkeit, verminderte Aktivität, Verflachung des Affekts, Sprecharmut und sozialer Rückzug – führt, während eine sozial reichhaltige Umgebung diese Symptome reduziert. Es wurde nicht behauptet, dies führe zu vollständiger Heilung oder Rehabilitation. Nachuntersuchungen zeigten, daß sich die Patienten hinsichtlich des Ausmaßes, in dem sie funktionierten, voneinander unterschieden, daß aber die meisten von ihnen weiterhin offenbar nicht zu beseitigende Beeinträchtigungen aufwiesen (BROWN et al., 1966; WING, 1960; WING et al., 1964). Überdies wurde angenommen, daß diese Befunde Gültigkeit für alle Arten sozialer Settings haben, nicht nur für Klinikabteilungen mit Langzeit-Patienten (Brown et al., 1966).

In einer der Rehabilitationsstudien zeigte sich, daß eine zu energische soziale Stimulation bei Patienten, die ungenügend auf die Rehabilitationsmaßnahmen vorbereitet worden waren, erneut zum Auftreten florider Symptome führte, welche vorher jahrelang nicht festzustellen gewesen waren (Wing et al., 1964). Andere Studien zeigten, daß Lebensereignisse, welche von den meisten Menschen mühelos bewältigt werden, ein akutes Auftreten florider Symptome, inklusive deren erstes Auftreten, herbeiführen können (Brown & Birley, 1968). Schließlich zeigten zahlreiche Untersuchungen, daß manche schizophrene Patienten nach der Klinikentlassung ein hohes Rückfallrisiko haben, vor allem diejenigen, deren Angehörige kritisch auf Verhalten reagieren, das nicht als Teil einer «Krankheit» anerkannt wird. Das Risiko war bei denjenigen Patienten am höchsten, die ihre Medikamente nicht einnahmen und die in ständigem «direkten» Kontakt zum kritischen Angehörigen standen (Brown et al., 1962, 1972; Vaughn & Leff, 1976). Eine auf der Grundlage dieser Befunde angelegte Interventionsstudie zeigte, daß die Rückfallrate signifikant reduziert werden kann (Leff et al., 1982).

Durch die Hypothese einer zugrundeliegenden «Denkstörung» konnten die beiden Sets von Beobachtungen theoretisch zueinander in Beziehung gesetzt werden (Wing & Brown, 1970, S. 22 und S. 181). Später erhobene Befunde verfeinerten diese Theorie, ließen sie in ihren Grundzügen aber unverändert (Wing, 1977; Wing et al., 1972). Wegen der Denkstörungen, die der Sprecharmut und den «Entgleisungen» zugrundeliegen und wegen ihrer Beeinträchtigung im Gebrauch nonverbaler Kommunikationsmittel empfinden es schizophrene Patienten als schwierig, ja sogar als schmerzhaft, mit anderen zu kommunizieren. Dies, zusammen mit Langsamkeit und verminderter Aktivität, die eine nicht-soziale Komponente haben müssen, führt zu sozialem Rückzug als einer natürlichen Form des Selbstschutzes. Aber dieser Prozeß kann, besonders in reizarmer Umgebung, auch zu weit gehen. Eine sozial aufdringliche Umgebung, sei es zu Hause oder in einer übereifrigen Rehabilitationsabteilung, macht es dem Patienten andererseits unmöglich, sich durch Rückzug zu schützen und zwingt ihn, zu interagieren und zu kommunizieren. Als Folge davon treten floride Symptome offener zu Tage und die dadurch bedingten Sprech- und Verhaltensabwegigkeiten führen oft zu einer Krise.

Irgendwo zwischen beiden Extremen liegt die optimale soziale Umgebung, die sich dadurch auszeichnet, daß die Erwartungen an den Patienten klar ersichtlich und vorhersagbar sind und mit seinen aktuellen Fähigkeiten übereinstimmen. Natürlich hängt das Zurechtkommen mit der Schizophrenie, wie auch bei anderen chronischen Leiden, noch von weiteren Faktoren ab. Einer davon ist die Überdosierung von Medikamenten. Ein anderer ist die körperliche Tauglichkeit. Unsere zur Zeit laufende Studie in Tageskliniken und Wohnheimen, die eine Alternative sind zum großen psychiatrischen Krankenhaus, zeigt, daß Personen mit chronischer Schizophrenie dazu neigen, zuviel zu rauchen, übergewichtig zu sein, zu salzig und zu fetthaltig zu essen, zu wenig Ballaststoffe zu sich zu nehmen und körperliche Betätigung zu vermeiden. Ihre körperlichen Unpäßlichkeiten, ihre Zähne, Augen und das Gehör werden pflegerisch vernachlässigt.

Soziale Benachteiligung

Unabhängig davon, ob jemand als schizophren diagnostiziert wird oder nicht, sind Armut, Vorurteile, unqualifizierte Arbeit oder Arbeitslosigkeit, Fehlen von Freunden und Kollegen als Benachteiligung per se anzusehen. Allerdings besteht hier eine Interaktion. Denn ein gewisser Grad von Schwächung und Verschlechterung der kognitiven und affektiven Fertigkeiten geht der floriden Episode oft voraus und kann an sich schon zu sozialer Benachteiligung geführt haben. Betrachtet man Daten zum Zivilstand, zur Arbeitssituation, zur Unterstützung durch die Familie, Emigration und sozialer Isolation, so zeigt sich, daß manche Menschen bereits sozial benachteiligt waren, bevor sie als Schizophrene diagnostiziert wurden. Es ist wahrscheinlich, daß eine ungünstige soziale Umgebung diesen Vorgang noch verstärkt. Ebenso wichtig für den Langzeit-Verlauf ist es, welche soziale Aufnahme der Leidende erfährt, nachdem die Krankheit erkannt wurde. Als schizophren diagnostiziert zu werden, bedeutete während des größten Teils dieses Jahrhunderts, sein Leben in einer psychiatrischen Institution verbringen zu müssen, die bekanntlich oft als armselige soziale Umwelt zu bezeichnen ist (Wing & Brown, 1970). So führt die Krankheit zu einer Zunahme der sozialen Benachteiligung und wird ihrerseits dadurch selber verschlimmert. Hier beginnt der Teufelskreis schädigender Interaktionen.

Dasselbe könnte allerdings auch für die vermeintlich aufgeklärtere Haltung unserer Tage zutreffen, die als Reaktion gegen die übermäßige Institutionalisierung zu werten ist und dazu führt, daß beeinträchtigte Menschen überhaupt keine Betreuung mehr erhalten, weil allein die Tatsache, «in der Gesellschaft zu bleiben», als therapeutisch betrachtet wird. Die soziale Benachteiligung ist aber so tatsächlich noch größer als zu früheren Zeiten (Leach & Wing, 1980), und die Stigmatisierung nimmt zu.

Daher ist es auf dieser ersten Ebene der Problembewertung essentiell, die Defizite an sozialen, bildungsmäßigen, beruflichen und freizeitgestalterischen Fertigkeiten zu bestimmen, die eher durch die Unmöglichkeit, sie zu erwerben, entstanden sein könnten, als durch die aktuelle soziale Benachteiligung. In gleicher Weise sollte untersucht werden, wie noch offenkundiger benachteiligende Umstände wie Armut, schlechte Wohnverhältnisse, Arbeitslosigkeit und Isolation zustandegekommen sind. Solche Untersuchungen sollten eher dynamisch als rein statistisch-deskriptiv sein.

Einstellungen zum Selbst

Krankheit, Beeinträchtigung und Benachteiligung kumulieren und beeinflussen die Einstellung zum Selbst, obwohl auch hier gilt, daß manche Individuen besser zurechtkommen als andere. Lemerts Theorie der «sekundären Abweichung» steht meiner Konzeption näher als Grüenbergs «Syndrom des sozialen Zusammenbruchs» oder Dohrenwends «Demoralisierung», obwohl gewisse Ähnlichkeiten bestehen (Dohrenwend & Dohrenwend, 1969; Lemert, 1951; Wing, 1978b, S. 140–166; Wing & Brown, 1970, S. 22–24; Zusman, 1967).

Ein extremes Beispiel für die Entwicklung einer behindernden Einstellung ist der «Institutionalismus», das allmählich wachsende Einverständnis des Patienten mit den Gewohnheiten und Werten der Institution, das bei ihm den Wunsch, ein anderes Leben zu führen, verkümmern läßt. Wir fanden, daß schizophrene Patienten umso weniger den Wunsch äußern, das Krankenhaus zu verlassen, je länger sie sich schon dort aufgehalten haben; dies gilt unabhängig vom Alter bei der Aufnahme (WING, 1961; WING & BROWN, 1970).

Nachfolgende Experimente zeigten, daß gewisse ungünstige Einstellungen durch ein auf eine spezifische Umgebung ausgerichtetes Training verändert werden können, jedoch fand kein Transfer des Effektes auf andere Umgebungen statt. So führte beispielsweise die Erfahrung der Arbeitssituation in einer geschützten Werkstätte zu einer Veränderung der Einstellung zur Arbeit, hingegen bleibt die Einstellung zur Entlassung davon unberührt (WING, 1960; WING et al., 1964).

Je schwerwiegender die klinischen Beeinträchtigungen sind, umso weniger wahrscheinlich läßt sich eine Verbesserung durch Verminderung der sekundären Reaktionen erzielen. Eine Einstellung von Gleichgültigkeit kann als negatives Symptom aufgefaßt werden, das durch Umgebungs-Interventionen nur wenig zu beeinflussen sein wird. Ähnlich können unrealistische Einstellungen Teil eines Wahnsystems sein, das sozialen Maßnahmen nicht zugänglich ist. LEMERTS Theorie der «primären Abweichung», die später zur «Labelling Theorie» der Schizophrenie verallgemeinert wurde (GOFFMAN, 1961; SCHEFF, 1966; WING, 1978b), kann ich nicht akzeptieren.

Die Theorie der schädlichen Sekundärreaktion wurde zuerst am Beispiel des Institutionalismus ausgearbeitet. Dieser ist jedoch ein extremer und möglicherweise eingeschränkter Fall einer allgemeinen Regel. Einstellungen zur Entlassung aus Tageskliniken, Pensionen und Wohnheimen weisen in dieselbe Richtung. Personen mit Schizophrenie haben die Tendenz, sich leicht geschlagen zu geben. Ihre geringe Motivation kann als direkter Ausdruck eines primären Defizites betrachtet werden, obwohl dieses durch Umwelteinflüsse verstärkt wurde und zum Teil dadurch ebenso überwunden werden könnte.

Langdauernde soziale Behinderung

Die drei Faktoren-Typen – Beeinträchtigung, Benachteiligung und feindliche Einstellung zu sich selbst – interagieren gegenseitig und mit allen anderen Umständen, welche das Leben eines Individuums kennzeichnen. Ein Schizophrener, der Manfred BLEULERS breiter «intermediärer Gruppe» zugeordnet wird, deren Verlauf zu einem großen Teil von sozialen Begleitumständen abhängt, gleicht einem Seiltänzer, der auf beiden Seiten von unterschiedlichen Gefahren bedroht wird. Zuviel oder zuwenig soziale Stimulation tragen ein jeweils anderes Risiko. Bemerkenswerterweise lernen manche Patienten, mit ihrer Situation zurechtzukommen, gewöhnlich durch Versuch und Irrtum und nach einer langen Leidenszeit. Sie verlieren darüber zwar nicht viele Worte, ja, manchmal ist ihnen selber nicht einmal klar, auf welche Weise sie es schaffen. Die redegewandteren unter ihnen müssen für alle sprechen (WING, 1975b). Dasselbe gilt für viele Angehörige, die begreifen lernen, daß sozialer Rückzug nicht unbedingt als Unfreundlichkeit und Langsamkeit und auch nicht als Faulheit gedeutet werden muß. Sehr wenige Patienten und Angehörige erhalten dabei länger dauernde Hilfe von professioneller Seite, obwohl heutzutage bereits einige grundlegende Prinzipien formuliert werden können (Wing, 1975a, 1977). Betrachtet man den Verlauf aus diesem Blickwinkel, so scheint es bei den meisten Familien anfänglich sehr turbulent zuzugehen. Manche Patienten und manche Angehörige lernen schließlich mit den auftretenden Problemen zurechtzukommen und finden heraus, wie man «mit der Schizophrenie leben» kann. Andere lernen es nicht, Familienbindungen können zerbrechen und der Patient wird institutionalisiert oder beginnt zu vagabundieren, oder aber das Familienleben wird unter großer Spannung und Leiden fortgesetzt. Sogar in diesem Falle können sich viele Familien noch «arrangieren». Dies mag Jahre dauern und erst dann der Fall sein, wenn der Patient bereits ein mittleres Lebensalter erreicht hat, die Geschwister schon lange weggezogen und die Eltern (meist wohl die verwitwete Mutter) älter geworden sind. Floride Symptome sind dann weniger augenfällig und auch negative Symptome sind, trotz ihrer Hartnäckigkeit, oft weniger schwer, als sie es unter den reizarmen Bedingungen einer altertümlichen geschlossenen Abteilung wären. Dieser Prozeß könnte mit der nötigen Hilfe häufiger und weniger schmerzhaft werden.

Eine solche Veränderung ließe sich erreichen, wenn man sich nach Jahren mit einer Reihe chronischer Behinderungen abzufinden lernte. Wenn dies gelingt, wird dieser Prozeß im Falle der Schizophrenie zwar besonders schwierig sein, sich jedoch nicht wesentlich von der Bewältigung einer körperlichen Behinderung unterscheiden. Wir alle müssen mit zunehmendem Alter mit uns selber leben lernen.

Ebene 2: Betreuungsbedürfnisse: Die Komponenten des Managements

Der Begriff «Bedürfnis»

Dem Bedürfnis-Konzept liegen drei Annahmen über «Normalität» und Lebensqualität zugrunde.

a) Jedes schwere Symptom oder jede Beeinträchtigung und jeder körperliche Zustand, der eine soziale Funktionsverminderung (soziale Behinderung) mit sich bringt, kann zum Indikator eines möglichen Bedürfnisses für irgendeine Form von Betreuung werden (Behandlung, Rehabilitation, Beratung, Verhaltensprogramme, Familienintervention, Schutz, Sicherheit, fürsorgerische Vorkehrungen, usw.). Ob das potentiell vorhandene Bedürfnis tatsächlich aktualisiert wird, hängt von der Einstellung all derer ab, die einen Dienst anbieten oder annehmen. Auf Ebene 1 haben wir einige Faktoren betrachtet, welche die verschiedenen Manifestationen der Schizophrenie verstärken oder mildern können. Wenn sie in systematischer Weise festgelegt werden, ist es möglich, Hypothesen über Betreuungsverfahren abzuleiten, die überprüft werden können. In der gleichen Weise kann mit Verhaltensauffälligkeiten umgegangen werden.

b) Eine weitere Annahme besagt, daß das betroffene Individuum bezüglich der Fürsorge für sich selber, der sozialen und beruflichen Fähigkeiten, der Ausbildung und der Autonomie eine durchschnittliche Ebene erreicht haben sollte. Jede Benachteiligung in dieser Hinsicht indiziert ein potentielles Bedürfnis nach Hilfe.

c) Die dritte Annahme heißt, daß das betroffene Individuum nicht in Armut leben sollte und daß der Lebens- und Wohnungsstandard ein bestimmtes minimales Maß nicht unterschreiten sollte. Jede Benachteiligung hinsichtlich dieser Größen indiziert ein potentielles Bedürfnis nach entsprechenden Vergünstigungen und Zuwendungen.

Eine systematische Erhebung der in diesen Funktionsbereichen vorhandenen Probleme zieht für jedes Problem eine hierarchische Liste von Betreuungsverfahren in Erwägung, von denen wissenschaftlich begründet angenommen werden kann, daß sie eine Lösung bringen oder zumindest den Schweregrad des Problems so weit wie möglich reduzieren und diese Reduktion aufrechterhalten. Wird die gewählte Betreuungsform für ein gegebenes Problem tatsächlich bereitgestellt, so wird dem Bedürfnis Rechnung getragen, andernfalls nicht.

Natürlich muß im Rahmen eines solchen Schemas damit gerechnet werden, daß eine angebotene Methode abgelehnt wird oder eine versuchte Methode versagt. In solchen Fällen wird die nächstbeste Methode der Liste herangezogen. Der Plan sieht auch Methoden vor, mittels derer Probleme angegangen werden können, die noch nicht aktuell sind (Überversorgung). Es wurde bereits eine vorläufige Übersichtsstudie veröffentlicht, welche vom Bedürfniserhebungs-System Gebrauch gemacht hat (WYKES et al., 1982), und eine detailliertere und systematischere Version wird im Moment überprüft. Es ist von Vorteil, eine Methode anzufügen, mit der beurteilt werden kann, wie effizient die für notwendig befundenen Betreuungsaspekte tatsächlich bereitgestellt werden und mit der über viele Jahre in regelmäßigen Abständen die Fortschritte beobachtet werden können. Das System ließe sich auch durch ein klinisches Team mit Mikrocomputer handhaben.

Welche Techniken noch angewendet werden können, um dem Schizophrenen und seinen Mitmenschen zu helfen, «mit der Schizophrenie zu leben», wenn alle anderen bekannten Methoden bereits erfolglos ausprobiert wurden, ist an anderen Orten beschrieben worden (WATTS & BENNETT, 1983; WING, 1977; WING & MORRIS, 1981c). Sobald die Analyse soweit gediehen ist, wie hier diskutiert, müssen das Problemprofil und die Betreuungsbedürfnisse in einem Management-Programm zusammengefaßt werden. Dabei sollten die Einstellungen aller drei beteiligten Parteien berücksichtigt werden: die des Leidenden, die seiner Angehörigen und der Mitmenschen im engeren sozialen Umfeld, sowie auch die Einstellung der Professionellen, welche den Zugang zu den Dienstleistungen kontrollieren. Für jede dieser Parteien steht ein anderes Set von Problemen im Vordergrund, was oft dazu führt, daß Schwierigkeiten der anderen Parteien nicht gebührend zur Kenntnis genommen werden. Deshalb erscheint es nützlich, die Dinge getrennt mit den Augen jeder Gruppe zu betrachten.

Selbsthilfe

Jene Personen, die in ihrer kommunikativen Fähigkeit tiefgreifend beeinträchtigt sind, haben viel mehr Mühe, mit ihrer Behinderung fertig zu werden, als solche mit anderen Störungen. Bei schwerwiegender Beeinträchtigung besteht nur eine geringe Chance, ohne die Hilfe anderer eine befriedigende Lösung zu erreichen.

Das Kernproblem ist das der Einsicht. Die positiven Symptome der Schizophrenie haben für den, der sie erlebt, eine merkwürdige Überzeugungskraft, welche die Skepsis der Angehörigen oder der professionellen Helfer zunichte macht. Da zudem gilt, daß viele Patienten schon immer eine gewisse Distanz zur sozialen Meinung halten, und die erste Episode meist in die an sich schon rebellische Phase der Adoleszenz fällt, überrascht es nicht, daß die Leidenden mit ihren Angehörigen nicht einer Meinung sind und von ihnen keine Ratschläge annehmen wollen. Die Patienten beginnen oft erst nach einer langen Leidenszeit zu begreifen, unter welchen Bedingungen es ihnen besser oder schlechter geht.

Die folgende Liste faßt Faktoren zusammen, die zumindest teilweise unter Kontrolle des Patienten sind und daher wichtige Ansatzpunkte für die Selbsthilfe bilden:

Tabelle 2: Faktoren, die teilweise unter der Kontrolle der betroffenen Person stehen

- Ob und wie Medikamente eingenommen werden
- Erkennen und Vermeiden auslösender Situationen
- Spezifischer und beschränkter sozialer Rückzug
- Methoden des Umgangs mit Frühsymptomen
- Einsatz aller Begabungen
- Finden einer Arbeit, die kompetent ausgeführt werden kann
- Aktiv bleiben
- Finden von vertrauenswürdigen und nicht aufdringlichen Freunden
- Anderen helfen, den Zustand zu verstehen

Anderenorts sind Beispiele für jede dieser Selbst-Management-Techniken aufgeführt worden (Wing, 1977). Das Ausmaß an Einsicht, das für eine sinnvolle Anwendung der genannten Verfahren vorausgesetzt wird, ist ungewöhnlich hoch; viele Leidende werden daher dieses Ausmaß an Kontrolle nicht erreichen können. Die Schwere der Behinderung ist ein wichtiger Faktor, der unabhängig von der Qualität der sozialen Umgebung variieren kann. Viele Leidende treffen auf Schwierigkeiten, denen zu begegnen sie nicht kompetent genug sind: z.B. ein zu stark engagierter Angehöriger, der die emotionale Beziehung ausnützt, um sich in die Angelegenheiten des Leidenden einzumischen und ihn damit zu unerwünschten Interaktionen zu zwingen; das Fehlen von geschützten Lebensräumen wie Tageskliniken, geschützten Werkstätten oder Wohnheimen, kritische Einstellung von Freunden oder Arbeitgebern; ein unrealistischer professioneller Helfer, der die Natur der Beeinträchtigung nicht erfaßt, alle Arten von Streß, die jedem von uns begegnen.

Viele der Betroffenen sind nicht sehr intelligent, kompetent und ausdrucksfähig. Je weniger ein Individuum in der Lage ist, seine Beeinträchtigungen, sozialen

Benachteiligungen und auch seine persönlichen Reaktionen darauf wahrzunehmen und damit zurechtzukommen, umso wichtiger wird für ihn die Anteilnahme und Hilfe derjenigen, mit denen er zu leben hat.

Die Probleme der Angehörigen

Eine 1956 an schizophrenen Patienten aus drei englischen Krankenhäusern durchgeführte Studie zeigte, daß nach der Entlassung 40% zu ihren Eltern, 37% (hauptsächlich Frauen) zu ihrem Ehegatten und 8% zu einem anderen Angehörigen oder einem Freund zogen, während 15% in ein möbliertes Zimmer, in eine Pension oder in einen Job mit Wohngelegenheit gingen. Zum Zeitpunkt einer Nachuntersuchung, fünf Jahre später, lebten nur noch 29% bei den Eltern, während es in den anderen Gruppen wenig Veränderungen gab. Nur einzelne Trennungen vom Elternhaus waren durch gestörtes Verhalten bedingt, denn dieses wurde von den Eltern erstaunlich gut ertragen. Bei einem Drittel war der Weggang durch Tod oder Krankheit der Eltern, bei einem weiteren Drittel durch positive Gründe veranlaßt worden. Die Eltern beklagten sich oft kaum, auch wenn sie großen Belastungen ausgesetzt waren; einige von ihnen hatten sehr geschickte Methoden für den Umgang mit gestörtem Verhalten entwickelt. Dreiviertel aller Eltern waren älter als 60 Jahre und 40% älter als siebzig. Die Anzahl der Scheidungen oder Trennungen war hoch, vermutlich dreimal so häufig wie in der Gesamtpopulation. Besonders hoch war sie bei Männern (Brown et al., 1966).

Wenn man bedenkt, daß die Angehörigen fast ebenso sehr an der Front der Schizophrenie stehen wie der Patient selber, dann ist der Mangel an Untersuchungen über ihre Sichtweise der Dinge erstaunlich. Die meisten Arbeiten auf diesem Gebiet scheinen dem jeweiligen Autor nur dazu zu dienen, Zitate zu finden, die seine vorgefaßte Meinung über die Pathogenese der Schizophrenie bestätigen. Angehörige sammeln offensichtlich eine beachtliche Erfahrung, wie man mit schwierigem Verhalten umgehen kann; ihre Methoden basieren jedoch ausschließlich auf Versuch und Irrtum. Manche lernen, mit einem paranoiden Patienten nicht zu argumentieren, andere lernen dies nie. Manche entdecken, wie stark sie einen ziemlich langsamen und apathischen Kranken stimulieren können, ohne ihn zu verärgern. Andere gebrauchen zuviel Druck, müssen konstatieren, daß ihre Anstrengungen zurückgewiesen werden oder die Situation als Ganzes verschlimmern und ziehen sich dann selber in Untätigkeit zurück. Manche geben es nicht auf, sich einzumischen, bis der Patient aus dem Haus vertrieben ist.

Eine der Hauptklagen von Angehörigen ist, daß Professionelle auf ihre Fragen nach richtigem Verhalten bei positiven und negativen Symptomen nicht antworten oder einfach die Gegenfrage stellen «Was tun denn *Sie?*». Trotz allem gibt es viele Angehörige, die in ihrer Weise «mit der Schizophrenie zu leben» ein unterstützendes und angenehmes Zuhause zu schaffen wissen. Einige Faktoren, die der Angehörige zumindest teilweise kontrolliert, sind in der folgenden Tabelle zusammengestellt:

Tabelle 3: Faktoren, die teilweise unter der Kontrolle der Angehörigen stehen

- Schaffen einer nicht-kritischen, akzeptierenden Umgebung
- Sich als Familie vernünftig konsistent verhalten
- Schaffen eines optimalen Ausmaßes sozialer Stimulation
- Ziele realistisch halten
- Den Umgang mit fluktuierender Einsicht und Unvorhersagbarkeit lernen
- Lernen, wie auf Wahnzustände oder gestörtes Verhalten zu reagieren ist
- Den Umgang mit Unteraktivität und niedriger Motivation lernen
- Optimales Ausnützen verfügbarer professioneller Hilfe
- Lernen, Fürsorgeleistungen zu nutzen
- Belohnungen aus der Präsenz des Patienten zu ziehen
- Der betroffenen Person helfen

Als neue Entwicklung der letzten Dekade haben sich in vielen Ländern effiziente wohltätige Organisationen etabliert, deren Ziel es ist, das Wohlergehen von an Schizophrenie leidenden Menschen zu fördern, die angebotenen Dienste zu verbessern, die Öffentlichkeit über die Natur der Störung zu informieren, den Professionellen etwas über die wirklichen Probleme des Lebens mit der Schizophrenie beizubringen und vor allem für gegenseitige Unterstützung zu sorgen. Die «National Schizophrenia Fellowship» in Großbritannien war wohl die erste Organisation dieser Art (Rollin, 1980). Blühende Organisationen existieren in Australien, Kanada, Irland, Neuseeland, den USA und anderswo. Mit der Gründung der World Schizophrenia Fellowship in diesem Jahr ist die Bewegung weltweit geworden. Interessengruppen mit nur einem Anliegen haben immer gewisse Probleme, wenn es sich aber um ein dermaßen vernachlässigtes, mißverstandenes und unbefriedigtes Anliegen wie die Schizophrenie handelt, überwiegen die Vorteile bei weitem. Professionelle Betreuer sollten diese Entwicklung unterstützen, denn sie wird ihre Arbeit in der nächsten Dekade maßgebend beeinflussen.

Der Rolle der Professionellen

Die Vorträge dieses Symposiums belegen, wie sehr sich die professionelle Meinung in den letzten 25 Jahren verändert hat. Nach Auffassung der Meinungsführer wandelt sich die Rolle des Professionellen zu einer Partnerschaft mit den Betroffenen, deren Familie und Betreuer, wobei jeder von jedem lernt, besser mit der Schizophrenie zu leben. Wahrscheinlich wird der Einfluß dieses Konzeptes einer der wichtigsten Faktoren bei der Entwicklung der Psychiatrie in den letzten Jahren dieses Jahrhunderts werden.

Einige Faktoren, die zumindest teilweise unter der Kontrolle der professionellen Betreuer liegen, werden in Tabelle 4 aufgelistet.

Tabelle 4: Faktoren, die teilweise unter der Kontrolle der professionellen Betreuer stehen

- Schritthalten mit theoretischen und technischen Fortschritten der eigenen Disziplin
- Nicht zuviel verlangen
- Die primäre Pflegerolle der Angehörigen anerkennen
- Eine partnerschaftliche Beziehung mit betroffenen Menschen und deren Familien akzeptieren
- Überwinden künstlicher professioneller und administrativer Grenzen
- Anwenden eines standardisierten Systems zur Erhebung von Bedürfnissen, mit regelmäßigen Auswertungen und Anpassungen
- Angemessene Beachtung sowohl der physischen wie der psychischen Gesundheit
- Bereitstellen eines «Pflegekoordinators» (Schlüsselfigur) für jede Person bzw. Familie, welche Langzeit-Hilfe braucht
- Betreiben eines effizienten, multidisziplinären Teamsystems, welches an die jeweils benötigte professionelle oder administrative Kapazität Verantwortung delegieren kann
- Ernsthaftes Interesse an der Planung, Organisation und Koordination von Dienstleistungen in einem Distrikt

Ebene 3: Dienstleistungsbedürfnisse. Das Anbieten von Pflege

Wir würden uns zu weit von unserem Thema entfernen, wenn wir über Planung, Organisation und Anwendung von Dienstleistungen detailliert sprechen wollten (s. dazu Wing, 1985a, b; Wing & Häfner, 1973; Wing & Hailey, 1972). Professionelle Betreuer müssen wissen, daß die Art, wie Dienstleistungen angeboten werden, eine wichtige Determinante des therapeutischen Erfolgs ist. Dies wird in den Fällen am deutlichsten, wo hilfsbedürftige Menschen keinen Zugang zu Dienstleistungen haben. Dienste sollten eine Region verantwortungsvoll versorgen und Anstrengungen unternehmen, alle möglicherweise hilfebedürftigen Menschen zu erfassen. Hier ist ein epidemiologischer Ansatz grundlegend wichtig, denn lokale sozio-ökonomische Struktur, physische Charakteristik, Populationsdynamik und Dienstleistungstradition sind klare Indikatoren für Größe und Art psychiatrischer Probleme, die in einer bestimmten Region zu erwarten sind. Die Dienste sollten auch umfassend und integriert sein, d.h. viele verschiedene Arten von Pflege sollten unter kontinuierlicher Verantwortung zur Verfügung stehen.

Bleiben diese drei Anforderungen unberücksichtigt, dann wird die größte Anstrengung professioneller Pflege oft frustriert werden, da ihre Hilfe viele Menschen, die davon profitieren könnten, gar nicht erreicht. Insbesondere kann das Langzeit-Management der Schizophrenie nur dann erfolgreich gewährleistet werden, wenn alle drei Bedingungen erfüllt sind.

Man kann sich die Arten benötigter Dienstleistungen am Bild von drei Leitern oder Treppen mit Absätzen vergegenwärtigen (s. Tab. 5). Jede einzelne umfaßt die Bedürfnisse, die einem Teil der Aktivitäten eines normalen Tages entstammen:

ein Aufenthaltsort für die Nacht, ein Beschäftigungsplatz für den Tag und Möglichkeiten der Freizeitgestaltung für Abende und Wochenenden. Behinderte Menschen brauchen in allen drei Sphären des Lebens Hilfe, wenn auch nicht notwendigerweise gleichzeitig oder in gleichem Maße. Daher ist große Flexibilität gefordert. Auf jeder Treppe können sich Aufwärts- oder Abwärtsbewegungen ergeben, mit Zeiten langen oder kurzen Ausruhens auf jedem Treppenabsatz. Dabei repräsentieren die Treppengeländer die Anstrengungen der Therapeuten, Pfleger und Unterstützenden, die den betroffenen Personen helfen, die Treppe zu ersteigen und die erreichte Position zu halten.

Tabelle 5: Leitern und Ruhepunkte (Treppen und Treppenabsätze)

	Arbeitsstunden	Nacht	Freizeit
	(Beschäftigungs-funktionen)	(häusliche Funktionen)	(freizeitgestalterische und soziale Funktionen)
unabhängig			
	kann sich selber beschäftigen	hält den Haushalt aufrecht	viele Interessen
	geschützte, bezahlte Arbeit	supervidierte Wohnsituation	Restaurant oder Club
	IT Tagesklinik	Wohngruppe	für Freizeitaktivitäten reservierte Stunden
	OT Tagesklinik	betreute Pension Spital-Pension	zuhause OT oder begleitet
	Tagesklinik für hohe Abhängigkeit	sichere Abteilung	spezielle Freizeit-Angebote
sehr abhängig			

P.S. a) Es gibt natürlich viel mehr Stufen, als hier gezeigt werden.
b) Ein Individuum kann sich auf den drei Treppen auf verschiedenen «Absätzen» befinden. Daher die Notwendigkeit hoch flexibler und koordinierter Dienste.
c) Wenn ein Patient mit den Angehörigen lebt, kann er sich praktisch auf jedem «Absatz» jeder Treppe befinden, inkl. des niedrigsten. Angehörige gleichen oft Mängel der Dienste aus und verschleiern so deren Lücken.

Psychosoziale Treppengeländer:
Die meisten behinderten Menschen brauchen «Treppengeländer». Sie werden durch Funktionen des Pflegepersonals und anderer Helfer repräsentiert: Erhebung, Beobachtung, Schutz, Sicherheit, Fürsorge, Behandlung, Programme, Kontinuität, Beratung, Anbieten von Dienstleistungen.

Abschließend muß noch etwas zu den Konzepten «institutioneller» und «gemeindenaher» Pflege gesagt werden. Tabelle 6 zeigt einige Charakteristika, welche zur Entwicklung stereotyper Einstellungen gegenüber beiden Konzepten geführt haben, derart, daß beide Termini heute oft als reine Slogans benutzt werden. Tatsächlich können geschützte Wohngemeinschaften alle Aspekte offener Betreuung annehmen, während ein Reihenhaus an einer gewöhnlichen Straße ein kleines isoliertes Gefängnis sein mag. Die Planung von Dienstleistungen muß auf epidemiologischem Wissen aufbauen, nicht auf Slogans.

Tabelle 6: Die «Totale Institution» und die «Offene Pflege»

Charakteristika	Totale Institution	Offene Pflege
Macht	oligarchisch, bürokratisch, restriktiv, monolithisch, verwahrend	klare Führungslinie, offener Zugang, repräsentative Autorität, auf Einheiten basierend
Organisation des Personals	hierarchisch, autoritär, keine Eigeninitiative erlaubt	Autonomie innerhalb klarer Linien, Teamarbeit, Kontinuität der Betreuung
physische Grenzen	Mauern, Pförtnerhäuser	keine sichtbaren
psychologische Grenzen	stufenweise Freiheiten undurchdringliche Barrieren	beidseitig permeabel, flexible Sicherheit
Gebäude	große Blocks, Schlafsäle	menschliche Größe, «unsichtbar» in der Umgebung
Stigma	konzentriert	verschwommen
Aussenkontrolle	leicht zu umgehen, ab und zu Skandale	große Komitees, unabhängige Inspektoren, öffentlich gut sichtbar
Einstellungen des Personals	Stereotypisierung der Insassen, Offiziersstatus, einzige Autorität	Individualität und Würde respektiert, Teil eines größeren Unterstützungsnetzes
soziales Milieu	soziale Verarmung	soziale Vielfalt
Tagesablauf	Massenablauf, rigider Zeitplan, Nichtstun	viele Optionen, je nach Bedürfnis
Fürsorge	Pauperismus, Vernachlässigung, niedrige Standards	Standards der lokalen Gemeinschaft

Literaturverzeichnis

Babcock, H.: Dementia praecox: A psychological study. New York: Science Press, 1933.

Bleuler, M.: Die schizophrenen Geistesstörungen im Lichte langjähriger Kranken- und Familiengeschichte. Stuttgart: Thieme, 1972. The Schizophrenic Disorders: Longterm Patient and Family Studies. Translated by S. M. Clemens. Newhaven: Yale University Press, 1978.

Brown, G. W.; Birley, J. L. T.: Crisis and life changes and the onset of schizophrenia. J. Hlth. Hum. Behav. *9,* 203-214, 1968.

Brown, G. W.; Birley, J. L. T.; Wing, J. K.: Influence of family life on the course of schizophrenic disorders: A replication. Brit. J. Psychiat. *121,* 241-258, 1972.

Brown, G. W.; Bone, M.; Dalison, B.; Wing, J. K.: Schizophrenia and social care. Maudsley Monograph No. 17. London: Oxford University Press, 1966.

Brown, G. W.; Monck, E.; Carstairs, G. M.; Wing, J. K.: Influence of family life on the course of schizophrenic illness. Brit. J. Prev. Soc. Med. *16,* 55-68, 1962.

CIOMPI, L.: The natural history of schizophrenia in the long term. Brit. J. Psychiat. *136,* 413–420, 1980.

CIOMPI, L.; MÜLLER, Ch.: Lebensweg und Alter der Schizophrenen: Eine katamnestische Langzeitstudie bis ins Senium. Heidelberg: Springer, 1976.

CONNELL, P.: Amphetamine psychosis. London: Chapman and Hall, 1958.

DAVISON, K.; BAGLEY, C. R.: Schizophrenia-like psychoses associated with organic disorders of the central nervous system. In: HERRINGTON, R. N.: Current problems in neuropsychiatry. London: R.M.P.A., 1969.

DOHRENWEND, B. P.; DOHRENWEND, B. S.: Social status and psychological disorder. A causal inquiry. New York: Wiley, 1969.

EY, H.: Des idées de Jackson à un modèle organodynamique en psychiatrie. Toulouse: Privat, 1975.

GOFFMAN; E.: Asylums: Essays on the social situation of mental patient and other inmates. Harmondsworth: Penguin, 1961.

HUBER, G.; GROSS, G.; SCHÜTTLER, R.: Schizophrenie: Eine verlaufs- und sozial-psychiatrische Langzeitstudie. Heidelberg: Springer, 1979.

LEACH, J.; WING, J. K.: Helping destitute men. London: Tavistock, 1980.

LEFF, J.; KUIPERS, L.; BERKOWITZ, R.; EBERLEIN-FRIES, R.; STURGEON, D.: A controlled trial of social intervention in the families of schizophrenic patients. Brit. J. Psychiat. *141,* 121–134, 1982.

LEMERT, E.: Social pathology. New York: McGraw-Hill, 1951.

OWENS, D. G. C.; JOHNSTONE, E. C.: The disabilities of chronic schizophrenia – their nature and the factors contributing to their development. Brit. J. Psychiat. *136,* 384–395, 1980.

ROLLIN, H. (ed.): Coping with schizophrenia: The National Schizophrenia Fellowship. London: Burnett Books, 1980.

SCHEFF, T. J.: Being mentally ill: Chicago: Aldine, 1966.

SLATER, E.; BEARD, A. W.; GLITHERO, E.: The schizophrenic-like psychoses of epilepsy. Brit. J. Psychiat. *109,* 95–150, 1963.

STEVENS, B. C.: Marriage and fertility of women suffering from schizophrenia or affective disorders. Maudsley Monograph No. 19. London: Oxford University Press, 1969.

VAUGHN, C. E.; LEFF, J. P.: The influence of family and social factors on the course of psychiatric illness. Brit. J. Psychiat. *129,* 125–137, 1976.

WATTS, F. N; BENNETT, D. H. (eds.): Theory and practice of psychiatric rehabilitation. London: Wiley, 1983.

WING, J. K.: A pilot experiment on the rehabilitation of long-hospitalised male schizophrenic patients. Brit. J. Soc. Med., *14,* 173–180, 1960.

WING, J. K.: A simple and reliable sub-classification of chronic schizophrenia. J. Ment. Sci. *107,* 862, 1961.

WING, J. K.: Impairments in schizophrenia: A rational basis for social treatment. In: WIRT, R. D.; WINOKUR, G.; ROFF, M. (eds.): Life history research in psychopathology, Vol. 4. Minneapolis: University of Minnesota Press, 1975a.

WING, J. K. (ed.): Schizophrenia from within. London: National Schizophrenia Fellowship, 78, Victoria Road, Surbiton, KT6 4NS, 1975b.

WING, J. K.: The management of schizophrenia in the community. In: USDIN, G. (ed.): Psychiatric medicine. New York: Brunner-Mazel, 1977.

WING, J. K.: Social influences on the course of schizophrenia. In: WYNNE, L. C.; CROMWELL, R. L.; MATTHYSSE, S. (eds.): The nature of schizophrenia. New York: Wiley, 1978a.

WING, J. K.: Reasoning about madness. London: Oxford University Press, 1978b.

WING, J. K.: Long-term care in schizophrenia: Contributions from epidemiologic studies in the U. K. In: BARRATT, G. (ed.): Mental disorders in the community: Progress and challenge. New York: Guildford Press. (To be published in 1986), 1985a.

WING, J. K.: Positive and negative symptoms and the diagnosis of schizophrenia. Paper read at the meeting of the Royal College of Psychiatrists, July, 1985b. (To be published.)

WING, J. K.; BENNET, D. H.; DENHAM, J.: The industrial rehabilitation of long-stay schizophrenic patients. Med. Res. Council memo. No. 42. London: H.M.S.O., 1964.

WING, J. K.; BROWN, G. W.: Institutionalism and schizophrenia. London: Cambridge University Press, 1970.

WING, J. K.; FREUDENBERG, R. K.: The response of severely ill chronic schizophrenic patients to social stimulation. Amer. J. Psychiat. 118, 311–322, 1961.

WING, J. K.; HÄFNER, H. (eds.): Roots of evaluation: The epidemiological basis for planning psychiatric services. London: Oxford University Press, 1973.
WING, J. K.; HAILEY, A. M. (eds.): Evaluating a community psychiatric service: The Camberwell register, 1964–1971. London: Oxford University Press, 1972.
WING, J. K.; LEFF, J. P.; HIRSCH, S.: Preventice treatment of schizophrenia: some theoretical and methodological issues. In: COLE, J.; FREEDMAN, A.; FRIEDHOFF, A. (eds.): Psychopathology and psychopharmacology. 1972.
WING, J. K.; MORRIS, B. (eds.): Handbook of psychiatric rehabilitation practice. London: Oxford University Press, 1981c.
WORLD HEALTH ORGANIZATION: The international pilot study of schizophrenia. Geneva, WHO, 1973.
WORLD HEALTH ORGANIZATION: Schizophrenia: An international follow-up study. New York: Wiley, 1979.
WYKES, T.; CREER, C.; STURT, E.: Needs and the deployment of services. In: WING, J. K. (ed.): Long-term community care. Psychol. Med. Suppl. No. 2, 41–55, 1982.
ZUBIN, J.: Introduction to section XII, onset and course. In: WYNNE, L. C.; CROMWELL, R. L.; MATTHYSSE, S. (eds.): The nature of schizophrenia. New York: Wiley, 1978.
ZUSMAN, J.: Changing appearance of psychotic patients. Int. J. Psychiat. 3, 216–237, 1967.

Mögliche Implikationen der Vulnerabilitätshypothese für das psychosoziale Management der Schizophrenie*

J. ZUBIN

Der Begriff Management wurde definiert als «das gesamte System der Pflege und Behandlung einer Krankheit oder eines kranken Individuums» (WEBSTER, 1976). Mit Blick auf die chronische Schizophrenie bezeichnet «Management grundsätzlich das Anliegen, betroffenen Individuen, deren Familien und der Gemeinde als Ganzes zu helfen, mit der Schizophrenie zu leben» (WING, 1978). Der Begriff Management könnte also zur Schlußfolgerung verleiten, Schizophrenie sei eine lebenslange Krankheit ohne Heilungschancen, und der Therapeut habe einzig die Möglichkeit, seine Patienten so anzuleiten, daß sie ihr vorbestimmtes Schicksal bestmöglich bewältigen können, vergleichbar etwa der Situation bei Chorea Huntington oder Morbus Parkinson.

Ich war deshalb erleichtert, daß Professor WING im Titel zu seinem Referat auf den Langzeitverlauf hinweist und nicht etwa auf einen «lebenslangen» Verlauf. Ich möchte jedoch noch weiter gehen und behaupten, die Chronifizierung ist keine unvermeidbare Folge der Schizophrenie. Der Langzeitverlauf könnte zum größten Teil mehr ein Artefakt als eine natürliche Krankheitsfolge sein, entstanden unter dem Einfluß iatrogener, krankheitsbegleitender und ökologischer Faktoren. Diese Faktoren stehen dem natürlichen Heilungsprozeß bei der Schizophrenie manchmal ebenso im Wege, wie bei anderen seelischen Störungen und bei einigen körperlichen Erkrankungen.

Die Auffassung von der Schizophrenie als einer unabwendbar zu steter Verschlechterung und schwerer Verminderung der Lebensqualität führenden Langzeiterkrankung dürfte ein trotz gegenteiliger Evidenz weiterbestehendes Relikt aus einer vergangenen Ära sein. Der allgemein günstige Verlauf der Schizophrenie, der durch drei hervorragende europäische Langzeitstudien aufgezeigt wurde (BLEULER, 1978; CIOMPI, 1980a; HUBER, 1980), ist bisher noch nicht gebührend anerkannt worden.

Manfred BLEULER nannte als Grund dafür, daß Eugen BLEULER, Emil KRÄPELIN, Kurt SCHNEIDER und ihre Kollegen der Schizophrenie eine solch schlechte Prognose gaben, die einseitige Auswahl der von ihnen betreuten Patienten. Ihre Patienten waren größtenteils von den Familien an die Institutionen überantwortet und befanden sich bereits im Stadium der Chronifizierung. KRÄPELIN sah die Aufgabe des Klinikers vor allem darin, die Diagnose und Prognose zu stellen, und

* Unterstützt durch The Medical Research Service of the Veterans Administration. Der Autor dankt Dr. Richard DAY für die Hilfe bei der Abfassung mehrerer Abschnitte des vorliegenden Artikels.

der Krankheit im übrigen ihren natürlichen Verlauf zu lassen (ZUBIN et al., in Vorb.). Auch in den USA begegnet der niedergelassene Arzt in seiner Praxis in erster Linie den rückfälligen Patienten und vergißt solche mit nur einer psychotischen Episode ohne weitere Hospitalisierungen! (Offenbar erleiden 23 bis 39% der schizophrenen Patienten nur eine psychotische Episode in ihrem Leben, und 35 bis 78% remittieren nach mehreren Episoden [ZUBIN et al., im Druck]).

Daß der eher günstige Charakter der Schizophrenie nur so zögernd breiter akzeptiert wird, ist erstaunlich. Möglicherweise wirkt hier die während des 19. Jahrhunderts vorherrschende «Degenerationstheorie» in der Gesellschaft noch immer nach. Sie ging von einer degenerativen familiären Veranlagung aus, die sich in den nachfolgenden Generationen verstärkte, unter Umständen bis hin zur Auslöschung des Geschlechts (ZUBIN et al., in Vorb.). Obwohl die Wissenschaft diese Theorie schon vor langer Zeit widerlegt hat, hält der Volksglaube sie weiterhin aufrecht und beeinflußt so Patienten, Familienmitglieder, die Allgemeinheit und sogar einige Kliniker in ihrer Betrachtung der Schizophrenie als degenerative Erkrankung. Die Degenerationstheorie mag KRÄPELINS Denken über die Ätiologie von Geisteskrankheiten, einschließlich Dementia praecox, manisch-depressiver Psychose und Hysterie, sowie auch hinsichtlich einiger physischer Krankheiten mitbestimmt haben. Wie ACKERKNECHT (1968) ausführt, «war KRÄPELIN nämlich sehr von ihr (Degenerationstheorie) beeinflußt, obschon er zahlreiche Vorbehalte äußerte».

Wir sind uns alle bewußt, daß unsere Modellvorstellungen bezüglich der Schizophrenie zwangsläufig unsere Handlungsweise bestimmen. Es gibt mindestens sieben wissenschaftliche Klassen von Ätiologiemodellen der Schizophrenie (ökologisch, entwicklungsbedingt, lerntheoretisch, genetisch, stoffwechselbedingt, neurophysiologisch und neuroanatomisch) (ZUBIN et al., im Druck). Sie können in zwei Hauptklassen eingeteilt werden: biologische und umweltbedingte. Ich habe aus den sieben Ätiologiemodellen drei repräsentative Modelle ausgewählt, sowie als übergeordnetes das Vulnerabilitätsmodell, und ich werde unsere Diskussion auf die Management-Strategien dieser Modelle beschränken. Das Hauptgewicht werde ich dabei jeweils auf das Management der negativen und positiven Symptome (PNS[1]) legen und die verschiedenen Ansätze einander gegenüberstellen. Positive Symptome sind im wesentlichen Verhaltensweisen, welche Schizophrene zeigen und Normale nicht. Negative Symptome sind in ihr Gegenteil gewendet (z.B. «Rückzug» in «Geselligkeit»), Verhaltensweisen von Normalen, welche Schizophrene nicht oder nur in vermindertem Maß zeigen.

Zuerst sollen die drei ausgewählten Modelle kurz beschrieben werden. Das erste ist das biologische Modell oder Krankheitsmodell, übernommen aus der Zeit KRÄPELINS. Es kombiniert die vier biologischen Ätiologiemodelle (genetisch, stoffwechselbedingt, neurophysiologisch und neuroanatomisch). Das Krankheitsmodell postuliert einfach ausgedrückt, Schizophrenie sei ähnlich wie Diabetes eine Krankheit im Sinne eines überdauernden Merkmals des Patienten. Dieser habe er sich, um das Krankheitsrisiko für Glück und Gesundheit möglichst klein zu halten, mit Unterstützung seines Arztes anzupassen. Im günstigsten Fall erlebt der Patient bei andauernder Krankheit ab und zu eine gesunde

1 Im deutschsprachigen Raum werden PNS auch als Plus- und Minussymptomatik bezeichnet.

Episode. Nach dem von KRÄPELIN geerbten Krankheitsmodell handelt es sich zudem noch um eine zu Verschlechterung oder gar schwerer Verminderung der Lebenstüchtigkeit führenden degenerativen Krankheit.

In bezug auf die Ätiologie der Krankheit wird angenommen, daß sie genetisch oder zumindest organisch bedingt ist. Die Behandlung zielt darauf ab, die Symptome durch geeignete Neuroleptika oder andere biochemische Substanzen zu reduzieren, da eine Heilung zum gegenwärtigen Zeitpunkt nicht möglich ist. Das Ziel der Behandlung ist es mit anderen Worten, die Auswirkung der Symptome zu vermindern. Die Krankheit selbst bleibt jedoch auch im Falle einer Remission bestehen, da Residualsymptome weiterhin Einfluß auf das Verhalten nehmen dürften. CROW (1980), einer der eifrigsten Befürworter des biologischen Modells, postuliert zwei eindeutige Subtypen der Schizophrenie, basierend auf positiven und negativen Symptomen (PNS). Typ I ist im wesentlichen durch positive Symptome mit biochemischen Funktionsstörungen, vermutlich aufgrund von Dopaminhyperaktivität, zu charakterisieren. Typ II zeichnet sich hauptsächlich durch negative, in Beziehung zu groben strukturellen Abnormitäten (zerebrale Atrophie, vergrößerte Ventrikel) stehende Symptome aus. MACKAY (1980) ist zudem der Meinung, daß die negativen Symptome möglicherweise eine chronische Dopaminunteraktivität widerspiegeln, während positive Symptome eher bei überschießender Dopaminaktivität auftreten. Darüber hinaus postuliert er, daß die negativen Symptome ständig vorhanden sind, die positiven Symptome sie aber periodisch überlagern können. Nach diesem Krankheitsmodell stellen PNS also ein permanentes Merkmal schizophrenen Verhaltens dar.

Das zweite ausgewählte Modell ist das Umweltmodell, übernommen von Sir Aubry LEWIS und heute repräsentiert von John WING und entspricht grundsätzlich dem bereits beschriebenen ökologischen Modell. Es ist schwierig, Professor WING zu folgen, glücklicherweise hat er aber die Grundlagen des Modells bereits dargestellt. Dieses Modell ist fest in der anglo-europäischen Tradition der deskriptiven Psychopathologie und in neueren Erkenntnissen über die Bedeutung sozialer Faktoren für psychiatrische Krankheiten verwurzelt. Es beschäftigt sich in erster Linie mit dem Einfluß sozialer Umweltfaktoren auf Beginn, Phänomenologie, Verlauf und Endzustand der Schizophrenie.

Das dritte ausgewählte Modell ist das aus der Lerntheorie hervorgegangene und dieses transzendierende verhaltenstherapeutische Modell. Es wird durch die Ansätze von SALZINGER (1981, 1984) und WALLACE & BOONE (1983) repräsentiert und postuliert, daß es keine über die Verhaltensstörungen des Patienten hinausgehende schizophrene Krankheit gibt, und daß diese Störungen (PNS) durch individuelle verhaltenstherapeutische Techniken beseitigt werden können.

Das Vulnerabilitätsmodell versucht als übergeordnetes Modell, diesen einzelnen Modellen ihren Platz zu belassen. Der Patient wird darin grundsätzlich als vulnerables Individuum betrachtet, unabhängig davon, welches der sieben einzelnen Modelle in einem gegebenen Falle wirksam ist. Die Vulnerabilität kann nur als Risiko bestehen oder sich tatsächlich manifestieren, falls Streß und Belastung von hinreichender Stärke auf den Patient einwirken. Mehrere Untersuchungen beschäftigen sich gegenwärtig mit der Suche nach Vulnerabilitätsindikatoren bei vulnerablen Individuen und zwar unabhängig von der Manifestation einer psychotischen Episode (ZUBIN, im Druck). Zunächst gilt es bei Patienten, deren Vulnerabilität durch das Auftreten einer psychotischen Episode bereits offenbar wurde, ein sie von der Allgemeinbevölkerung und von nicht-schizophrenen Patienten unterscheidendes Charakteristikum zu finden. Dann ist in einer Nachuntersuchung festzustellen, ob der Indikator auch nach der Episode noch nachweisbar ist, und ob er sich auch bei nicht erkrankten Verwandten ersten Grades mit ihrem erhöhten Schizophrenierisiko findet. Indikatoren, welche diesen Kriterien genügen, werden als Vulnerabilitätsindikatoren betrachtet. Indikatoren, welche nach der Episode nicht mehr nachweisbar sind, und sich auch nicht bei Verwandten ersten Grades finden lassen, sind als Episoden-Indikatoren zu bezeichnen. Seit Beginn der Medikamenten-Ära und dem Aufkommen neuer psychosozialer Therapieformen richtet sich das Hauptaugenmerk nicht mehr auf die psychotische Episode selbst, da die Remission der akuten Symptome in der Regel ja leicht zu erreichen ist. Größeres Interesse gilt gegenwärtig der Verhinderung weiterer psychotischer Episoden bzw. Rückfälle. Eine laufende Untersuchung unserer Abteilung für Biometrische Forschung beschäftigt sich mit dieser Thematik.

Im Gegensatz zum biologischen Modell impliziert das Vulnerabilitätsmodell also nicht eine chronische Krankheit, sondern eine andauernde Vulnerabilität für diese Krankheit. Episoden werden als zeitlich begrenzt postuliert. Nachdem die Episode abgeklungen ist, kehrt das Individuum normalerweise zum prämorbiden Niveau der Anpassung im Alltagsleben zurück. Schizophrenie wird also als eine in Episoden verlaufende Erkrankung, im gleichen Sinne wie Depression, Epilepsie oder Allergie betrachtet. Allerdings muß ein verletzliches Individuum eine Krankheitsepisode auch bei einem an sich hinreichend streßvollen Lebensereignis nicht notwendigerweise entwickeln. Es gibt zumindest drei potentiell protektive Faktoren, die im günstigen Falle die Episode verhindern oder sie im ungünstigen Falle auslösen und verstärken können. Es handelt sich um: (1) das soziale Netz, (2) die vom Patienten besetzte ökologische Nische und (3) die prämorbide Persönlichkeit, einschließlich Intelligenz, persönlicher Kompetenz und erlernter Bewältigungsmöglichkeiten. Der Unterschied zwischen Vulnerabilität und Krankheitsmodell läßt sich noch mit dem Hinweis verdeutlichen, daß das Vulnerabilitätsmodell den Patienten als prinzipiell gesunden, von Zeit zu Zeit Krankheitsepisoden erleidenden Menschen ansieht, während das Krankheitsmodell ihn grundsätzlich als Kranken betrachtet, der ab und zu kürzere Zeiten der Gesundheit erlebt.

Wir können uns jetzt den therapeutischen Strategien zuwenden, die sich aus jedem einzelnen der genannten Modelle ableiten lassen.

In einer kürzlichen Übersicht über ein Symposium zum Thema PNS fand ich nach Durchsicht der Beiträge von sieben auf diesem Gebiet herausragenden Forschern einen Konsens hinsichtlich der folgenden Resultate (Zubin, im Druck):

1. Positive Symptome sprechen normalerweise gut auf eine Neuroleptikabehandlung an, im Gegensatz zu negativen Symptomen. Goldberg (im Druck) argumentiert allerdings für die Wirkung von Neuroleptika auch auf negative Symptome.
2. Positive Symtome sind tendenziell unabhängig von der Intelligenz, während negative Symptome eine umgekehrte Korrelation mit der Intelligenz zeigen,

besonders bei Patienten mit einer strukturellen Gehirnschädigung oder schlechter prämorbider Anpassung.
3. Negative Symptome scheinen lange anzudauern und werden daher bei ausgedehnten oder wiederholten Episoden deutlicher, während positive Symptome von kürzerer Dauer sind und im allgemeinen mit den Episoden auftreten und verschwinden.
4. Positive Symptome werden durch Amphetamininjektionen verstärkt, vermutlich auf Grund einer gesteigerten dopaminergen Aktivität, während negative Symptome gar nicht oder nur geringfügig beeinflußt werden.
5. Negative Symptome korrelieren mit strukturellen Veränderungen des Gehirns, besonders bei prämorbid schlecht angepaßten Patienten.
6. Es besteht allgemeine Übereinstimmung, daß sowohl negative als auch positive Symptome nicht schizophreniespezifisch sind. Ob eine Zusammenfassung von Symptomen in Syndrome zu größerer Spezifität führen wird, bleibt abzuwarten.
7. Es besteht teilweise Übereinstimmung darin, daß positive Symptome eher mit neurochemischen als mit strukturellen Anomalien des Gehirns korrelieren.
8. Allgemeine Übereinstimmung besteht hinsichtlich der Schwierigkeiten, zwischen negativen und depressiven Symptomen sowie Kriterien der schizoiden Persönlichkeit zu unterscheiden.
9. Ein allgemeiner Konsens besteht außerdem darin, daß positive und negative Symptome als unabhängig zu betrachten sind, und daß sich in Abhängigkeit vom Vorhandensein oder Fehlen der beiden Symptomtypen vier Schizophreniekategorien unterscheiden lassen: (1) beide vorhanden, (2) beide nicht vorhanden, (3) negative vorhanden, positive nicht vorhanden (4) positive vorhanden, negative nicht vorhanden. Die Mehrheit der Patienten dürfte zur ersten Kategorie gehören.

Für diese Ergebnisse ließ sich kein integratives Modell finden, das Licht auf die Ätiologie der PNS werfen könnte, von den Autoren wurden aber folgende Faktoren als ursächlich in Erwägung gezogen (Zubin, im Druck):

Negative Symptome sind
1. letzlich Folgen der Psychose im Sinne einer Reduzierung normaler Verhaltensweisen, auf Grund der Überwältigung durch den psychosebedingten Lebensbruch
2. ein Effekt der antipsychotischen Medikation, etwa Akinesie und Sedierung
3. eine Auswirkung langer Hospitalisierung
4. Residuen der Psychose nach dem Ende der Episode
5. Auswirkungen depressiver Zustände im Verlauf einer Schizophrenie
6. Ausdruck des Wiederhervortretens negativer prämorbider Persönlichkeitszüge nach der akuten Episode.

Das Krankheitsmodell legt eine psychopharmakologische Therapie der akuten positiven Symptome nahe, in Glauben an die biologischen Ursachen der Episoden. Aus Crows Modell könnte sich als Behandlungsstrategie für Typ-I-Patienten mit positiven Symptomen eine kontrollierte Dosismodifikation ableiten lassen, um die Gefahr von Rückfällen und Spätdyskinesien zu vermindern. Vermutlich muß dazu das Rückfallrisiko ohne und auch mit Medikamenteneinnahme noch weiter untersucht werden. Ebenso sind diejenigen Faktoren besser abzuklären, welche das Andauern oder eine Verschlechterung der Episode begünstigen können. Provozierende Techniken wie die Verabreichung von Medikamenten des Amphetamin- oder Ritalintyps können dazu benützt werden, das Fortdauern oder das Ende einer Episode zu erkennen. Dem selben Zweck können in vergleichbarer Weise bestimmte verhaltenstherapeutische Techniken dienen (ZUBIN & STEINHAUER, 1981; ZUBIN, im Druck). Für die Behandlung negativer Symptome scheinen einzig psychosoziale Interventionen geeignet, da diese als unveränderlich und besonders widerstandsfähig gegenüber medikamentöser Behandlung gelten. Das verhaltenstherapeutische Modell erscheint in dieser Hinsicht maßgeschneidert, betrachtet es die Krankheit doch ohne Annahme einer grundlegenden Störung im wesentlichen als identisch mit den Symptomen. Die Verhaltenstherapeuten können also ihre Geschütze nacheinander auf jedes einzelne Symptom richten und Methoden zu ihrer Beseitigung entwickeln. Diesem Ansatz entsprechend sollte das Thema unseres Symposiums eher «Heilen schizophrenen Verhaltens» als «Management der Schizophrenie» heißen. SALZINGER (persönliche Mitteilung) beschreibt den Verhaltensmodifikations-Ansatz folgendermassen:

«Negative Symptome, oder wie ich sie lieber nenne, Verhaltensdefizite der Schizophrenie, werden mittels Verhaltensmodifikation behandelt, und zwar hauptsächlich durch Verhaltensformung und Imitationslernen. Verhaltensformung bedeutet das Verstärken einer immer größeren Annäherung an das gewünschte Verhalten. Will man beispielsweise fehlendes Sozialverhalten bei einem Menschen aufbauen, wird man zuerst den Blickkontakt verstärken, dann das Zuhören, anschließend wird man ihn zu kurzen Äußerungen wie 'guten Tag', dann zu einem kurzen Gespräch und schließlich zu längeren Gesprächen bringen, endlich zu Telefonanrufen oder zur Kontaktaufnahme mit Fremden bei entsprechenden Anlässen. Imitationslernen könnte man dadurch einleiten, daß der Patient nach Beobachtung eines Modells zunächst einfache und kurze Reaktionen, später zunehmend längerdauernde Verhaltensweisen nachahmt. Abschließend kann dann das spontane Auftreten ursprünglich nur imitierter Verhaltensweisen noch gezielt verstärkt werden.

Positive Symptome könnten nach dem Ansatz der Verhaltensmodifikation folgendermaßen therapiert werden: Bestrafung plus Verstärkung eines üblicherweise unvereinbaren Verhaltens, d.h. von die unerwünschte Reaktion verunmöglichenden Antwortreaktionen. Auch das Prinzip der Löschung dürfte eine anwendbare Methode sein, etwa wenn ein Patient verwirrt redet. Sie könnte hier in Verbindung mit positiver Verstärkung für nicht-verwirrtes Sprechen angewandt werden. Auch der Einsatz eines diskriminativen Reizes für anderes als das unerwünschte Verhalten eines Patienten ist möglich. Man beginnt z.B. immer dann ein Gespräch über die nächste Mahlzeit, das Baseball-Spiel von gestern oder die kommenden Wahlen, wenn der Patient Wahnvorstellungen oder Halluzinationen entwickelt.»

WALLACE & BOONE (1983) zeigen an einigen Beispielen auf, wie Verhaltenstraining zur Beseitigung negativer Symptome und damit zur Verbesserung sozialer Fertigkeiten genutzt werden kann. So wurden bei mangelhafter Konversationsfähigkeit möglichst lange Sprechsequenzen mit einem Gesprächspartner verstärkt. Blickkontakt und Lautstärke wurden im Rahmen eines Durchsetzungs-Trainings mittels Verstärkung schrittweise verbessert. Außerdem wurde mit Hilfe eines modifizierten Training-Manuals das Erkennen geeigneter Handlungsmöglichkeiten in Belastungssituationen gefördert. Ein speziell dafür konzipiertes Programm diente dem Training von Problemlösungs-Fertigkeiten und dem Leben in der Gesellschaft. Die gezielte Therapie verschiedener negativer Symptome kann also zu beträchtlichen Erfolgen führen.

Das psychosoziale Modell wurde von Prof. WING bereits ausführlich beschrieben und diskutiert. Mir bleibt noch, diesen Ansatz mit dem Vulnerabilitätsmodell zu vergleichen. WING & BROWN (1970) unterscheiden drei Arten von Behinderungen bei Schizophrenen: (1) Prämorbide Behinderungen (niedriger IQ, schlecht angepaßte Persönlichkeit, sozialer Rückzug), die sie allerdings eher für prodromal als für prämorbid halten, obwohl dem eindrucksvolle Hinweise auf einen prämorbid niedrigen IQ widersprechen; (2) primäre Behinderungen im Sinne negativer und positiver Symptome; (3) sekundäre Behinderungen, die nicht aus der Krankheit selbst, sondern aus ihren sozialen und medizinischen Folgen resultieren. Diese schließen alle Handicaps ein, welche durch die Hospitalisierung, durch das soziale Stigma und den Verlust von Selbstvertrauen und Selbstwertgefühl, durch erworbene Abhängigkeiten sowie durch alle anderen unbeabsichtigten negativen Auswirkungen der sozialen Interaktion mit Angehörigen der medizinischen Berufe, mit Verwandten und der Öffentlichkeit entstanden sind. Nach einer Grundannahme von WINGS Modell haben schizophrene Patienten eine biologisch bedingte Verletzlichkeit sowohl für Unter- wie auch Überstimulierung. Das psychosoziale Modell hat zu einer Vielzahl, für das Management der Schizophrenie sehr nützlicher Interventionsansätze geführt. Dazu gehören: (1) Training sozialer Fertigkeiten, (2) Beeinflussung familiärer Einstellungen, speziell hinsichtlich hoher Expressed Emotion, (3) Kommunikationsübungen für kommunikationsgestörte Familien sowie ein Spektrum verwandter Techniken, welche an diesem Symposium von verschiedenen Experten dargestellt werden.

Die Hauptunterschiede zwischen diesem Modell und dem Vulnerabilitätsmodell betreffen die Interpretation der prämorbiden Behinderungen und der negativen Symptome sowie das Problem der Chronizität.

Was die prämorbide Persönlichkeit betrifft, betrachtet WING vor der ersten Episode vorhandene deviante Charakterzüge als prodromal, während sie das Vulnerabilitätsmodell demgegenüber als unabhängig von der Episode auffaßt. Zwar gibt es einen Zusammenhang zwischen prämorbider Persönlichkeit und der Entwicklung einer Episode, dieser ist jedoch eher locker (ZUBIN et al., 1983). Für extrem schlecht angepaßte prämorbide Persönlichkeiten beträgt das Erkrankungsrisiko für Schizophrenie 9.36 und für besser angepasste 0.69; für prämorbid unauffällige Persönlichkeiten liegt es nur bei 0.67. Jedoch entwickeln auch von den schlecht angepaßten Persönlichkeiten 90% keine schizophrenen Episoden, vermutlich wegen fehlender Vulnerabilität. Somit urteilt man in 90% der Fälle falsch, wenn man deviante Persönlichkeiten als prodromal einschätzt[2].

2 Die genannten Zahlen basieren auf der Kombination zweier Studien: M. BLEULERS Untersuchung über die prämorbide Persönlichkeit seiner Probanden und ESSEN-MOLLERS Untersuchung der All-

Im Hinblick auf die PNS sieht sich das Vulnerabilitätsmodell mit zwei Schwierigkeiten konfrontiert. Erstens läßt das Modell keinen Raum für Chronifizierung, da sich jeder Patient früher oder später von seiner Episode erholen sollte. Bezüglich der Erklärung der Häufigkeit chronifizierender Verläufe in der klinischen Praxis besteht also ein Dilemma. Zweitens stellt sich die Frage, wie sich die negativen Symptome bei chronischen Verläufen interpretieren lassen. Hinsichtlich der positiven Symptome gibt es keine Probleme, denn das Vulnerabilitätsmodell versteht sie als Ausdruck einer Krankheitsepisode: Mit ihr treten sie auf und verschwinden auch wieder[3]. Aber Chronizität und negative Symptome werfen Probleme auf.

Während WING einige der negativen Symptome für intrinsisch hält, integriert die Vulnerabilitätshypothese diese Symptome vollständig in WINGS sekundäre oder externe Behinderungen. Nach dem Vulnerabilitätsmodell sind negative Symptome also weder unvermeidlich (KRÄPELIN) noch intrinsisch (WING). Vielmehr müssen sie im wesentlichen als Artefakt gelten, das durch die sozialen Konsequenzen der Diagnose Schizophrenie und der entsprechenden Behandlung durch Fachleute, Verwandte, nahe Freunde und andere Angehörige des sozialen Netzes verursacht wird.

Das Problem der Chronizität

Ein weiterer Unterschied zwischen Vulnerabilitäts- und Verhaltensmodell einerseits sowie dem Krankheits- und WINGS psychosozialem Modell andererseits besteht darin, daß in den letzteren die vom Vulnerabilitätsmodell betonte episodische Natur der Schizophrenie abgelehnt wird. Wenn Schizophrenie eine episodische Erkrankung ist, wie kann dann Chronifizierung erklärt werden? Ich habe mit Freude gelesen, daß sich auch Professor Luc CIOMPI mit diesem Problem auseinandergesetzt hat (CIOMPI, 1980a). Unsere gemeinsamen Argumente für und wider die Betrachtung der Chronizität als ureigenste Komponente der Schizophrenie sind die folgenden:

1. Sie ist nicht universell: Nicht alle Schizophrenen entwickeln chronische Zustände. M. BLEULER fand in seinen katamnestischen Untersuchungen nicht mehr als 10%, die nach ihrer Einweisung auf Dauer hospitalisiert geblieben sind.

gemeinbevölkerung in seiner Lundby-Studie. Möglicherweise ist der Anspruch auf Vergleichbarkeit der beiden Stichproben bezüglich der Ausgangspopulationen nicht haltbar, ebenso wie derjenige auf Äquivalenz der Persönlichkeitseinschätzung durch die beiden Untersucher. Es ist jedoch das beste Datenmaterial, welches ich für die Beurteilung des Zusammenhangs zwischen Persönlichkeit und dem Auftreten schizophrener Episoden finden kann.

3 Es stimmt, daß ein Teil der chronischen Patienten andauernde positive Symptome zeigt. Dies ist dann der Fall, wenn sich der Zustand verschlechtert oder eine neue Episode die überdauernden negativen Symptome überlagert. Wenn positive Symptome auftreten, können sie oft durch neuroleptische Behandlung gebessert werden. Warum positive Symptome bei einigen Patienten andauern ist eine verwirrende Frage. Manchmal bleiben sie sogar nach dem Ende einer Episode auf Grund zufälliger «Gewinne», etwa in Form vermehrter Zuwendung bestehen.

2. Ihre Häufigkeit wird übertrieben: Die scheinbare Häufigkeit der Chronizität ist der Anhäufung eines kleinen Anteils chronisch Kranker zuzuschreiben; aber selbst von diesen verbleiben nach M. Bleulers katamnestischen Untersuchungen 30% mangels anderer Alternativen im Krankenhaus.
3. Der Krankheitsverlauf geht allgemein mehr in Richtung Remission als Chronizität. Langzeituntersuchungen (Bleuler, 1972; Ciompi, 1980b; Huber, 1980) geben als allgemeine Verlaufstendenz eher Verbesserung als Verschlechterung an. Vereinzelt kommen Heilungen sogar nach lebenslangem chronischem Verlauf vor.
4. Umwelteinflüsse scheinen mehr als genetische Einflüsse mit einem chronischen Verlauf assoziiert zu sein: Der Langzeitverlauf ist oft unabhängig von familiärer Belastung mit Schizophrenie. Demzufolge dürften eher Umwelteinflüsse als genetische Einflüsse das Auftreten eines chronischen Verlaufs bedingen. Moderierende Variablen, wie etwa das soziale Netz, die ökologische Nische und die prämorbide Persönlichkeit, dürften im günstigen Fall den Einfluß von Stressoren mildern, im ungünstigen Fall ihn jedoch verstärken und so zu einem chronischen Verlauf beitragen.
5. Ein chronischer Verlauf ist mit psychosozialen Faktoren assoziiert: (a) wichtige Lebensereignisse können Rezidive auslösen und so das Bild chronifizierter Episoden hervorrufen. (b) Die Konsequenzen der Diagnosestellung («labelling») verhindern eine Wiedereingliederung, besonders im Arbeitsbereich. (c) Sehr kritisch eingestellte Familien tragen zur Verlängerung und dem Wiedereinsetzen schizophrener Episoden bei.
6. Negative Symptome werden manchmal durch Neuroleptika und andere Therapieformen gebessert, sie sprechen auch auf Amphetamine an (Boronow & Van Kammen, 1982).

Andere Argumente, die scheinbar für die intrinsische Natur der Chronizität sprechen, sind in meinen Augen fehlerhaft:

1. Irreversibilität negativer Symptome. (a) Es wurde behauptet, das Vorhandensein irreversibler negativer Symptome charakterisiere die chronische Schizophrenie. Negative Symptome können aber mit dem chronischen Verlauf verknüpft sein, weil sie schon prämorbid vorhanden waren, und die Patienten nach einer Episode auf ihr prämorbides Niveau zurückkehren, einschließlich der negativen Symptome. Als Beweis für diese Möglichkeit kann gelten, daß 70% von Bleulers Probanden prämorbid schlecht angepaßt waren und negative Symptome aufwiesen. Bei etwa 58% dieser prämorbid schlecht Angepaßten wurde ein mäßig schwerer oder schwerer (chronischer) Endzustand festgestellt (Zubin et al., 1983). Weiterhin kann sich abnormes Verhalten auch auf Grund langer Hospitalisierung und Isolierung entwickeln und wird dann nicht selten fälschlicherweise als natürliche Konsequenz der Schizophrenie angesehen. So findet man z.B. negative Symptome auch bei Langzeithäftlingen, bei vernachlässigten Altersheim- und Pflegeheimbewohnern usw. (b) Es ist oft schwierig, chronisch Schizophrene auf den rückwärtigen Stationen von anderen chronischen Patienten zu unterscheiden, und häufig verschwinden unter sozialer Stimulation vorhandene negative Symptome (Paul, 1977; Wing, 1970).

2. Biochemische oder organische Grundlage: Es gibt keine allgemein anerkannten eindeutigen Hinweise auf irgendeine spezifische somatische, biochemische oder andersartige organische Ursache der chronischen Schizophrenie. Pharmakologische Interventionen sind trotz ihrer Effektivität bei positiven Symptomen in der akuten Phase im allgemeinen bei negativen Symptomen in chronischen Krankheitsstadien unwirksam. Hier dürften psychosoziale Interventionen mehr Erfolg versprechen.
3. Verbreitung der Chronizität: Es wurde behauptet, Chronizität sei allgegenwärtig, unbeschadet unterschiedlicher Umwelteinflüsse. Transkulturelle Studien weisen jedoch auf einen günstigeren Krankheitsverlauf mit weniger Chronifizierung in Entwicklungsländern, im Vergleich zu hochentwickelten Ländern (WHO, 1974, 1978).

Die Ansicht, Chronizität sei mit wenigen Ausnahmen keine intrinsische Komponente des Schizophrenieverlaufs, ist angesichts der gegenwärtig vorliegenden Untersuchungsergebnisse also durchaus haltbar (Ciompi, 1980a; Cutting, 1983; Zubin, im Druck; Zubin et al., im Druck).

Offensichtlich unterscheiden sich das Vulnerabilitätsmodell und das verhaltenstheoretische Modell in einem wesentlichen Aspekt von den anderen Modellen, nämlich in der Frage, ob Chronizität und negative Symptome Bestandteile des Verlaufs der Schizophrenie an sich sind, oder ob sie durch iatrogene, krankheitsbegleitende und ökologische Faktoren bedingte Artefakte darstellen.

Die Frage nach dem intrinsischen oder krankheitsspezifischen Charakter von Chronizität und negativen Symptomen kann erst beantwortet werden, wenn wir die eigentlichen Ursachen der Schizophrenie finden, Indikatoren der Vulnerabilität entdecken und Patienten lange genug, d.h. bis zur Entscheidbarkeit dieser Frage nachbeobachten. Bis dahin können wir verschiedene Strategien zur Bestimmung des spezifischen Charakters von PNS und Chronizität anwenden.

Bezüglich der positiven Symptome wird angenommen, daß sie im großen und ganzen mit der Episode auftreten und verschwinden. Hinsichtlich der negativen Symptome besteht allerdings ein Dilemma. Normalerweise treten sie bei sogenannten chronischen Zuständen auf. Offenbar haben einige dieser negativen Wesenszüge wohl prämorbid schon bestanden, und ihr postmorbides Weiterbestehen ist durch die Rückkehr zum prämorbiden Status zu erklären. Wie steht es aber mit den Symptomen, die prämorbid nicht bestanden haben? Sind sie ein Teil des schizophrenen Prozesses?

Ein Weg zur Beantwortung dieser Frage besteht darin, die negativen Symptome auf ihre Veränderbarkeit hin zu untersuchen. Sind sie nicht veränderbar, könnten sie eher als Teil des schizophrenen Prozesses gesehen werden, statt als Nebenwirkungen iatrogener, krankheitsbegleitender und ökologischer Einflüsse. Sind sie aber veränderbar, dürften sie wahrscheinlich als Nebeneffekte entstanden sein. In jedem Fall bliebe noch die Frage zu klären, ob die erfolgreiche Intervention tatsächlich eine wirksame Behandlungsmethode für die Grundkrankheit oder nur für Nebeneffekte darstellt. Nur das Vorkommen solcher Nebeneffekte auch bei nicht schizophrenen Patienten, die in postepisodisch Schizophrenen vergleichbaren Belastungssituationen leben, kann diese Frage endgültig beantworten.

Jeweils abhängig vom vermuteten Ursprung der negativen Symptome werden – z.T. in Anlehnung an Carpenter (im Druck) – die folgenden Strategien vorgeschlagen:

1. Falls die negativen Symptome eine durch Selbstzentrierung oder Abwehrverhalten bedingte Reaktion auf die Psychose sind, sollten sie im allgemeinen mit dem Abklingen der Episode ebenfalls verschwinden, vorausgesetzt, sie wurden nicht durch krankheitsbegleitende und/oder iatrogene Einflüsse verfestigt.
2. Falls sie durch Medikamentenbehandlung induziert sind (Akinesie, Sedierung), dann sollten sie durch eine Änderung der Behandlung beseitigt werden können.
3. Falls sie die von Wing & Brown (1970) in vielen Fällen gefundene Unterstimulierung widerspiegeln, müßte es möglich sein, sie durch Veränderungen von Umwelteinflüssen zu beseitigen.
4. Falls sie durch die akute psychotische Episode bedingt sind oder unmittelbar danach auftreten, dann sollte nach dem Prinzip von Versuch und Irrtum ein geeignetes Therapieverfahren zu ihrer erfolgreichen Behandlung gefunden werden können.
5. Falls diese Strategien nicht zur Beseitigung der negativen Symptome führen sollten, könnte man sie als inhärente Komponenten des schizophrenen Prozesses im Sinne charakteristischer Merkmale der Chronizität betrachten. Vor einer solchen Schlußfolgerung wäre aber zumindest abzuklären, ob die negativen Symptome nicht eine Widerspiegelung prämorbider Persönlichkeitsmerkmale sind.
6. Eine andere dringliche Frage ist, ob die negativen Symptome schizophreniespezifisch sind, oder ob sie auch bei der Depression und anderen psychiatrischen oder nicht-psychiatrischen Störungen auftreten. Sind sie beispielsweise auch charakteristisch für vernachlässigte oder isolierte Personen, die in Gefängnissen eingesperrt oder in schlecht verwalteten Pflegeheimen verwahrt sind? Nur Vergleichsstudien können diese Frage beantworten.

Alle diese Strategien bedürfen zusätzlicher Langzeitstudien, um die Durchgängigkeit der negativen Symptome und die Möglichkeit ihres Wiederauftretens nach vorangegangener erfolgreicher Behandlung abzuklären.

Abschließend muß in der Diskussion über negative Symptome noch die Tatsache in Erinnerung gerufen werden, daß psychosoziale Faktoren zwar für die Ätiologie der Schizophrenie erwiesenermaßen weniger wichtig sind als biologische, daß sie aber eine außerordentlich wichtige Rolle bei der Auslösung einer Krankheitsepisode und im Krankheitsverlauf spielen. Nach der Vulnerabilitätshypothese dürfte ein guter Krankheitsverlauf im Gegensatz zu einem schlechten weniger durch biologische Faktoren, als vielmehr durch die Qualität des sozialen Netzwerks und der vom Patienten nach Beendigung der Episode besetzten ökologischen Nische, sowie durch das Niveau der prämorbiden Persönlichkeit bedingt sein. Bei Verlaufsuntersuchungen müssen daher Kontroll- oder Vergleichsgruppen mit anderen Patienten, bzw. mit Gesunden hinsichtlich dieser psychosozialen Variablen vergleichbar sein, damit aussagekräftige Schlußfolgerungen möglich sind. Sogar für rein biologische Faktoren wie die Sterblichkeit gilt, daß Vergleiche ohne Berücksichtigung psychosozialer Variablen unzulässig sind, ist doch die Bedeutung des sozialen Netzwerks für das Überleben heute gut erhärtet. Daher sind Vergleiche von Daten über die erhöhte Sterblichkeitsrate bei Schizophrenen und anderen psychisch Kranken und Gesunden mit Vorsicht zu interpretieren, solange geeignete Kontrollgruppen fehlen. Gleiches gilt für die anderen psychosozialen Variablen. Auch in Untersuchungen über die Behandlung negativer Symptome müssen die psychosozialen Variablen unter Beachtung desselben Prinzips kontrolliert werden, wenn Aussagen über die Wirksamkeit der Behandlung gemacht werden sollen.

Literaturverzeichnis

ACKERKNECHT, E. H.: The theory of degeneration. Chapter VII. In: ACKERKNECHT, E. H.: Short history of psychiatry. New York, London: Hafner Publishing Company, 1968. [Based on Georges Genil-Perrin: «Histoire des origines et de l'évolution de l'idée de dégénérescence en médecine mentale». Paris 1913].

BLEULER, M.: The schizophrenic disorders: Long-term patient and family studies. New Haven CT: Yale University Press, 1978. [Die schizophrenen Geistesstörungen im Licht langjähriger Kranken. Stuttgart: Thieme, 1972].

BORONOW, J. D.; VAN KAMMEN, D. P.: Amphetamine lowers negative schizophrenic symptoms. Presented at the American Psychiatric Association Meeting - New Research Section, May, 1982.

CARPENTER, W. T., Jr.; HEINRICKS, D. W.; ALPHS, L. D.: Treatment of negative symptoms. Schizophr. bull. (in press).

CIOMPI, L.: Ist die chronische Schizophrenie ein Artefakt? - Argumente und Gegenargumente. Fortschr. Neurol. Psychiat. *48,* 237-248, 1980a.

CIOMPI, L.: The natural history of schizophrenia in the long term. Brit. J. Psychiat. *136,* 413-420, 1980b.

CROW, T. J.: Molecular pathology of schizophrenia: More than one disease process? Brit. Med. J. *280,* 66-68, 1980.

CUTTING, J.: Schizophrenic deterioration. (Sect. Ed.) Brit. J. Psychiat. *143,* 77-84, 1983.

GOLDBERG, S. C.: Negative and deficit symptoms in schizophrenia do respond to neuroleptics. Schizophr. Bull. (in press).

HUBER, G.; GROSS, G.; SCHÜTTLER, R.; LINZ, M.: Longitudinal studies of schizophrenic patients. Schizophr. Bull. *6,* , 592-605, 1980.

MACKAY, A.: Positive and negative schizophrenic symptoms and the role of dopamine. Brit. J. Psychiat. *137,* 379-383, 1980.

PAUL, G. L.: Psychosocial treatment of chronic mental patients: Milieu versus social-learning programs. Cambridge, MA: Harvard University Press, 1977.

SALZINGER, K.: The immediacy hypothesis in a theory of schizophrenia. In: SPAULDING, W. D.; COLE, J. K. (eds.): Nebraska Symposium on Motivation: Theories of Schizophrenia and Psychosis, Lincoln: University of Nebraska Press, 1984.

SALZINGER, K.: Remedying schizophrenic behavior. In: TURNER, S. M.; CALHOUN, K. S.; ADAMS, H. E. (eds.): Handbook of clinical behavior therapy. New York: Wiley, 1981.

WALLACE, C. J.; BOONE, S. E.: Cognitive factors in the social skills of schizophrenic patients: Implications for treatment. In: SPAULDING, W. D.; COLE, J. K. (eds.): Nebraska Symposium on Motivation, 1983. Theories of schizophrenia and psychosis. Lincoln: University of Nebraska Press, 1984.

WEBSTER: Third New International Dictionary, G. C. Merriam Co., Publishers, 1976.

WING, J. K.; BROWN, G. W.: Schizophrenia and institutionalism. London and New York: Cambridge University Press, 1970.

WING, J. K.: The management of schizophrenia: In: WING, J. K. (ed.): Schizophrenia. Towards a new synthesis. Academic Press, p. 254, 1978.

WORLD HEALTH ORGANIZATION: International pilot study of schizophrenia. Geneva: Wiley, 1974.

WORLD HEALTH ORGANIZATION: Schizophrenia: An international follow-up study. London: Wiley, 1978.

ZUBIN, J.: Negative symptoms: Are they indigenous to schizophrenia? Schizophr. Bull. (in press a).
ZUBIN, J.: Implications of the vulnerability model for DSM-IV. In: MILLON, T.; KLERMAN, G. (eds.): Contemporary issues in psychopathology. Guilford Press (in press b).
ZUBIN, J.; KIETZMAN, M. L.; STEINHAUER, S. R.: General clinical psychology in relation to psychiatry. In: SHEPHERD, M. (ed.): Handbook of psychiatry (Vol. 5). London, New York: Cambridge University Press, 1985.
ZUBIN, J.; MAGAZINER, J.; STEINHAUER, S. R.: The metamorphosis of schizophrenia: From chronicity to vulnerability. Psychological Medicine, *13,* 551–571, 1983.
ZUBIN, J.; STEINHAUER, S. R.: How to break the logjam in schizophrenia: A look beyond genetics. J. Nerv. Ment. Dis. *169,* 477–492, 1981.
ZUBIN, J.; OPPENHEIMER, G.; NEUGEBAUER, R.: Degeneration hypothesis and the stigma of schizophrenia (in preparation).
ZUBIN, J.; STEINHAUER, S. R.; DAY, R.; VAN KAMMEN, D. P.: Schizophrenia at the crossroads: A blueprint for the 80's. Comprehensive Psychiatry *26,* 217–240, 1985.

Basis-Störungen: Instabilität von Hirnfunktionen

L. Süllwold

Die Verlaufsforschung hat deutlich gemacht, welches Gewicht dem «psychologischen Defizit» schizophren Erkrankter zukommt. So sind die mehr diskreten Behinderungen gegenüber den akuten Erscheinungen meist zeitlich ausgedehnter vorhanden und bestimmen damit das Schicksal der Betroffenen (Huber et al., 1979).

Nach dem Konzept der «besonderen Vulnerabilität» (Zubin & Spring, 1977), das sich auf die Ergebnisse der experimentellen Schizophrenieforschung und auf solche der High-Risk-Studien stützen kann, bestehen die Abweichungen einer «schizophreniefähigen Psyche» lebenslang.

Sind wir nach unserem gegenwärtigen Wissensstand in der Lage, diese Abweichungen zu charakterisieren?

Wir können davon ausgehen, daß die intellektuelle Leistungsfähigkeit schizophren Erkrankter nicht konstant gemindert ist, sondern sehr stark schwankt. Dies haben zahlreiche Untersuchungen belegen können. Diese Schwankungen sind nicht motivationsabhängig; es gelang, Aufgabetypen zu identifizieren, welche das Defizit mit größerer Wahrscheinlichkeit hervortreten lassen. So erhöht sich z.B. die Fehlerrate mehr als bei Gesunden, wenn bei Sortier- oder Auswahl-Tests die richtige Lösung durch ähnliche Distraktoren abgelenkt wird. Bei Wahrnehmungsversuchen führen vermehrte irrelevante Reize im Umfeld zu gehäuften Fehlern. Generell erhöht sich die Anzahl der falschen Reaktionen, wenn mehr unterschiedliche Antworten auf einen Reiz möglich sind (Cohen, 1971).

Oltmanns & Neale (1978) sehen in der Ablenkbarkeit ein zentrales Merkmal schizophrener Gestörtheit. Diese behindert nicht nur Aufmerksamkeitsleistungen, desgleichen sind Denkprozesse beeinträchtigt und z.B. die Reaktionsauswahl, wie sie beim Sprechen gefordert ist. Die Störbarkeit durch Nebenaspekte ist demnach übergreifend.

Bemühungen, eine schizophrene Sprachstörung herauszuarbeiten, waren nicht von Erfolg gekrönt. Die Anomalien der Sprache lassen sich auf die gleichen Defizite zurückführen, die bei der Analyse kognitiver Prozesse erkannt worden sind (Maher, 1971). Mit jedem gesprochenen Wort wird ein assoziatives Umfeld mit erregt, dies kann jedoch im Normalfalle gehemmt werden und tritt nicht in das Bewußtsein. Die Wortauswahl wird durch den Kontext gesteuert. Beim schizophren Erkrankten ist diese Selektion nicht konstant, es dringen gehäuft Nebenassoziationen in den Sprechablauf ein. Die Sprache wird inadäquat, in schweren Fällen bis zur Zerfahrenheit entordnet. Auch beim Sprachverstehen kann der Kontext nicht genügend genutzt werden. Dieser erleichtert die Bedeutungsanalyse nicht, die Informationsmenge überfordert die Kapazität (Schwartz, 1978).

Die Ablenkung der richtigen Reaktion oder die Ablenkung von der relevanten Stimulation sind Merkmale, die sich weithin durch die experimentellen Ergebnisse verfolgen lassen. Bereits bei der Analyse der Aufmerksamkeitsstörung hatte sich gezeigt, daß diese nicht einfach in einem defizienten Filtermechanismus angenommen werden kann (BROADBENT, 1971). Erschwert ist demgegenüber eine gerichtete, kategorial auswählende Aufmerksamkeit, die zum Einordnen aufgenommener Information notwendig ist. SHAKOW (1962) kommt aufgrund von Reaktionszeitexperimenten zu dem Schluß, daß als breites Konzept schizophrener Defizite die erschwerte Fähigkeit anzusehen ist, eine übergreifende Einstellung aufrecht zu erhalten. Es kann kein Fokus aufrecht erhalten werden; Erwartungen werden nicht wie beim Gesunden genutzt; die Reaktionsauswahl nicht durch selektiv wirkende Einstellungen erleichtert. Denken und Sprache sind durch die mangelnde Wirksamkeit determinierender Tendenzen beeinträchtigt. Das Verhalten zerfällt gleichsam in zu kleine Segmente. Bereits die Interferenz-Theorie (BROEN, 1968) hatte die zunächst einseitige Vorstellung korrigiert, die basalen Defizite der Schizophrenie beschränkten sich auf Beeinträchtigungen der selektiven Aufmerksamkeit. Die unzureichende Wirksamkeit von durch Erfahrungen gefestigten Reaktionshierarchien ist nach dieser Theorie die erklärende Hypothese für das Fluktuieren des schizophren Erkrankten zwischen angemessenen und inadäquaten Reaktionen.

In der Vielfalt der Einzelergebnisse wird die Gemeinsamkeit erkennbar, die Schlüsse auf die Art der Störanfälligkeit zuläßt. Diese beschränkt sich nicht auf spezifizierbare Funktionen, sondern betrifft alle psychischen Abläufe. Schwerpunkte der Gestörtheit zu lokalisieren kann demnach nicht gelingen. Die zentrale Rolle des Gedächtnisses für die bewertende Analyse der ankommenden Reize läßt deutlich werden, daß die Informationsaufnahme kein getrennt ablaufender oder rein passiver Vorgang ist. Eine kategoriale Ordnung des aufgenommenen Materials erfolgt bereits im Kurzspeicher und ist wiederum eine Voraussetzung für eine Organisation des langfristig Gespeicherten. Gerade dieser Vorgang ist offenbar bei schizophren Erkrankten besonders störanfällig, Interferenzen führen zum Verfall der Information. Auch die erschwerte Nutzung des Kontextes für Reaktionsauswahl und Bedeutungsanalyse, ein wiederholt gefundenes Ergebnis, erklärt sich aus der Störanfälligkeit im Kurzzeitspeicher, der entsprechende Kontext ist im Arbeitsgedächtnis nicht simultan verfügbar (KUKLA, 1980; JOST, 1983; MAIER & PLAUM, 1983; BRENNER, 1983). Andererseits ist die Verwertung gespeicherter Erfahrungen beeinträchtigt, das organisierte Abrufen erschwert und durch Interferenzen unpräzise geworden (POLJAKOV, 1973; KUKLA, 1980; BRENNER, 1979). Subjektiv bemerken viele Patienten, daß sie nicht mehr gezielt genug erinnern könnten (SÜLLWOLD, 1977; SÜLLWOLD & HUBER, 1985). Die Störanfälligkeit von Gedächtnisprozessen macht verständlich, daß Wahrnehmungen verändert werden, die nicht ohne Erwartungen und ohne Einfluß des gespeicherten Wissens zustandekommen.

Alle Störungen hängen zwangsläufig miteinander zusammen. Die gefundenen Beeinträchtigungen schizophrener Patienten stellen kein in bestimmten Funktionen lokalisierbares Unvermögen dar, sondern sie sind Störungen bei der effektiven Ausführung psychischer Prozesse (KUKLA, 1980). Wie sind diese mit einem Modell psychischer Funktionen in Einklang zu bringen?

Hebb (1967) griff zur Untermauerung der Bedeutung, die «zentrale Vermittlerprozesse» als zwischen Reizaufnahme und Reaktion liegende mentale Tätigkeiten für komplexe Leistungen haben, eine Hypothese des Neurophysiologen Cunningham auf: Letztere sind nur erklärbar durch die Annahme, daß Erregung in sich bildenden Erregungskreisen aufbewahrt werden kann. Zeitweilig geschlossene Neuronensysteme lassen durch Kreisprozesse eine solche Konservierung zu. Neuronensysteme, die eine Zeitlang geschlossen bleiben, können eine stabilere Form als «funktionelle Hirnorgane» annehmen, die wiederholt auftretende Anpassungsleistungen schnell erlauben und die durch ihren automatischen Charakter höhere Steuerungszentren entlasten.

Die Störanfälligkeit psychischer Prozesse, die als gerichtete Aktivitäten die Bildung solcher Funktionskreise in Zellgruppen mit kürzerer oder längerer Stabilität voraussetzen, muß als übergreifende Typisierung einer schizophrenen Basis-Störung angesehen werden. In die Neuronengruppen interferieren andere, die Zerfallstendenz ist mindestens größer als eine für die Anpassung notwendige zeitweilige Stabilität. Die schizophrenie-charakteristische Dissoziation, die Denkabläufe und Affektivität betrifft (Berner, 1983), stellt die klinisch beobachtbare Seite der gesteigerten Anfälligkeit gegen Interferenzen dar.

Wir können demnach die Art der Störanfälligkeit charakterisieren und kommen mit dieser Modellvorstellung dem paraxysmalen Charakter der schizophrenen Gestörtheit näher. Wir können des weiteren die Art der Fehlreaktionen beschreiben, die als Folgen der Unterbrechung eines psychischen Aktes auftreten: Verlangsamung, Blockierungen, abgelenkte inadäquate Reaktionen (Plaum, 1978). Der erhöhte Zeitaufwand ist wahrscheinlich ein Kompensationsversuch. Die Blockierungsphänomene treten in den verschiedensten Verhaltensbereichen auf (Süllwold, 1983), das Gedankenabreißen ist nur *eine* prägnante Erscheinungsweise. Nach der ausbleibenden, fehlenden Reaktion kann die Verhaltenssequenz meist nicht fortgesetzt werden, das laufende Programm zerstreut sich, ist im Kurzzeitspeicher offensichtlich nicht mehr vorhanden. Die fehlerhaften Reaktionen liegen mehr oder weniger dicht in der assoziativen Nähe der richtigen Reaktion. Die Quellen für irrelevante Assoziationen können zufällig ablenkende Reize aus der Umgebung sein oder aus der Vergangenheit (Shakow, 1962). Die Einbrüche können affektiver und nichtaffektiver Art sein. Dazu kommen wir zu der Frage nach der Emotionalität im Konzept der Basis-Störungen.

Kognitive Leistungen sind experimentellen Untersuchungen besser zugänglich. Zudem ist die Aufmerksamkeit eine fundamentale Funktion der Interaktion mit der Welt. Aus diesem Grunde ist unser derzeitiges Verständnis schizophrener Basis-Störungen stark und vermutlich einseitig an den Störungen der Informationsaufnahme orientiert. Ein Umstand, der z.B. von Ciompi (1982) kritisch beleuchtet worden ist. Die gegenwärtige Emotionsforschung (Izard, 1981; Mandl & Huber, 1983) hat die Hypothese aufgestellt, die z.B. durch Daten aus der Ethologie und aus der Entwicklungspsychologie gestützt wird, daß die Emotionen ein phylogenetisch altes Sub-System seien, das eine primäre Umweltorientierung leistet. Emotionale Reaktionen treten demzufolge nicht ausschließlich nach und begleitend zu kognitiven Prozessen auf. Die «Anhedonie» (Meehl, 1962), als tiefe Lustlosigkeit, ist bei der Erfassung der subjektiven Defizite stets ein eigenständiger Faktor (Süllwold, 1983; Süllwold & Huber, 1985). Wahrscheinlich ist der

Verlust der Fähigkeit zu positiven emotionalen Reaktionen eine primäre Störung. Diese hat auf das gesamte Verhalten Einfluß, weil verstärkende Konsequenzen ausbleiben, schränken sich die Aktivitäten ein. Daß emotionale Erregung andererseits von den Erkrankten gemieden wird, weil diese einen desorganisierenden Einfluß hat, ist aus vielen Studien belegt (Böker & Brenner, 1983).

Was basale Störungen der Emotionalität sind, ist noch weniger klar, als dies für Wahrnehmungs- und Denkprozesse gilt. Die Lücke im Konzept ist noch nicht zu schließen. Entsprechend unserer Grundannahme, daß die Basis-Störungen übergreifender Art sind, ist jedoch die Schizophrenie weder als alleinige Störung der Emotionalität, die alles andere erklärt, noch als ausschließliche Störung der Informationsaufnahme anzusehen.

Dies führt zu der nächsten und abschließenden Frage, die von Hemsley (1977) diskutiert wurde: Was haben Basis-Störungen mit der Psychopathologie der Schizophrenie zu tun?

Hemsley, orientiert an einer Arbeit von Miller (1960), ordnet prominente klinische Phänomene verschiedenen Ebenen der Anpassung an eine Informationsüberlastung zu. Das Modell: Informationsaufnahme-Störung und Anpassungs-Strategien scheint uns jedoch die Vorgänge in der Schizophrenie nicht vielfältig genug abzubilden. Wenn wir zu unserem Ausgangspunkt zurückgehen, so stellt die Zerfallstendenz zeitweilig stabil bleibender funktioneller Systeme (Neuronengruppen) eine Form einer dysfunktionalen Beeinflussung durch andere psychische Vorgänge dar, die - wenn ein Fokus gebildet werden kann - normalerweise submental ablaufen. Verlangsamungen der jeweiligen Leistung, Blockierungen und Fehlreaktionen sind häufige Folgen. Wenn eine solche Störbarkeit durch Interferenzen zunimmt, sind andere Folgen oder Symptome einer solchen Instabilität wahrscheinlich. Einige psychopathologische Phänomene sprechen für diese Annahme, so z.B. wenn Vorstellungen in Wahrnehmungsprozesse interferieren, wie beim halluzinatorischen Erleben; oder wenn Vorstellungen die Motorik dysfunktional beeinflussen, wie bei katatonen Phänomenen. Es ließen sich weitere Beispiele finden.

Das Konzept der Basis-Störungen macht deutlich, daß das schizophren erkrankende Individuum mit einer besonderen Art der Störanfälligkeit ausgestattet ist, die nur graduell vom Gesunden abweicht, die jedoch erfordert, daß psychotherapeutische Strategien gefunden werden, die dieser Besonderheit gerecht werden. Gleichzeitig wird zunehmend klar, daß angemessenere Hilfsmaßnahmen erfordern, daß das Konzept der Basis-Störungen auf weitere Forschungsergebnisse gestützt werden kann.

Literaturverzeichnis

Berner, P.: Die Unterteilung der endogenen Psychosen. Differentialdiagnostik oder Differentialtypologie? In: Gross, G.; Schüttler, R., (Hrsg.): Empirische Forschung in der Psychiatrie. Stuttgart: Schattauer, 1983.

Böker, W.; Brenner, H. D.: Selbstheilungsversuche Schizophrener. Psychopathologische Befunde und Folgerungen für Forschung und Therapie. Nervenarzt *54*, 578–589, 1983.

Brenner, H. D.: Experimentalpsychologische Untersuchung zur Verwertung früherer Erfahrungen bei chronisch Schizophrenen. In: Eckensberger, L. (Hrsg.): Bericht über den 31. Kongress der Deutschen Gesellschaft für Psychologie. Göttingen: Hogrefe, 1979.

Brenner, H. D.: Störungen der Selektion und Analyse von akustischem Reizmaterial bei Schizophrenen: Eine experimentelle Untersuchung zur Informationsverarbeitung. In: Brenner, H. D.; Rey, E.-R.; Stramke, W. G. (Hrsg.): Empirische Schizophrenieforschung. Bern: Huber, 1983.

Broadbent, D. E.: Decision and stress. New York: Academic Press, 1971.

Broen, W.: Schizophrenia: Research and theory. New York: Academic Press, 1968.

Ciompi, L.: Affektlogik. Über die Struktur der Psychose und ihre Entwicklung. Stuttgart: Klett-Cotta, 1982.

Cohen, R.: Beiträge experimentalpsychologischer Untersuchungen zur Frage der Situationsabhängigkeit schizophrener Störungen. In: Kranz, H.; Heinrich, K. (Hrsg.): Schizophrenie und Umwelt. Stuttgart: Thieme, 1971.

Hebb, D. O.: Einführung in die moderne Psychologie. Weinheim: Beltz, 1967.

Hemsley, D. R.: What have cognitive deficits to do with schizophrenic symptoms? Brit. J. Psychiat. *130,* 167-173, 1977.

Huber, G.; Gross, G.; Schüttler, R.: Schizophrenie. Eine verlaufs- und sozialpsychiatrische Langzeitstudie. Heidelberg: Springer, 1979.

Izard, C. E.: Die Emotionen des Menschen. Weinheim: Beltz, 1981.

Jost, K.: Störungen des unmittelbaren Behaltens bei Schizophrenen. In: Empirische Schizophrenieforschung. S.o., 1983.

Kukla, F.: Zum Konzept der Informationsverarbeitung bei der Untersuchung und Erklärung kognitiver Störungen - Ein Überblick unter besonderer Berücksichtigung der Schizophrenie. Prob. u. Ergebn. d. Psychol. *73,* 75-94, 1980.

Maher, B.: The language of schizophrenia: A review and interpretation. Brit. J. Psychiat. *120,* 3-17, 1972.

Maier, Th.; Plaum, E.: Untersuchungen zum Problem schizophrener Denkstörungen im Zusammenhang mit spezifischen Gedächtnisdefiziten. In: Empirische Schizophrenieforschung. S.o., 1983.

Mandl, H.; Huber, G. L. (Hrsg.): Emotion und Kognition. München: Urban & Schwarzenberg, 1983.

Meehl, P. E.: Schizotaxia, Schizotyp, Schizophrenia. Am. Psychologist *17,* 827-838, 1962.

Miller, J. G.: Information input overload and psychopathology. Am. J. Psychiat. *116,* 695-704, 1960.

Oltmanns, Th. F.; Neale, J. M.: Distractability in relation to other aspects of schizophrenia disorder. In: Schwartz, St. (Ed.): Language and cognition. New Jersey: Hillsdale, 1978.

Plaum, E.: Hypothesen zu möglichen Basis-Störungen der geistigen Leistungen Schizophrener. Psychiat. Neurol. med. Psychol. *30,* 74-84, 1978.

Poljakov, J.: Schizophrenie und Erkenntnistätigkeit. Stuttgart: Hippokrates, 1973.

Schwartz, St. (Hrsg.): Language and cognition in Schizophrenia. New Jersey: Lawrence Erlbaum Associates, Publ. Hillsdale, 1978.

Shakow, D.: Segmental-Set: A theory of formal psychological deficit in schizophrenia. Arch. Gen. Psychiat. *6,* 1-17, 1962.

Süllwold, L.: Symptome schizophrener Erkrankungen. Heidelberg: Springer, 1977.

Süllwold, L.: Schizophrenie. Stuttgart: Kohlhammer, 1983.

Süllwold, L.: Subjektive defizitäre Störungen bei schizophrenen Erkrankten. In: Empirische Schizophrenieforschung. S.o. 1983.

Süllwold, L.; Huber, G.: Basis-Störungen (Arbeitstitel). Heidelberg: Springer, 1985, in Vorbereitung.

Zubin, J.; Spring, B.: Vulnerability - a new view of schizophrenia. J. Abnorm. Psychol. *86,* 103-126, 1977.

Auf dem Weg zu einem kohärenten multidimensionalen Krankheits- und Therapieverständnis der Schizophrenie: Konvergierende neue Konzepte

L. Ciompi

Mein Vortrag bewegt sich gegenüber andern an diesem Symposium, die vertieft über Einzelbereiche berichten, auf einer Meta-Ebene, nämlich derjenigen der Integration mehrerer Forschungsbereiche zu einem möglichst plausiblen, kohärenten, sparsamen und zugleich behandlungsrelevanten Gesamtkonzept. Diesem schwierigen aber notwendigen Versuch galt in den letzten Jahren mein Hauptinteresse. Er erwuchs aus meinen früheren Untersuchungen zum Langzeitverlauf, zur Chronifizierung und zur Rehabilitation von Schizophrenen (vgl. Ciompi et al., 1976, 1979; Ciompi, 1980a, b; Dauwalder et al., 1984) sowie aus der vertieften Beschäftigung mit generellen biologischen und psychologischen Konzepten, insbesondere der allgemeinen Systemtheorie, der genetischen Epistemologie Piagets und der Psychoanalyse.

Ich möchte meine Überlegungen eröffnen mit zwei kontradiktorischen provokativen Feststellungen zum gegenwärtigen Stand unserer Erkenntnis von Wesen und Behandlung der Schizophrenie:

- Auf der einen Seite geht der «wissenschaftliche Skandal», wie Manfred Bleuler sich ausdrückte, nach wie vor weiter, daß wir nach über 80 Jahren intensivster Forschung immer noch nicht zu einem echten Verständnis der Zusammenhänge zwischen den vielen Fazetten, die uns diese ebenso häufige wie rätselhafte Krankheit bietet, gelangt sind.
- Auf der andern Seite aber ist es meine Überzeugung, daß sich die Zeit des Rätselratens, wie die Teile des Schizophrenie-Puzzles zusammenzusetzen seien, langsam aber sicher ihrem Ende entgegenneigt. Daß dem so ist, verdanken wir nicht zu einem geringen Teil Forschern, die heute in diesem Saal sitzen.

Mein Vortrag gliedert sich in 3 Teile: Ich will

1. einige der meines Erachtens entscheidenden Lücken aufzeigen, die unser Verständnis erschweren.
2. auf eine Reihe von Denkmodellen eingehen, die diese Lücken zu schließen versuchen, und
3. von den therapeutischen Konsequenzen solcher integrativer Konzepte sprechen.

Allerdings wird es nicht möglich sein, in knapp 30 Minuten ein so breites Thema detailliert abzuhandeln; viele Einzelheiten müssen – und *dürfen* sicher in diesem Auditorium – als bekannt vorausgesetzt werden. Auch meinen eigenen Beitrag zu einer kohärenteren Sicht, nämlich das integrativ psycho-biologische Konzept der «Affektlogik», kann ich nur in den gröbsten Zügen skizzieren. Für eine detaillierte Darstellung muß ich auf andere Veröffentlichungen verweisen (Ciompi, 1982, 1985).

Die wichtigsten Lücken in unserem Schizophrenieverständnis

Zwar hat bekanntlich die neuere Schizophrenieforschung in mancher Hinsicht wichtige Fortschritte erzielt. Ich denke namentlich an

- die Verbesserung der Diagnostik mittels standardisierter Instrumente (u.a. DSM III)
- den gesicherten Nachweis von Erb-, aber auch Umwelteinflüssen durch die neuere Zwillings- und Adoptivkinderforschung
- den Nachweis von erheblich besseren und vielfältigeren Langzeitverläufen als bisher bekannt dank neuen Verlaufsuntersuchungen über mehrere Jahrzehnte
- die Entdeckung von zerebralen Ventrikel- und Funktionsanomalien dank Computertomographie, PET-Scan und andern modernen Untersuchungsmethoden
- die neueren Erkenntnisse zur Bedeutung von Störungen der Informationsverarbeitung, mit Einschluß der sogenannten «Basisstörungen»
- die zunehmend erfolgreiche prospektive und retrospektive Suche nach Risikofaktoren und Prädiktoren[1]
- den Nachweis der verlaufsbeeinflussenden Bedeutung von sozialen Faktoren, wie Unter- und Überstimulation, life-events, Familienatmosphäre und -dynamik, Kommunikationsstörungen, institutionelle und soziokulturelle Verhältnisse
- den Erfolg zunehmend raffinierter biologisch-psychosozialer Kombinationstherapien, wie sie z.B. von Hogarty et al. (1973, 1974); Goldstein et al. (1978); Anderson et al. (1980, 1983); Brenner et al. (1980); Leff et al. (1982); Falloon et al. (1982, 1983) und auch von mir selber (Ciompi, 1981) konzeptualisiert wurden.

Warum gelingt es trotz all diesen Fortschritten immer noch nicht, das Wesen von schizophrenen Störungen zureichend zu erfassen? Ich meine, weil es uns nach wie vor an Einsicht in die logischen Zusammenhänge zwischen all diesen Aspekten fehlt. Insbesondere verstehen wir die Beziehungen zwischen den folgenden (z.T. überlappenden) Polaritäten noch ungenügend:

1 Vgl. hierzu insbesondere die kürzlich erschienene Arbeit von Hartmann et al. (1984).

- biologisch-somatische Faktoren	- psychosoziale Faktoren
- angeborene Faktoren	- erworbene Faktoren
- intrapsychische Prozesse	- zwischenmenschliche und familiäre Prozesse
- kognitive Prozesse (Denken)	- affektive Prozesse (Fühlen)
- strukturelle Aspekte («trait»)	- dynamische Aspekte («state»)
- akut-produktive Zustände	- chronisch-unproduktive Zustände

Nur Konzepte, die das Zusammenspiel zwischen solchen Polaritäten erklären, vermögen die vorhandenen Lücken zu schließen. Mit andern Worten, wir brauchen Modellvorstellungen, die sich vor allem auf die *Interaktion* zwischen biologischen und psychosozialen, intrapsychischen und zwischenmenschlichen, kognitiven und affektiven, produktiven und unproduktiven Aspekten konzentrieren. Der Optimismus, der aus meiner zweiten einleitenden Feststellung spricht, gründet sich auf die Tatsache, daß in der neueren Schizophrenieforschung mehrere solche Denkansätze aufgetaucht sind.

Verbindende Konzepte

Die meines Erachtens interessantesten verbindenden Denkmodelle sind die folgenden:

- das *Streß-Diathesis-Modell:* Schizophrene Störungen entstehen aufgrund einer erblichen Disposition («Diathese») unter Streß (Falconer, 1965; Rosenthal, 1970; Gottesmann & Shields, 1976)
- das *Stimulus-Window-Modell:* Schizophrene reagieren pathologisch sowohl auf Über- wie auf Unterstimulation. Bei optimaler Stimulation dagegen können sie recht gut funktionieren (Wing & Brown, 1970; Wing, 1975)
- Die *Vulnerabilitätshypothese:* Die zentrale Störung Schizophrener ist eine teils angeborene, teils erworbene Vulnerabilität für Streß; die Schizophrenie ist im wesentlichen eine episodische Störung (Zubin & Spring, 1977; Zubin, 1983)
- die *Informationsverarbeitungshypothese:* Schizophrene leiden vor allem an Störungen der Informationsverarbeitung (u.a. Venables, 1963; Chapman & Chapman, 1973, und andere Autoren, vgl. Nüchterlen & Dawson, 1984)
- das Konzept der sogenannten *Basisstörungen:* Vor, zwischen und nach akuten Episoden findet man bei vielen Schizophrenen versteckte Störungen des Denkens, Fühlens und der körperlichen Befindlichkeit. Manifest schizophrene Symptome entstehen auf dieser Basis (Huber et al., 1979; Süllwold, 1981, 1983)
- das *interaktive Entwicklungsmodell:* Schizophrene (und andere) Störungen entwickeln sich in dauernden, komplexen Wechselwirkungen mit günstigen und ungünstigen Umwelteinflüssen (Strauss & Carpenter, 1981)

- die *neuronale Plastizitäts-Hypothese:* Interaktionen zwischen unspezifischen Erb- und Umwelteinflüssen können aufgrund der neuronalen Plastizität über zerebrale Strukturveränderungen zur spezifischen Vulnerabilität Schizophrener führen (Haracz, 1984)
- das *integrative psycho-biologische Schizophreniemodell* (Ciompi, 1981, 1982, s. unten)[2].

Wichtige integrative Elemente sind des weitern von der modernen Kybernetik, Kommunikations- und Systemtheorie (v. Bertalanffy, 1950; Miller, 1975; Maturana et al., 1982) und der Streß- und Krisentheorie (u.a. Caplan, 1964; Jacobson, 1974) abzuleiten. Es ist nicht möglich, hier alle diese Modelle einzeln zu besprechen. Zum Teil geschieht dies durch die verantwortlichen Autoren selber. Indessen bestehen zwischen ihnen viele offensichtliche Überlappungen. Sie weisen auf einen gemeinsamen Nenner hin, der meinem eigenen Konzept, das später erläutert werden soll, zugrunde liegt.

Gemeinsam ist allen genannten Modellen namentlich, daß sie typisch multikonditional sind und dazu tendieren, sowohl biologische wie psychologische und soziale Aspekte miteinander zu verbinden. Ferner postulieren sie alle, speziell auf das Streß-Diathesis-, das Vulnerabilitäts-, das Basisstörungs- und das Informationsverarbeitungsmodell mehr oder weniger explizit, daß genetische und evtl. auch erworbene Schädigungen zu einem vulnerablen prämorbiden «Terrain» führen, das in der Folge durch bestimmte Stressoren, insbesondere psychosoziale, abnorm leicht dekompensiert werden kann. In dieser Sicht werden schizophrenpsychotische Episoden übereinstimmend als Überforderungsreaktionen disponierter Individuen verstanden. Gestützt wird diese Auffassung durch die life-events-Forschung (vgl. Brown et al., 1970; Dohrenwendt et al., 1981) und durch den Nachweis der dekompensierenden Wirkung von psychosozialer Überstimulation (Wing et al., 1970). Als solche muß sicher auch eine gestörte Familienatmosphäre etwa im Sinn der unklaren und widersprüchlichen Kommunikationen (Singer & Wynne, 1978), der «high expressed emotions» (Brown et al., 1972; Vaughn & Leff, 1976a und b), oder des «negativen affektiven Stils» (Doane et al., 1981, 1985) verstanden werden. Eine spezielle Erwähnung verdient in diesem Zusammenhang der Beitrag von Day (1985) zum ungünstigen Einfluß einer – im Gegensatz zu einzelnen «life-events» – permanent «toxischen» (z.B. konfusen, überfordernden, invadierenden) Umwelt. Besonders differenziert wird das ständige Wechselspiel zwischen Vulnerabilität und labilisierenden, aber auch stabilisierenden Umwelteinflüssen im interaktionalen Entwicklungsmodell von Strauss & Carpenter (1981) erfaßt. Diese Autoren (1974, 1977) haben ferner gezeigt, daß verschiedene Verlaufsaspekte oder «Achsen» wie z.B. die Psychopathologie, das Sozial- oder Berufsverhalten als sogenannte «linked-open-systems» mit einer gewissen Eigendynamik funktionieren.

Gewisse wichtige Lücken bleiben allerdings bestehen. So tragen die meisten genannten Modelle mehr zum Verständnis der akut-produktiven Zustände als zu den – praktisch viel wichtigeren – chronisch-unproduktiven Entwicklungen und deren gegenseitigen Beziehungen bei. Mehrere europäische und neuerdings auch

2 Neuer Name für das erstmals 1981 und 1982 präsentierte Konzept.

amerikanische Langzeituntersuchungen, darunter unsere eigenen (BLEULER, 1972; CIOMPI & MÜLLER, 1976; HUBER et al., 1979; TSUANG et al., 1979; HARDING et al., 1985), haben bekanntlich die klassische Vorstellung vom obligat ungünstigen und irreversiblen Verlauf der Schizophrenie entscheidend erschüttert. Die Chronifizierung scheint mehr von ungünstigen psychosozialen Einflüssen als von genetisch-biologischen Faktoren abzuhängen, nach dem Stimulus-Window-Modell insbesondere von chronischer Unterstimulation und nach dem Basisstörungen-Konzept von überkompensatorischen Vermeidungs- und Abwehrmechanismen gegen die zugrundeliegende Streßempfindlichkeit. ZUBINS Vulnerabilitätsmodell betont die episodische Natur der Schizophrenie und stellt die Zugehörigkeit chronisch-unproduktiver Zustände zur eigentlichen Grundkrankheit überhaupt in Frage; CROW (1980) denkt sogar an zwei verschiedene, evtl. durch Slow-Viren verursachte Grundkrankheiten. Ganz ähnlich wie vor Jahren ich selber (CIOMPI, 1980a), vermuten dagegen neuerdings auch HARDING, ZUBIN & STRAUSS (1985), daß die chronisch-unproduktiven Zustände vorwiegend eine Art von «psychosozialem Artefakt» sein könnten. Zweifellos ist im Verhältnis von akuten zu chronischen Zuständen noch vieles unklar. Viel zu wenig berücksichtigt werden meines Erachtens insbesondere psychologische, soziale und neuronale Bahnungseffekte. Des weitern erklären die genannten Modelle weder das Zusammenspiel von Struktur und Dynamik noch dasjenige von kognitiven und affektiven sowie von individualpsychologischen und familiär-sozialen Faktoren befriedigend.

Gerade hier nun scheint mir mein eigenes integrativ psycho-biologisches Konzept einige klare Fortschritte zu bringen. Es beruht auf einem systemtheoretischen Modell der Psyche, in welchem zentral sowohl die Erkenntnisse PIAGETS zur Genese kognitiver Strukturen wie der neueren Psychoanalyse zur Entstehung von affektiv-kognitiven innerpsychischen Repräsentanzen verwertet sind. Auch familien- und kommunikationsdynamische Forschungsergebnisse spielen eine wichtige Rolle.

Nach PIAGET (1972, 1976, 1981) besteht der psychische Apparat wesentlich aus einer komplexen Hierarchie von internalisierten kognitiven «Schemata» oder Bezugssystemen. Diese entstehen aufgrund von assimilatorisch-akkomodatorischen Prozessen von Geburt an fortwährend aus der konkreten Aktion; sie funktionieren in der Folge als kontextspezifische Denk- und Verhaltensprogramme. Auch Wahrnehmung und Kommunikation werden durch sie bestimmt.

Da Handlungen indessen immer mit Lust-Unlust-Erlebnissen verbunden sind, beinhalten diese Bezugssysteme meines Erachtens, wie ebenfalls die psychoanalytische und emotionspsychologische Forschung zeigt, sinnvollerweise neben kognitiven Strukturen untrennbar immer auch affektive Komponenten. Es entsteht also eine Hierarchie von kognitiv-*affektiven* und nicht bloß kognitiven Bezugssystemen (Abb. 1). Deshalb spreche ich von einem «Denken-Fühlen» oder «Fühlen-Denken», beziehungsweise von einer «Affektlogik» (CIOMPI, 1982, 1985).

Mit großer Wahrscheinlichkeit bilden sich zerebral aufgrund des Schlüsselphänomens der neuronalen Plastizität gleichzeitig analoge limbo-thalamo-corticale neuronale Funktionssysteme mit integriert emotionalen und kognitiven Anteilen. Diese sind sozusagen ein kondensierter Niederschlag der gesamten konkre-

Die Pfeile stellen Rückkoppelungsschlaufen zur Umwelt dar. Die schwarzen Striche symbolisieren kognitive Strukturen, warme und kalte Farben (in dieser Darstellung fehlend) affektive Komponenten.

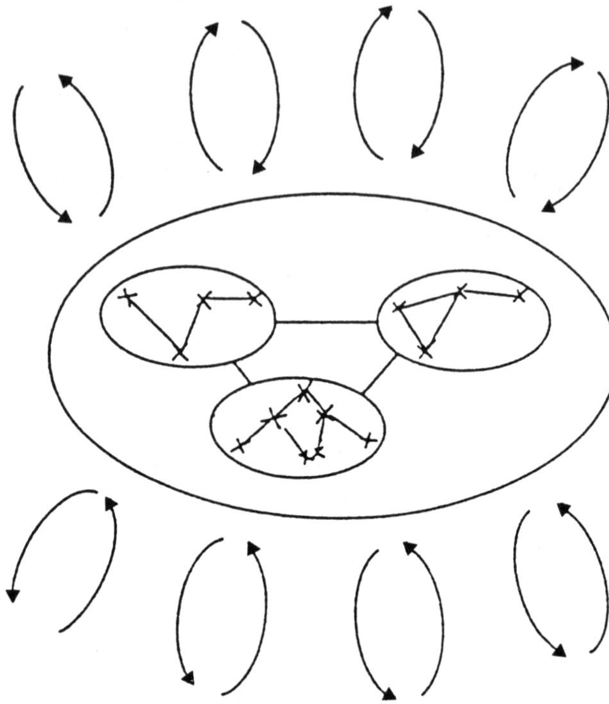

Abbildung 1: Schematische Darstellung eines affektiv-kognitiven Bezugssystems.

ten Erfahrung, eine zur innern Struktur gewordene äußere Dynamik. Klare und eindeutige soziale Verhältnisse, zwischenmenschliche Beziehungen, Kommunikationsprozesse usw. müssen sich deshalb in ebenso klaren und eindeutigen innerpsychischen Bezugssystemen, konfus-widersprüchliche äußere Verhältnisse dagegen in unklaren innern Strukturen spiegeln. Die pathogene Wirkung konfuser Kommunikationsformen wird damit verständlicher.

Ebenso bedeutsam ist die Tatsache, daß alle diese Bezugssysteme, gleich wie die Psyche als Ganzes, nach Piaget typische äquilibrierte Systeme im modernen systemtheoretischen Sinn darstellen. Durch multiple negative oder positive, d.h. stabilisierende oder labilisierende Feedback-Prozesse stehen sie in steter Interaktion mit dem Körper, dem Nervensystem und der gesamten physischen und sozialen Umwelt. *Sie sind somit der eigentliche Ort der Informationsverarbeitung,* wobei hervorzuheben ist, daß der Begriff der «Information» hier in einem sehr allgemeinen Sinn zu verstehen ist: Er umfaßt alles Begegnende, insbesondere neben kognitiven wiederum auch affektive Stimuli.

Diese hier äußerst gedrängt und vereinfacht, aber hoffentlich noch verständlich vermittelten Grundvorstellungen führen zu einem *Schizophreniemodell in drei Phasen,* in dessen Zentrum die Vulnerabilitäts- und Informationsverarbeitungshypothese steht. Vielmehr denn als scharf abgrenzbare «Krankheitseinheit» mit vorgegebenem Verlauf erscheinen akute schizophrene Episoden und chronische Zustände darin, wie in Abbildung 2 schematisch dargestellt, als offener Lebensprozeß verletzlicher Individuen unter dem Einfluß einer Vielzahl von günstigen und ungünstigen konstitutionellen, biologischen und psychosozialen Variablen (vgl. CIOMPI, 1984).

1. In der **prämorbiden Phase** von Geburt bis Krankheitsausbruch entstehen durch Wechselwirkungen und circuli vitiosi zwischen genetisch-biologischen und psychosozialen Faktoren teilweise gestörte affektiv-kognitive Bezugs- bzw. Informationsverarbeitungssysteme. *Diese sind die eigentlichen Träger der schizophrenogenen Vulnerabilität.* Pathogene Defekte liegen wahrscheinlich insbesondere in den zentral wichtigen Selbst- und Objektrepräsentanzsystemen (KERNBERG, 1976) vor, die sowohl das zwischenmenschliche Verhalten wie die fundamentalen Abgrenzungen zwischen Innen- und Aussenwelt regulieren. Eine solche Vulnerabilität kann, aber *muß* nicht zu psychotischen Zuständen Anlaß geben.
2. In der Phase der **akut produktiv-psychotischen Dekompensationen** werden die vulnerablen Verarbeitungssysteme durch streßvolle zwischenmenschliche Situationen und Ereignisse krisenhaft überfordert. Solche Episoden sind reversibel; sie können, aber *müssen* wiederum nicht zu chronischen Zuständen weiterführen.
3. **Chronische Zustände** mit vorwiegend unproduktiver Negativsymptomatik entstehen unter ungünstigen Umständen namentlich aus psychosozialen Ursachen, in Wechselwirkung mit persistierender Produktiv-Symptomatik und zugrundeliegender Vulnerabilität. Sie stellen ein Gemisch von ungünstigen Milieueinwirkungen, Stereotypien und überkompensatorischen Vermeidungs- und Abwehrhaltungen gegen die weiterbestehende Streßempfindlichkeit dar. Auch psychosoziale und neuronale Bahnungseffekte spielen zweifellos eine wichtige Rolle: Je länger sowohl produktive wie unproduktive Zustände andauern, desto mehr werden sie befestigt.

Dieses – hier ebenfalls äußerst gedrängt dargestellte – integrative psycho-biologische Modell stützt sich, wie man sieht, auf alle vorangehenden. Inwiefern aber bringt es Neues?

1. Das Konzept der gestörten affektiv-kognitiven Bezugssysteme bzw. Assoziationsbahnen als Träger der schizophrenen Vulnerabilität ist besonders ökonomisch, d.h. es vermindert die Zahl der nötigen Hypothesen beträchtlich. Insbesondere stellt es einen logischen Zusammenhang zwischen Vulnerabilität und Informationsverarbeitungsstörungen her und integriert dabei zwangslos alle möglichen biologischen und psycho-sozialen, angeborenen und erworbenen, affektiven und kognitiven, strukturellen und dynamischen Teilursachen. Es könnte somit das gesuchte fehlende Glied sein, das wichtige noch bestehende Lücken überbrückt.
2. Da die besagten affektiv-kognitiven Bezugssysteme als typische Systeme im modernen Sinn anzusehen sind, können generelle systemtheoretisch-kyberne-

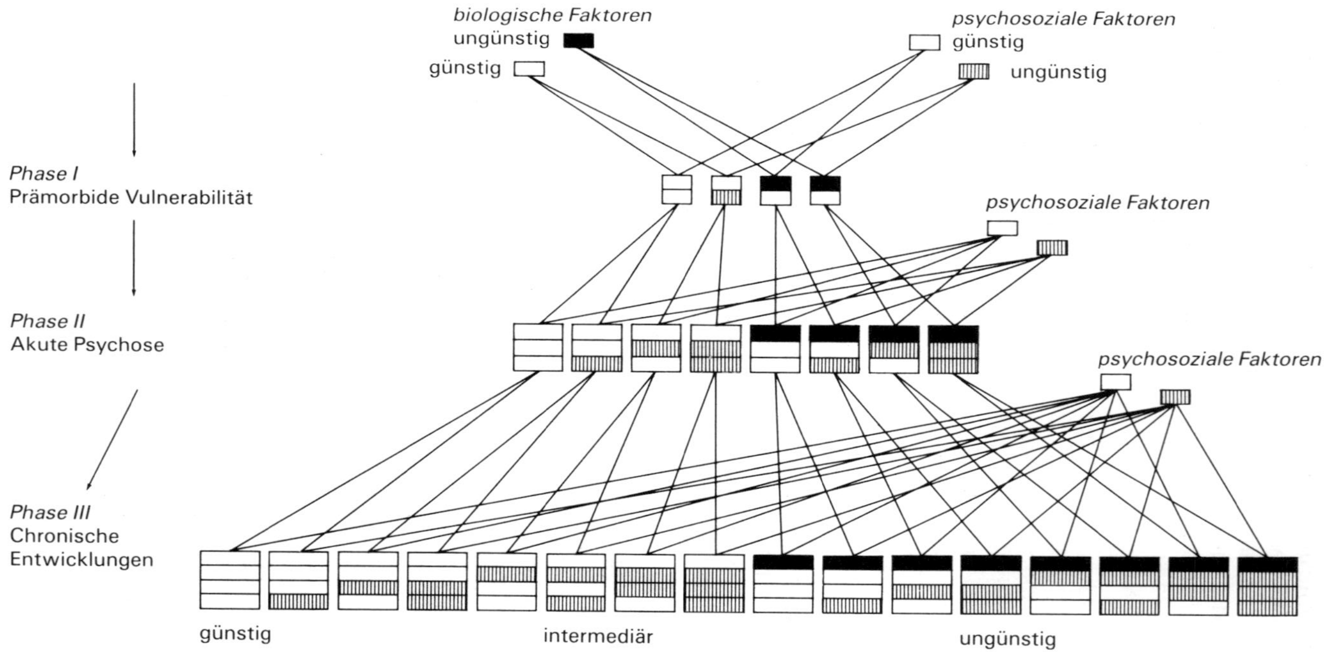

Abbildung 2: Das «integrative psychobiologische Modell» (CIOMPI, 1981, 1982): schematische Darstellung der Möglichkeiten der Langzeitentwicklung unter dem Einfluß von günstigen und ungünstigen biologischen und psychosozialen Faktoren.

tische Begriffe (z.B. betreffend Feedback-Wirkungen, homöostatischen und morphogenetischen Prozessen usw.) erstmals auch auf innerpsychische Vorgänge und Strukturen angewendet werden.

3. Das Konzept der internalen Bezugssysteme als Niederschlag der konkreten Erfahrung schlägt zudem eine Brücke zwischen innerpsychischen und zwischenmenschlichen (z.B. familiären) Prozessen und vertieft damit das Verständnis beider.
4. Darüber hinaus, und ohne daß dies hier näher begründet werden kann, erhellt das Modell noch manche weiteren Zusammenhänge. So stimmt es voll mit der kürzlich von HARACZ (1984) aufgestellten Hypothese der zentralen Bedeutung der neuronalen Plastizität bei der Schizophrenie überein. Ferner eröffnet es unter Berücksichtigung der modernen Krisentheorie und den revolutionären Konzepten von MATURANA, VARELA et al. (1982) zur Autopoiese als wichtigster Eigenschaft biologischer Systeme neuartige Zugänge zur Psychopathologie (vgl. CIOMPI, 1985; CIOMPI & HUBSCHMID, 1985). Auch für das Problem der sogenannten «künstlichen Intelligenz» könnte es von Interesse sein.
5. Vor allem aber erweist sich das vorgeschlagene Modell auch für die Praxis als fruchtbar, indem es einerseits bekannte therapeutische Effekte verständlicher macht und andererseits zu einer Reihe von z.T. neuen Behandlungsprinzipien führt.

Therapeutische Konsequenzen

Aus der Interpretation schizophrener Erscheinungen als Informationsverarbeitungsstörung im erwähnten weiten Sinn ergibt sich folgerichtig die generelle therapeutische (und prophylaktische) Forderung nach *Verbesserung der Informationsverarbeitung.* Eine solche kann prinzipiell auf zwei Wegen erfolgen, die durch viele Wechselwirkungen eng miteinander verbunden sind, nämlich

1. *durch Vereinfachung der von außen zugeführten Information*
2. *durch funktionelle Stärkung der internalen informationsverarbeitenden Systeme.*

Beide Wege sind in der Praxis längst mit Erfolg beschritten worden, der erste mehr bei akut-produktiven, der zweite bei chronisch-unproduktiven Zuständen. *Informationsvereinfachend* wirken z.B. zweifellos die Neuroleptika, u.a. durch kognitive Reizverminderung und Abschirmung, ferner durch Dämpfung affektiver Reaktionen. Ganz ähnlich vereinfacht aber auch der milieu- und soziotherapeutische Schutz vor Überstimulation aller Art die einlaufende «Information» im weiten Sinn. Das gleiche gilt von der familientherapeutischen Klärung von Familienstrukturen und -kommunikationen, der Verminderung des face-to-face-Kontakts zu sogenannten «high-EE-Familien» oder deren Umwandlung in «low-EE» (vgl. VAUGHN et al., 1976 a und b; LEFF et al., 1982). Auch die Klärung der verfügbaren Informationen über die Krankheit, Behandlung und Prognose, wie sie neuerdings im sogenannten «educational approach» (Anderson, 1980, 1983; Berkowitz et al., 1984) gezielt angestrebt wird, wirkt offensichtlich informationsvereinfachend.

Zur funktionellen Stärkung der informationsverarbeitenden Systeme, d.h. der aktionsrelevanten kognitiv-affektiven Bezugssysteme tragen andererseits alle übenden und rehabilitativen Verfahren bei, namentlich solche, die das Sozial- und Arbeitsverhalten verbessern. Besonders gilt dies für sorgfältig durchdachte Übungsprogramme wie diejenigen, die Paul & Lentz (1977), Falloon et al. (1982) und weitere Autoren in USA, oder hier bei uns Brenner et al. (1980) eingeführt haben. Sie alle verbessern nicht nur bestimmte soziale und berufliche Fähigkeiten, sondern ebenfalls die - vermutlich wichtigeren - übergeordneten Selbst- und Objektrepräsentanzen, u.a. indem sie die darniederliegenden Identitäts- und Selbstwertgefühle und damit die zwischenmenschliche Beziehungsfähigkeit stärken. Ganz im Sinn unseres Konzeptes beinhalten also selbst sogenannt «kognitive» Übungsprogramme keineswegs bloß intellektuelle, sondern auch bedeutsame affektive Komponenten.

Abgesehen von dieser Klärung bekannter Therapieeffekte ergeben sich wie gesagt aus dem vorgeschlagenen integrativen Konzept auch teilweise neue, oder doch bisher zu wenig beachtete therapeutische Ansätze. Sie lassen sich in die folgenden neun **übergeordneten therapeutischen Grundregeln** für ein sinnvolles «psychosoziales Management der Schizophrenie» zusammenfassen:

1. Vereinfachung des therapeutischen Settings

Namentlich zur Behandlung von Akutpatienten führt das Gebot der Informationsvereinfachung, ganz im Gegensatz zur üblichen Atmosphäre von unruhigen Abteilungen und Wachsälen psychiatrischer Krankenhäuser u.a. zur Forderung nach einem möglichst entspannenden, d.h. kleinen, transparenten, reizarmen und «normalen» Behandlungsmilieu mit konstantem und speziell ausgewähltem Personal. Mosher et al. (1975) und Matthews et al. (1979) zeigten mit ihrem Soteria-Experiment bekanntlich schon in den siebziger Jahren, daß sich akut psychotische Symptome in einem solchen Milieu ohne Medikamente innert Tagen stark bessern können. Gleiche Erfahrungen machen wir z.Z. selber in einem ähnlichen Projekt.

2. Optimale personelle und konzeptuelle Kontinuität; konstante zentrale Bezugsperson

Eine Schizophreniebehandlung dauert mit Einschluß von Nachbetreuung und Rückfallprophylaxe in jedem Fall *Jahre.* Gewöhnlich begegnen Patient und Angehörige in dieser Zeit einer verwirrlichen Vielzahl von spitalinternen und -externen Therapeutenteams und Behandlungskonzepten. Zu fordern ist dagegen zur Vereinfachung der «Information» im weitesten Sinn eine optimale (nicht totale) Kontinuität, am besten in Form einer zentralen, konstanten und verläßlichen Stütz- und Bezugsperson, die sozusagen als «Ombudsmann» funktioniert, d.h. die ganze Behandlung langfristig leitet und koordiniert (vgl. hierzu auch die Untersuchungen von Friis et al., 1982).

3. **Eindeutige, klare und affektiv-kognitiv kongruente Kommunikationen**

Schizophrene und ihre Angehörigen sind bekanntlich besonders anfällig für komplizierte, konfuse und affektiv-kognitiv widersprüchliche Kommunikationsformen (vgl. Bateson et al., 1956). Der Umgang mit ihnen soll deshalb in jeder Hinsicht möglichst klar, eindeutig und affektiv-kognitiv stimmig sein («Eure Rede sei ja, ja, nein nein!»).

4. **Vereinheitlichung der verfügbaren Informationen**

Alle relevanten Beteiligten, d.h. Patient, Betreuer, Angehörige usw., sollen über die gleiche, klare und einfache Information über die Natur der Krankheit, ihre Behandlung und Prognose mit Einschluß von Chancen und Risiken verfügen. Positive Erfahrungen in diesem Sinn berichteten namentlich Hogarty et al. (1973, 1974), Anderson et al. (1980, 1983), Carpenter et al. (1983), Berkowitz et al. (1984).

5. **Induktion von gemeinsamen, realistisch-positiven Zukunftserwartungen**

Gemäß eigenen Untersuchungen (Ciompi et al., 1979; Dauwalder et al., 1984) sind die Zukunftserwartungen von Patienten, Betreuern und Angehörigen einer der wichtigsten verlaufsbestimmenden Faktoren. Deshalb erscheint die Induktion von gemeinsamen, realistisch-positiven, aber zugleich risikobewußten Zukunftserwartungen bei allen Beteiligten, wie sie sich aufgrund der früher erwähnten neuen Verlaufsuntersuchungen durchaus rechtfertigen, von besonderer Wichtigkeit.

6. **Erarbeitung klarer, konkreter, gemeinsamer Behandlungsziele und Prioritäten**

Zwischen Betreuern, Patient und Angehörigen sollen klare, konkrete und erreichbare gemeinsame Behandlungsziele bzw. -Teilziele (z.B. auf der Wohn- oder Arbeitsachse) mit eindeutigen Prioritäten in einem therapeutisch wichtigen Prozeß *ausgehandelt* (nicht autoritär verschrieben) werden. Zur Vermeidung von Überforderung gilt dabei als gute Faustregel: Immer nur ein Wechsel aufs Mal!

7. **Affektiv-kognitive «Polarisierung des gesamten relevanten therapeutischen Feldes»**

Diese Forderung faßt praktisch alle vorangehenden zusammen. In Schizophrenen und um sie herum, d.h. bei Angehörigen, Betreuern usw. herrscht meistens ein affektiv-kognitiv hochgradig verwirrliches Durcheinander von widersprüchlichen Vorstellungen, Meinungen, Hoffnungen und Befürchtungen. Dieses konfuse und deshalb kontraproduktive Umfeld soll durch alle oben angeführten Maßnahmen entspannt, beruhigt und sowohl kognitiv wie affektiv ähnlich wie ein magnetisches Kraftfeld auf gemeinsame Erwartungen und Ziele hin sozusagen «polarisiert» werden. Dadurch entsteht ein nicht nur äußerlich, sondern auch innerpsychisch ordnend und klärend wirkendes, einheitliches «therapeutisches Gefälle» in der erwünschten Richtung (vgl. Abb. 3).

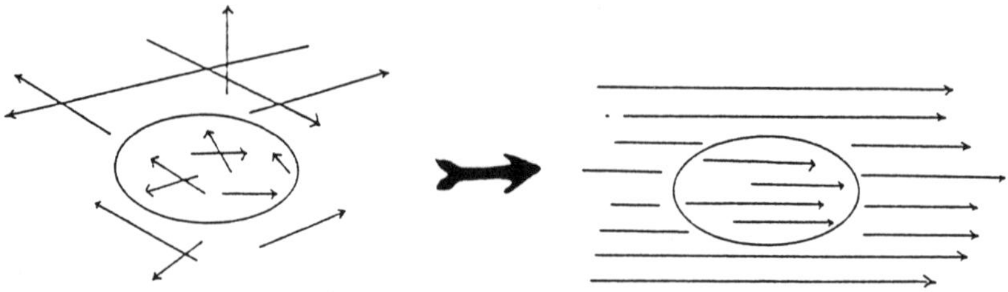

Abbildung 3: Schematische Darstellung der «Polarisierung» des therapeutischen Innen- und Außenfeldes.

8. Vermeidung von Über- und Unterstimulation; Prinzip der «optimalen Stimulation»

Auch diese schon vor Jahren von Wing & Brown (1970) aufgestellte Forderung faßt mehrere der vorangehenden zusammen. Sie führt bekanntlich zu einer flexiblen Technik der «opitmalen psychosozialen Stimulation» zwischen der Scylla der Über- und der Charybdis der Unterforderung, wie sie durch Verstärkung entweder von akut-produktiven oder von chronisch-unproduktiven Erscheinungen angezeigt werden.

9. «Synergistische Kombination» von Sozio- und Pharmakotherapie

Neuroleptika wirken nach unserer Hypothese ähnlich informationsvereinfachend wie manche der vorgeschlagenen psychosozialen Maßnahmen. Diese Analogie eröffnet für Therapie und Prophylaxe den Weg zu einer «synergistischen Kombination», d.h. zu einer stellvertretenden Anwendung beider je nach Umweltbelastungen und Betreuungsmöglichkeiten. Anstelle einer obligaten, auf lange Sicht sowohl biologisch wie sozial toxischen Dauermedikation können deshalb nun gezielte neue Strategien, wie die kürzlich von Herz et al. (1982) sowie Carpenter et al. (1983) erfolgreich ausprobierte, zeitlich limitierte Neuroleptikabehandlung oder das von Kane (1983) angegebene Niederdosierungsverfahren, ins Auge gefaßt werden (vgl. auch Falloon et al., 1983).

Die genannten neun Grundprinzipien stammen aus einem Forschungsprogramm, das gegenwärtig bei uns in einem Soteria-ähnlichen Setting im Gang ist. Das Programm gründet auf dem Versuch, alles im Sinn unseres Schizophreniemodells Interessante aus den besten aktuellen Forschungsarbeiten, manche darunter von hier anwesenden Autoren, herauszugreifen und zu einem kohärenten und praktisch relevanten therapeutischen Gesamtkonzept zusammenzufassen. Ich danke allen jenen, die mit ihren Arbeiten zum vorliegenden Integrationsversuch beigetragen haben und unterbreite diesen hiermit ihrer Kritik.

Literaturverzeichnis

ANDERSON, C.; HOGARTY, G.; REISS, D.: Family treatment of adult schizophrenic patients. A psychoeducational approach. Schizophr. Bull. *6,* 490–505, 1980.

ANDERSON, C.: A psycho-educational model of family treatment for schizophrenia. In: STIERLIN, H.; WYNNE, L. C.; WIRSCHING, M. (eds.): Psychosocial intervention in schizophrenia. Berlin, Heidelberg, New York, Tokyo: Springer, 1983.

BATESON, G.; JACKSON, D. D.; HALEY, J.; WEAKLAND, J. W.: Towards a theory of schizophrenia. Behav. Science *1,* 251–264, 1956.

BERKOWITZ, R.; EBERLEIN-FRIES, R.; KUIPERS, L.; LEFF, J.: Educating relatives about schizophrenia. Schizophr. Bull. *10,* 418–429, 1984.

BERTALANFFY VON, L.: An outline of general systems theory. Brit. J. Phil. Sci. *1,* 134–165, 1950.

BLEULER, M.: Die schizophrenen Geistesstörungen im Lichte langjähriger Kranken- und Familiengeschichten. Stuttgart: Thieme, 1972.

BRENNER, H. D.; STRAMKE, W. G.; MEWES, J.; LIESE, F.; SEEGER, G.: Erfahrungen mit einem spezifischen Therapieprogramm zum Training kognitiver und kommunikativer Fähigkeiten in der Rehabilitation chronisch schizophrener Patienten. Nervenarzt *51,* 106–112, 1980.

BROWN, G. W.; BIRLEY, L. T.: Crisis and life changes and the onset of schizophrenia. London: Cambridge Univ. Press, 1970.

BROWN, G. W.; BIRLEY, L. T.; WING, J. K.: Influence of family life on the course of schizophrenic disorders: A replication. Brit. J. Psychiat. *121,* 241–258, 1972.

CAPLAN, G.: Principles of preventive psychiatry. New York: Basic Books, 1964.

CARPENTER, W. T.; HEINRICHS, D. W.: Early intervention time limited, targeted pharmacotherapy in schizophrenia. Schizophr. Bull. *9,* 533–542, 1983.

CHAPMAN, L. J.; CHAPMAN, J. P.: Disordered thought in schizophrenia. New York: Appleton-Century-Crofts, 1973.

CIOMPI, L.: Ist die chronische Schizophrenie ein Artefakt? Argumente und Gegenargumente. Fortschr. Neurol. Psychiat. *48,* 237–248, 1980a.

CIOMPI, L.: The natural history of schizophrenia in the long term. Brit. J. Psychiat. *136,* 413–420, 1980b.

CIOMPI, L.: Wie können wir die Schizophrenen besser behandeln? Ein neues Krankheits- und Therapiekonzept. Nervenarzt *52,* 506–515, 1981.

CIOMPI, L.: Affektlogik. Über die Struktur der Psyche und ihre Entwicklung. Ein Beitrag zur Schizophrenieforschung. Stuttgart: Klett-Cotta, 1982.

CIOMPI, L.: Is there really a schizophrenia? The long-term course of psychotic phenomena. Brit. J. Psychiat. *145,* 636–640, 1984.

CIOMPI, L.: Modellvorstellungen zum Zusammenwirken biologischer und psychosozialer Faktoren in der Schizophrenie. Fortschr. Neurol. Psychiat. *52,* 200–206, Stuttgart, New York: Thieme, 1984a.

CIOMPI, L.: Zur Integration von Fühlen und Denken im Licht der «Affektlogik». Die Psyche als Teil eines autopoietischen Systems. Psychiatrie der Gegenwart, Bd. I, 3. Aufl., Berlin, Heidelberg, New York: Springer, 1985 (im Druck).

CIOMPI, L.; MÜLLER, C.: Lebenslauf und Alter der Schizophrenen. Eine katamnestische Langzeitstudie bis ins Senium. Berlin, Heidelberg, New York: Springer, 1976.

CIOMPI, L.; DAUWALDER, H. P.; AGUE, C.: Ein Forschungsprogramm zur Rehabilitation psychisch Kranker. III. Langschnittuntersuchungen zum Rehabilitätserfolg und zur Prognostik. Nervenarzt *50,* 366–378, 1979.

CIOMPI, L.; HUBSCHMID, T.: Psychopathologie aus der Sicht der Affektlogik. Ein neues Konzept und seine praktischen Konsequenzen. Vortrag am Symposium «Psychopathologie und Praxis», Heidelberg, 1984 (im Druck).

CROW, T. J.: Molecular pathology of schizophrenia: More than one disease process? Brit. Med. J. *280,* 66–68, 1980.

DAUWALDER, H. P.; CIOMPI, L.; AEBI, E.; HUBSCHMID, T.: Ein Forschungsprogramm zur Rehabilitation psychisch Kranker. IV. Untersuchung zur Rolle von Zukunftserwartungen bei chronisch Schizophrenen. Nervenarzt *55,* 257–264, 1984.

DAY, R.: Social stress and schizophrenia. From the concept of recent life events to the notion of toxic environments 1985 (to be published).

Doane, J. A.; West, K. L.; Goldstein, M. J.; Rodnick, E. H.; Jones, J. E.: Parental communication deviance and affective style: Predictors of subsequent schizophrenia spectrum disorders in vulnerable adolescents. Arch. Gen. Psychiat. *38,* 679–685, 1981.

Doane, J. A.; Falloon, I. R. H.; Goldstein, M. J.; Mintz, J.: Parental affective style and the treatment of schizophrenia. Predicting course of illness and social functioning. Arch. Gen. Psychiat. *42,* 34–42, 1985.

Dohrenwendt, W. P.; Egri, G.: Recent stressful life events and episods of schizophrenia. Schizophr. Bull. *7,* 12–23, 1981.

Falconer, D. S.: The inheritance of lability to certain diseases estimated from the incidence among relatives. Annuals of Human Genetics *29,* 51–76, 1965.

Falloon, I. R. H.; Boyd, J. L.; McGill, C. W.; Razani, J.; Moss, H. B.; Gilderman, A. M.: Family management in the prevention of exacerbations of schizophrenia. A controlled study. J. Med. *306,* 1437–1441, 1982.

Falloon, I. R. H.; Liberman, R. P.: Interactions between drug and psychosocial therapy in schizophrenia. Schizophr. Bull. *9,* 543–554, 1983.

Friis, S.; Karternd, H.; Kleppe, S.; Lorentzen, S.; Lystrup, S.; Vaglun, P.: Reconsidering some limiting factors of therapeutic communities. A summary of six Norvegian studies. In: Pines, M.; Rafaelsen, L. (eds.): The individual and the group. New York: Plenum Publishing Corp. 573–581, 1982.

Goldstein, M. J.; Rodnick, E. H.; Evans, J. R.; May, P. R. A.; Steinberg, M. R.: Drug and family treatment in the aftercare of acute schizophrenics. Arch. Gen. Psychiat. *35,* 1169–1177, 1978.

Gottesman, I. I.; Shields, J.: A critical review of recent adoption, twin and genetic perspectives. Schizophr. Bull. *,2,* 360–398, 1976.

Haracz, J. L.: A neural plasticity hypothesis of schizophrenia. Neurosci. Biobeh. Rev. *8,* 59–71, 1984.

Harding, C. M.; Brooks, G. W.; Ashikaga, T. et al.: Aging and social functioning in once-chronic schizophrenic patients 21–58 years after first admission: The Verrmont story. In: Hudgins, G.; Miller, N. (eds.): Schizophrenia, paranoia and schizophreniaform disorders in later life. New York: Guilford Press, 1985 (to be published).

Harding, C.; Zubin, J.; Strauss, J. S.: Chronicity in schizophrenia: Fact, partial fact or artifact? 1985 (to be published).

Hartmann, E.; Milofsky, E.; Vaillant, G.; Oldfield, M.; Falke, R.; Ducey, C.: Vulnerability to schizophrenia. Prediction of adult schizophrenia using childhood information. Arch. Gen. Psychiat. *41,* 1050–1056, 1984.

Herz, M. I.; Stymanski, H. V.; Simon, J. C.: Intermitted medication for stable schizophrenic outpatients: An alternative to maintenance medication. Am. J. Psychiat. *139,* 918–922, 1982.

Hogarty, G. E. S. C.; Goldberg, N. R.; Schooler and the collaborative study group: Drug and socio-therapy in the aftercare of schizophrenic patients. Arch. Gen. Psychiat. *28,* 54–64, 1973 and 31, 603–608, 1974.

Huber, G.; Gross, G.; Schüttler, R.: Schizophrenie, eine Verlaufs- und sozialpsychiatrische Studie. Berlin, Heidelberg, New York: Springer, 1979.

Jacobson, G. F.: Programs and technics of crisis intervention. In: Arieti, S. (ed.): American Handbook of Psychiatry. New York: Basic Books, 1974.

Kahnemann, D.: Attention and effort. Englewood, N. J.: Prentice-Hall Inc., 1973.

Kane, J. M.; Rifkin, A.; Wörner, M.; Reardon, G.; Sarantakos, S.; Schiebel, D.; Lorenzi, J. R.: Low-dose, neuroleptic treatment of outpatient schizophrenics. Arch. Gen. Psychiat. *40,* 893–896, 1983.

Kernberg, O.: Object relations theory and clinical psychoanalysis. New York: Jason Aronson, 1976. [Dt.: Objektbeziehungen und Praxis der Psychoanalyse: Stuttgart: Klett-Cotta, 1981.]

Leff, J. P.; Kuipers, L.; Berkowitz, R.; Eberlein-Fries, R.; Sturgeon, D.: A controlled trial of social intervention in the families of schizophrenic patients. Brit. J. Psychiat. *141,* 121–134, 1982.

Maturana, H. R.: Erkennen: Die Organisation und Verkörperung von Wirklichkeit. Braunschweig: Vieweg, 1982.

Matthews, S. M.; Roper, M. T.; Mosher, L. R.; Menn, A. Z.: A non-neuroleptic treatment for schizophrenia. Analysis of the two-year postdischarge risk of relapse. Schizophr. Bull. *5,* 322–333, 1979.

Miller, J. G.: General systems theory. In: Freedman, A. M.; Kaplan, H. J.; Sadock, B. J. (eds.): Comprehensive textbook of psychiatry. Baltimore: William & Wilkins, 1975.

MOSHER, L. R.; MENN, A. Z.; MATTHEWS, S.: Soteria. Evaluation of a home-based treatment for schizophrenics. Am. J. Orthopsychiat. *45,* 455–467, 1975.

NÜCHTERLEIN, K. H.; DAWSON, M. E.: A heuristic vulnerability/stress model of schizophrenic episodes. Schizophr. Bull. *10,* 300–312, 1984.

PAUL, G. L.; LENTZ, R. J.: Psychosocial treatment of chronic mental patients. Milieu versus learning programs. Cambridge, London: Harvard University Press, 1977.

PIAGET, J.: Die Psychologie der Intelligenz. Olten, Freiburg i.Br.: Walter, 1972.

PIAGET, J.: Die Äquilibration der kognitiven Strukturen. Stuttgart: Klett, 1976.

PIAGET, J.: Intelligence and affectivity. Their relationship during child development. In: BROWN, T. A.; KÄGI, C. E. (eds.): Annual reviews monograph. Palo Alto: University of California, 1981.

ROSENTHAL, D.: Genetic theory and abnormal behavior. New York: McGraw Hill, 1970.

STRAUSS, J. S.; CARPENTER, W. T.: The prediction of outcome in schizophrenia: I. Characteristics of outcome. Arch. Gen. Psychiat. *27,* 739–746, 1972.

STRAUSS, J. S.; CARPENTER, W. T.: The prediction of outcome in schizophrenia: II. Relationship between predictor and outcome variables. Arch. Gen. Psychiat. *31,* 37–42, 1974.

STRAUSS, J. S.; CARPENTER, W. T.: Prediction of outcome in schizophrenia: III. Five-year outcome and its predictors. Arch. Gen. Psychiat. *34,* 159–163, 1977.

STRAUSS, J. S.; CARPENTER, W. T.: Schizophrenia. New York: Plenum, 1981.

SINGER, M. T.; WYNNE, L. C.; TOOHEY, B. A.: Communication disorders in the families of schizophrenics. In: WYNNE, L. C.; CROMWELL, R. L.; MATTHYSSE, S. (eds.): The nature of schizophrenia. New York, Chichester, Brisbane, Toronto: Wiley, 1978.

SÜLLWOLD, L.: Basis-Störungen: Ergebnisse und offene Fragen. In: HUBER, G. (Hrsg.): Schizophrenie. Stand und Entwicklungstendenzen der Forschung. Stuttgart: Schattauer, 1981.

SÜLLWOLD, L.: Schizophrenie. Stuttgart, Berlin, Köln, Mainz: Kohlhammer, 1983.

TSUANG, M.; WOOLSON, R.; FLEMING, J.: Long-term outcome of major psychoses: I. Schizophrenia and affective disorders compared with psychiatrically symptom-free surgical conditions. Arch. Gen. Psychiat. *36,* 1295–1301, 1979.

VAUGHN, C.; LEFF, J.: The measurement of expressed emotion in the families of psychiatric patients. Brit. J. Soc. Clin. Psychol. *15,* 157–165, 1976a.

VAUGHN, C.; LEFF, J.: The influence of family and social factors on the course of psychiatric illness. Brit. J. Psychiat. *129,* 125–137, 1976b.

VENABLES, P. H.: Selectivity of attention, withdrawal and cortical activation. Arch. Gen. Psychiat. *9,* 92–96, 1963.

WING, J. K.; BROWN, G. W.: Institutionalism and schizophrenia. London: Cambridge University, 1970.

WING, J.: Impairments in schizophrenia. In: WIST, R.; WINOKUR, G.; ROFF, M. (eds.): Life history research in psychopathology, Vol. IV. University of Minnesota Press, 1975.

ZUBIN, J.; SPRING, B.: Vulnerability: A new view of schizophrenia. J. Abnorm. Psychol. *86,* , 103–123, 1977.

ZUBIN, J.; MAGAZINER, J.; STEINHAUER, S.: The metamorphosis of schizophrenia: From chronicity to vulnerability. Psychosoc. Med. *13,* 551–571, 1983.

Frühzeitige medikamentöse Intervention als Alternative zur Depot-Dauer-Medikation in der Schizophreniebehandlung: Ein vorläufiger Bericht

S. R. Hirsch, A. G. Jolley, R. Manchanda, A. McRink

Ausgangslage

Erste Befunde, welche die Bedeutung der Neuroleptika in der Rückfallprophylaxe unterstreichen, haben sich bis anhin bestätigt (Hirsch, 1982), und zwischen den akuten Phasen der schizophrenen Erkrankung wird die Dauermedikation mit Neuroleptika eigentlich überall angewendet. Unter Benützung einer zur Einschätzung der Lebenserwartung bei schweren Krankheiten nach erfolgter Behandlung analogen Methode («life table methods») haben Hogarty & Ulrich (1977) jedoch gezeigt, daß etwa 65% der Patienten unter Dauermedikation und etwa 87% der Patienten unter Placebo einen Rückfall erleiden. So scheinen 13% der Patienten keine Behandlung zu benötigen und nur bei 22% der Patienten kann der Rückfall durch Medikamentenabgabe verhindert werden. Bei den verbleibenden 65% der Patienten wird der Rückfall nur aufgeschoben.

Das Interesse an Alternativen zur Neuroleptikamedikation ist gewachsen, seit man erkannt hat, daß mit der Dauermedikation aktuelle und potentielle Risiken verbunden sind. Herausragend ist das Risiko der Spätdyskinesien (Dyskinesia tarda), die schätzungsweise bei 6–15% der chronischen Patienten vorkommen. Auch schwerwiegende extrapyramidale Nebenwirkungen treten auf. Darüberhinaus ist es möglich, daß Neuroleptika die negativen Symptome der Krankheit verstärken und das soziale Funktionieren des Patienten beeinträchtigen (Falloon et al., 1978).

Eine Strategie, die von immer größer werdendem Interesse ist, zielt darauf ab, früheste Zeichen des Rückfalls zu identifizieren und in solchen Perioden unverzüglich aber zeitbegrenzt zu behandeln. Die Strategie besteht darin, Patienten medikamentenfrei zu halten, aber ihren klinischen Zustand regelmäßig zu kontrollieren, um solche frühen Zeichen zu erkennen. Dieses Vorgehen ermöglicht eine merkliche Reduktion des gesamten Neuroleptikakonsums. Dieser Ansatz soll «frühe Kurzbehandlung» in der Remissionsphase der Schizophrenie genannt werden – im Gegensatz zum konventionellen Ansatz, den wir als «Dauerbehandlung» bezeichnen wollen. In einer retrospektiven Studie über frühe Zeichen der schizophrenen Dekompensation haben Herz et al. (1980) auf die Möglichkeit, frühe Rückfallzeichen zu erkennen, hingewiesen. Es ist allgemein anerkannt, daß affektive Symptome eine häufige Begleiterscheinung der schizophrenen Erkrankung sind (Johnson, 1981; Knights & Hirsch, 1981) und ihre Intensität derjenigen von schizophrenen Symptomen gleichkommt (Knights & Hirsch, 1981). Herz et al. (1980) fanden, daß solche affektiven Veränderungen zusammen mit dem Auftreten neurotischer Symptome zeitlich in einem möglicherweise maßgebenden Zusammenhang zum Beginn des Rückfalls stehen. Entsprechend ihren Untersuchungsergebnissen erlebten nach Angaben sowohl der Patienten als auch ihrer Angehörigen 87% der Patienten vor dem Auftreten der psychotischen Symptome Stimmungsveränderungen und neurotische Symptome. Die Art dieser Symptome wird in Tabelle 1 aufgezeigt.

Tabelle 1: Häufigkeit der von Patienten berichteten Prodromalsymptome (Herz & Melville, 1980)

Prodromalsymptom	Häufigkeit
Nervosität und Gespanntheit	> 70%
Beeinträchtigte Konzentration Schlafstörungen Ruhelosigkeit Depression Verminderte Lebensfreude Voreingenommenheit von einem oder zwei Dingen	> 60%
Interesselosigkeit Beziehungsideen	> 50%

erhöhte Empfindlichkeit

Sie können überwiegend dem nichtspezifischen dysphorischen Typ zugeordnet werden. In mehr als zwei Dritteln der Fälle dauerten solche Symptome, welche die Autoren *Prodromalsymptome* nannten, mehr als eine Woche; darauf folgten die floriden psychotischen Symptome. Herz argumentierte, daß solche Prodromalsymptome das frühe Stadium der schizophrenen Dekompensation kennzeichnen; eine Neuroleptikamedikation zu diesem Zeitpunkt würde diese Prodromalsymptome verbessern und den späteren Rückfall verhindern. In einer später durchgeführten unkontrollierten Pilotstudie über die frühzeitige Kurzbehandlung konnte Herz zeigen, daß die Prodromalsymptome innerhalb von zwei Wochen nach Beginn der Neuroleptikabehandlung abgeklungen waren (Herz et al., 1982).

Ein solcher Ansatz einer frühen Kurzbehandlung bringt, wie es uns scheint, verschiedene Vorteile gegenüber der üblichen Dauermedikation. Die Vorteile entstehen primär dadurch, daß weniger Neuroleptika eingenommen werden, was eine entscheidende Verringerung der Nebenwirkungen (wie z.B. Akathisie, Akinesie und massive Sedierung) bewirkt und zu einer allgemeinen «affektive Aufhellung» (Carpenter et al.; im Druck) führt, die sich in größerem Wohlbefinden, in höherem Selbstwert und in verbesserter sozialer Kompetenz äußert. Wir nehmen an, daß eine solche Behandlungsstrategie möglicherweise zu vermehrten Rückfällen führt, deren negative Wirkungen hingegen durch die mit Früherkennung und -behandlung verbundenen Vorteile ausgeglichen wird. Wir haben auch darauf hingewiesen, daß Prodromalsymptome bei neuroleptikafreien Patienten häufiger auftreten sollten, falls sie mit dem Prozeß der schizophrenen Dekompensation verbunden sind.

Ziele

Aus oben genannten Gründen planten wir eine Untersuchung mit dem Ziel, frühe Zeichen, die den bevorstehenden Rückfall andeuten, zu identifizieren und festzustellen, ob eine rasche, zeitbegrenzte medikamentöse Behandlung dieser frühen Zeichen eine ernsthafte Dekompensation verhindern kann. Zudem wollten wir herausfinden, ob die neue Behandlungsstrategie die Häufigkeit der prodromalen Episoden steigert, oder längerfristig einen Anstieg der allgemeinen psychopathologischen Symptomatik produziert. Schließlich interessierte uns auch, inwieweit aus einer solchen Behandlungsstrategie im Vergleich zur Dauermedikation ein psychosozialer Nutzen erwachsen könnte.

Methode

Stichprobe

Bis heute wurden insgesamt 45 Patienten in die Studie aufgenommen. Alle wurden nach DSM - III-Kriterien als schizophren diagnostiziert (Diagnostic and Statistical Manual of Mental Disorders, 1980). Wir hatten das Gefühl, daß unsere neue Behandlungsstrategie vor allem für stabil gebesserte Patienten geeignet ist. Deshalb wurden nur solche Patienten in die Studie aufgenommen, welche während mindestens sechs Monaten frei von floriden psychotischen Symptomen, und während mindestens zwei Monaten auf eine festgelegte Dosis eines Depot-Neuroleptikums eingestellt waren. Eine Forschungsabteilung für Patienten, die Depot-Neuroleptika erhielten, wurde eingerichtet und die daran beteiligten Kliniker wurden angehalten, die Patienten zu überweisen, welche ihnen für die alternative Behandlungsstrategie geeignet schienen. 45% der so überwiesenen Patienten wurden in die Untersuchung einbezogen.

Experimenteller Versuchsplan

Die Patienten wurden nach Zufall auf zwei Gruppen aufgeteilt: Die Kontrollgruppe (N = 23) erhielt in klinisch optimalen Dosierungen (d.h. vor dem Versuch) Fluphenazin-Decanoat, während der Experimenalgruppe (N = 22) äquivalente Dosen Placebo verabreicht wurde.

Als *Prodromalsymptome* wurden auf klinischer Basis diejenigen neurotischen oder affektiven Symptome bezeichnet, welche zwei oder mehrere Tage andauern und den Patienten merkbar in Bedrängnis bringen. Mit *Rückfall* wurde das Wiederauftreten von floriden psychotischen Symptomen wie Wahn, Halluzinationen, bizarres Verhalten oder Denkstörungen bezeichnet.

Jeder Patient und (wenn möglich) sein nächster Verwandter wurden in einer einstündigen Sitzung über die Schizophrenie und insbesondere über die ersten Zeichen eines Rückfalls informiert. Diese Sitzungen behandelten Themen der Ätiologie, der Symptomatik, der Therapie und des Krankheitsverlaufs und wurden in Gruppen von sechs bis zehn Patienten durchgeführt. Die Patienten wurden auch über Prodromalsymptome informiert und aufgefordert, auf irgendwelche Veränderungen, die ihnen bereits *vor* früheren Rückfällen aufgefallen waren, zu achten. Auf die Wichtigkeit, sich bei den geringsten Zeichen von Prodromalsymptomen an das Forschungsteam zu wenden, wurde nachdrücklich hingewiesen.

Nach dem Beginn des Versuchs wurde alle vier Wochen abwechslungsweise vom Psychiater und von der Gemeindepsychiatriepflegerin Kontakt zum Patienten aufgenommen. Die Betreuung des einzelnen Patienten war je nach seinem klinischen Zustand, möglichst flexibel zu halten, so daß zusätzliche Besuche zur Überwachung der Patienten, die einen Rückfall hatten, Prodromalsymptome entwickelten, einen Termin nicht einhielten oder die Medikation verpaßten, durchgeführt wurden. Während der Prodromalphase wurden die Patienten wöchentlich untersucht. Zu jeder Zeit hatten die Patienten die Möglichkeit, mit dem Psychiater oder der Gemeindepsychiatriepflegerin per Telefon in Kontakt zu treten.

Allen Patienten, die *Prodromalsymptome* entwickelten oder einen *Rückfall* erlitten, wurde eine zusätzliche Neuroleptikum-Medikation verabreicht. Gewöhnlich war dies Haloperidol 10 mg pro Tag, zusammen mit Procyclidin 10 mg pro Tag, wobei diese Dosierung flexibel gehandhabt wurde. Allen Patienten wurde eine Anfangspackung Medikamente für drei Tage gegeben, falls es ihnen unmöglich war, bei den ersten Zeichen der Dekompensation mit dem Forschungsteam Kontakt aufzunehmen.

Für jeden Patienten wurde ein Kontrollblatt geführt, worin die Zahl der zusätzlichen Interventionen, die Dosierung und die Gründe für die zusätzliche Medikation festgehalten wurden.

Die Behandlung der Prodromalsymptome wurde, falls kein Rückfall auftrat, bis zu zwei Wochen aufrechterhalten. Die Behandlung des Rückfalls wurde bis vier Wochen nach der Remission der Symptome fortgesetzt. Aus folgenden Gründen wurden Patienten aus der Untersuchung ausgeschlossen und als Behandlungsmißerfolge betrachtet:

1. sie unterzogen sich nicht dem Behandlungsprogramm
2. sie erlitten einen Rückfall, der länger als acht Wochen dauerte oder
3. sie erlitten zwei oder mehrere Rückfälle innerhalb einer Zeitspanne von sechs Monaten.

Meßinstrumente

Für die vorläufige Analyse unserer ersten Resultate wurden die folgenden vier Meßinstrumente verwendet:

1. *Symptom Check List 90 (SCL-90)* (Derogatis et al., 1973): Hier handelt es sich um ein Selbst-Einschätzungsinventar, das aus 90 Items besteht und nach affektiven und neurotischen sowie psychotischen Symptomen fragt. Die Stärke der Beeinträchtigung durch jedes Symptom muß auf einer 5-Punkte-Skala angegeben werden (0–4). Die Skala mußte vor Behandlungsbeginn und danach alle vier Wochen entweder zu Hause während des Besuchs der Gemeindepsychiatriepflegerin oder in der Klinik ausgefüllt werden. Die Patienten mußten dabei die vorausgegangenen vier Wochen beurteilen.
2. *Manchester Scale* (Krawiecka et al., 1977): Dies ist ein acht Items umfassendes Instrument zur Beurteilung von psychotischen Symptomen auf einer 5-Punkte-Skala (0–4). Zur Beurteilung der Stärke der psychotischen Symptome wurde eine Sub-Skala verwendet, die Items über Depressivität und Angst ausschließt. In dieser Sub-Skala wurden positive und negative Symptome der Schizophrenie erfragt. Sie wurde vom Psychiater vor Behandlungsbeginn und in Abständen von zwei Monaten angewandt.
3. *Global Assessment Scale* (Endicott et al., 1976): Die Skala besteht aus zehn Klassen des psychopathologischen Bildes und der allgemeinen Funktionsfähigkeit, deren Zutreffen von 0 bis 100 beurteilt wird. Diese Beurteilung wurde zusammen mit der Manchester Scale durchgeführt.
4. *Bradburns Positive and Negative Affect Scales* (Bradburn, 1969): Dies ist ein Selbst-Bericht Inventar, bestehend aus je fünf Items zu positiven und negativen Affekten, wie sie vom Patienten in den letzten Monaten erlebt wurden. Die aus diesen Items konstruierte *Affect Balance Scale* ist ein Maß für generelles Wohlbefinden, das in Populationsstudien verwendet wird. Die Patienten wurden vor Beginn der Behandlung und danach monatlich auf dieser Skala eingeschätzt.

Ergebnisse

Tabelle 2 enthält die soziodemographischen und klinischen Charakteristika beider Behandlungsgruppen bei der Baseline-Erhebung. Es lassen sich keine signifikanten Unterschiede zwischen den Gruppen feststellen, obwohl sich in der Kontrollgruppe ein Trend zu längerer Krankheitsdauer zeigt. Das Alter der Patienten bei Krankheitsbeginn ist höher als man es bei einer unausgewählten Stichprobe erwarten würde. Hierbei ist jedoch zu beachten, daß als Einschlußkriterium in die Untersuchung eine von psychotischen Symptomen freie Zeit von mindestens sechs Monaten verlangt wurde. Der spätere Krankheitsbeginn würde somit für eine bessere Prognose der so ausgewählten Gruppe sprechen.

Tabelle 2: Soziodemographische und klinische Charakteristika der Stichprobe bei Behandlungsbeginn

Stichprobencharakteristika	Kontrollgruppe (N = 23)	Experimentalgruppe (N = 22)
Durchschnittsalter	43	41
Geschlecht	9/14	8/14
lebt mit Angehörigen/Ehepartner	74%	68%
Durchschnittsalter bei Erkrankungsbeginn	28	29
durchschnittliche Krankheitsdauer	16	12
durchschnittliche Anzahl der vorangegangenen Hospitalisation	3.3	3.1
durchschnittliche totale Neuroleptika-Dosis (Fluphenazin-Decanoat, mg) in den vorangegangenen zwei Monaten	77	65
> sechs Monate hospitalisiert	42%	34%
letzte Erkrankung vor > einem Jahr	91%	74%

Alle Unterschiede nicht-signifikant

In Tabelle 3 sind die Ergebnisse der Erhebung nach sechs Monaten für die 45 in die Untersuchung einbezogenen Patienten dargestellt. Es läßt sich ein Trend zur Zunahme der Rückfallrate in der Placebogruppe feststellen. Rückfall wurde in dieser Untersuchung allerdings als Wiederauftreten von psychotischen Symptomen definiert. Diese Symptome waren aber in den meisten Fällen merklich weniger dramatisch, als man das bei Rückfällen in der klinischen Praxis kennt.

In diesem Zusammenhang ist es erwähnenswert, daß der Trend zu einer höheren Rückfallrate in der Placebogruppe nicht zu einem Anstieg der Hospitalisationsrate führte. Dies würde unsere Hypothese unterstützen, daß die «Strategie der frühen Kurzbehandlung» nicht mit einem Anstieg ernsthafter Rückfälle verbunden ist. Die Ergebnisse nach sechs Behandlungsmonaten für alle Patienten, die den Versuch beendet haben, sind in Tabelle 4 dargestellt.

Tabelle 3: Ergebnisse nach sechs Monaten für alle in die Untersuchung eingetretenen Patienten

Ergebnis-Variablen	Kontrollgruppe (N = 22)	Experimentalgruppe (N = 22)
Ausfälle:		
Einwilligung verweigert	3	2
Rückfall in > acht Wochen	1	1
⩾ zwei Rückfälle in sechs Monaten	0	1
Total	4	4 ns
Rückfälle:		
Rückfall mit Remission	0	3
Krankheitsdauer länger als acht Wochen	1	1
Total	1	4 ns
Total Aufnahmen in Klinik:	1	1 ns

ns = nicht signifikant

Tabelle 4: Ergebnisse nach sechs Monaten für die Patienten, die den Versuch beendet haben

	Kontrollgruppe (N = 19)	Experimentalgruppe (N = 18)
Anzahl Patienten mit Prodromalepisoden	4	8
Gesamtzahl unvorgesehener Interventionen	10	35
durchschnittliche Depot Fluphenazin-Dosis (mg)	38.3	0
totale Haloperidol-Dosis pro Gruppe (mg)	515	1075
totale Neuroleptika-Dosis pro Patient während sechs Monaten (Haloperidol, äquivalente Medikamente in mg)	2670*	60*

*$p < 0.01$, t-Test

Wie vorausgesagt, ergibt sich für die Experimentalgruppe eine signifikante Reduktion der Neuroleptikamedikation. Diese Reduktion der Medikamentenabgabe ist begleitet von einem leichten Trend zu besserem subjektiven Befinden der Patienten (Abb. 1). Erwähnenswert ist auch ein Trend zur Zunahme der Anzahl Prodromalepisoden in der Experimentalgruppe. Dieses Ereignis legt nahe, daß solche Episoden in unmittelbarem Zusammenhang mit dem Absetzen der Neuroleptika stehen, und unterstützten auch unsere Auffassung, daß solche neurotischen und affektiven Symptome ein Bestandteil des schizophrenen Dekompensa-

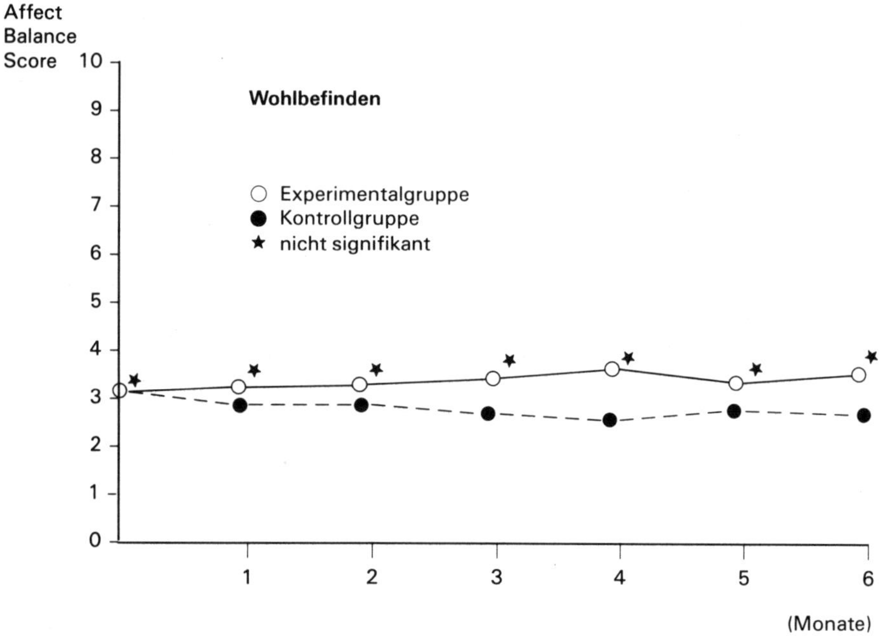

Abbildung 1: Affect Balance scale für experimental- und Kontrollgruppe im zeitlichen Verlauf dargestellt.

tionsprozesses sind. In den Gruppenmittelwerten der Meßgrößen für Symptomstärke (Abb. 2), Psychose (Abb. 3) und den allgemeinen psychopathologischen Zustand (Abb. 4) ergeben sich während der Versuchsperiode keine signifikanten Unterschiede. Dies bestätigt die Hypothese, daß die «Strategie der frühen Kurzbehandlung» auf lange Zeit nicht zu einer Verschlechterung des psychopathologischen Zustandes führt.

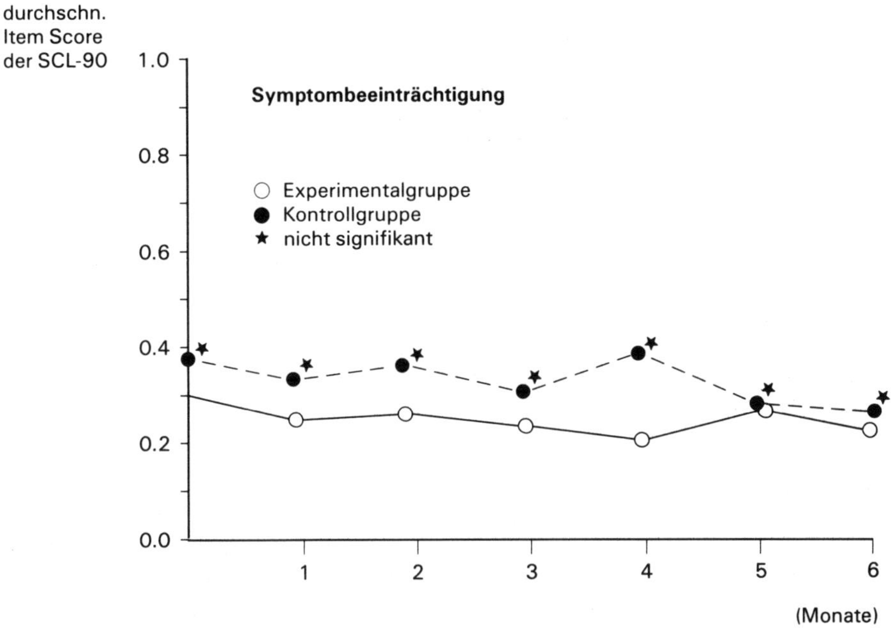

Abbildung 2: Durchschnittlicher Item Score der SCL-90 für Experimental- und Kontrollgruppe im zeitlichen Verlauf dargestellt.

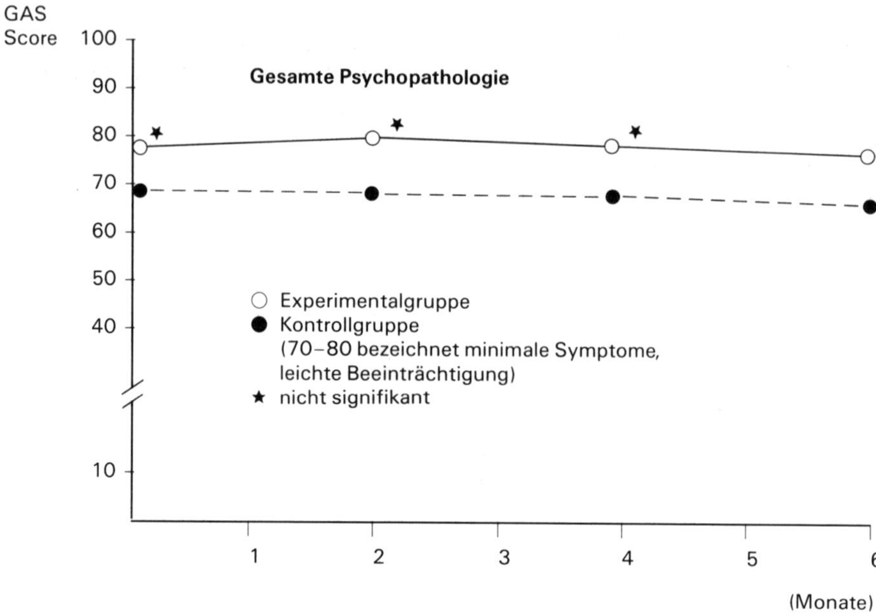

Abbildung 3: Global Assessment Scale (GAS) Score für Experimental- und Kontrollgruppe im zeitlichen Verlauf dargestellt.

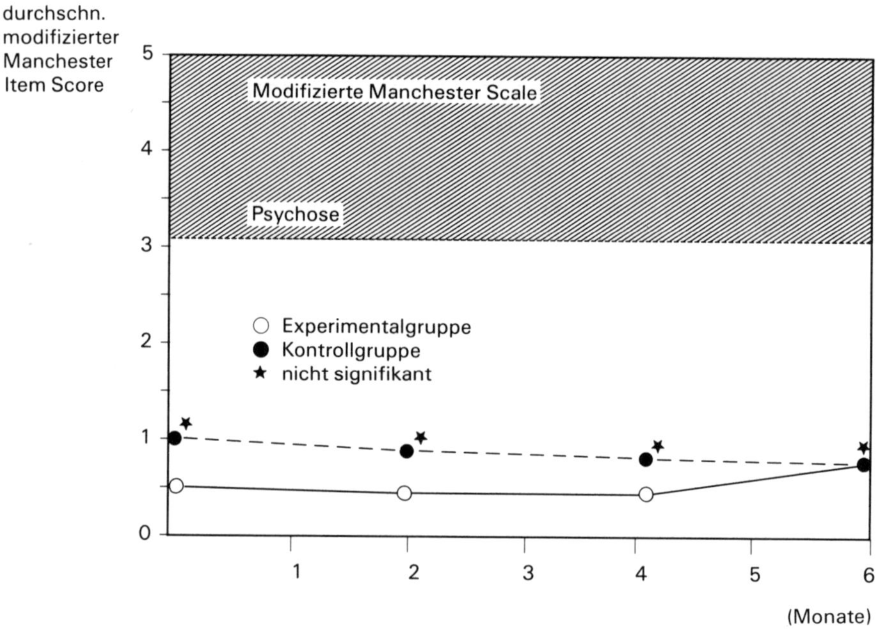

Abbildung 4: Durchschnittlicher modifizierter Manchester Item Score für Experimental- und Kontrollgruppe dargestellt im zeitlichen Verlauf.

Schlußfolgerungen

Es konnten Anhaltspunkte dafür gefunden werden, daß die «Strategie der frühen Kurzbehandlung» eine signifikant geringere Neuroleptikaabgabe ermöglicht, durch welche die Rückfallgefahr nicht wesentlich erhöht wird. Außerdem scheint dieser Behandlungsansatz nicht zu einer langfristigen Verschlechterung des klinischen Zustandes zu führen. Der mögliche Nutzen dieser Behandlungsstrategie liegt einerseits in einer Verminderung des Risikos irreversibler Neuroleptikanebenwirkungen und andererseits in einer möglichen Verbesserung des generellen Wohlbefindens des Patienten. Letzteres kann als gute Voraussetzung für Verbesserungen auf dem Gebiet der sozialen Kompetenz angesehen weden. Es handelt sich bei der hier referierten Arbeit natürlich nur um einen vorläufigen Bericht über die ersten 45 Patienten, die während sechs Monaten überwacht wurden. Eine einjährige und hoffentlich sogar eine zweijährige Nachuntersuchung der Patienten wird Aufschluß über den Erfolg oder den Mißerfolg dieses Ansatzes geben. Eine längere Beobachtungszeit und eine größere Patientenzahl wird uns den Einsatz zufriedenstellenderer Meßinstrumente zur Erhebung der sozialen Kompetenz erlauben, um zu sehen, ob der Anstieg der Anfangssymptome in der Experimentalgruppe durch den späteren sozialen Nutzen aufgewogen wird. Dies wird die potentiellen Vorteile und Risiken dieser Strategie zum Verbleiben schizophrener Patienten in der Gemeinde aufklären helfen.

Literaturverzeichnis

Bradburn, N. M.: The structure of psychological well being. Chicago: Aldine, 1969.

Carpenter, W. T. Jr.; Heinricks, D. W.; Alphs, L. D.: Treatment of negative symptoms. Schizophr. Bull. (in press).

Derogatis, L. R.; Lipman, R. S.; Covi, L.: An outpatient psychotic rating scale (SCL-90) - preliminary report. Psychopharmacol. Bull. *9,* 13-28, 1973.

Diagnostic and Statistical Manual of Mental Disorders: Washington DC: American Psychiatric Association, 1980^{3}.

Endicott, J.; Spitzer, R. L.; Fleiss, J. L.; Cohen, J.: The global assessment scale. Arch. Gen. Psychiat. *33,* 766-771, 1976.

Falloon, I.; Watt, D. C.; Shepard, M.: The social outcome of patients in a trial of long-term continuation therapy in schizophrenia: Pimozide versus Fluphenazine. Psychol. Med. *8,* 265-274, 1978.

Herz, M. I.; Melville, C.: Relapse in schizophrenia. Am. J. Psychiat. *137,* 801-805, 1980.

Herz, M. I.; Szymanski, H. V.; Simon, J.: Intermittent medication for stable schizophrenic outpatients. An alternative to maintenance medication. Am. J. Psychiat. *139,* 918-922, 1982.

Hirsch, S. R.: In: Wing, J. K. (ed.): Handbook of Psychiatry. Cambridge University Press, Vol. *3,* 74-87, 1982.

Hogarty, G.; Ulrich, R.: Temporal effects of drug and placebo in delaying relapse in schizophrenic outpatients. Arch. Gen. Psychiat. *34,* 297-301, 1977.

Johnson, D. A.W.: Studies of depressive symptoms in schizophrenia. - I. The prevalence of depression and its possible causes. II. A two year longitudinal study of symptoms. Brit. J. Psychiat. *139,* 89-101, 1981.

Knights, A.; Hirsch, S. R.: «Revealed» depression and drug treatment for schizophrenia. Arch. Gen. Psychiat. *38,* 806-811, 1981.

Krawiecka, M.; Goldberg, D.; Vaughan, M.: A standardized psychiatric assessment scale for rating chronic psychotic patients. Acta Psychiat. Scand. *55,* 299-308, 1977.

Eine kontrollierte Studie über Familientherapie, Training sozialer Fertigkeiten und unterstützende Chemotherapie in der Nachbehandlung Schizophrener: Vorläufige Effekte auf Rezidive und Expressed Emotion nach einem Jahr

G. E. Hogarty; C. Anderson*

Wer sich im Jahre 1977 bei der Nachbehandlung Schizophrener um die Verhinderung von Rezidiven bemühte, befand sich in einer Art Sackgasse. Jahrelang hatte man angenommen, die im ersten Jahr nach der Entlassung oft beobachtete hohe Rückfallquote Schizophrener sei hauptsächlich auf die fehlende Bereitwilligkeit der Patienten zurückzuführen, sich an die antipsychotische Medikation zu halten. Tatsächlich bleibt das Nichteinhalten der Medikationsvorschrift ein Hauptgrund für Rezidive (68% im ersten Jahr nach Entlassung) (Hogarty, 1984). Indessen zeigte eine Serie von prospektiven, gut kontrollierten Doppel-blind-Versuchen mit oralen Neuroleptika und injizierbarem Fluphenazin-Dekanoat, daß die Rückfallquoten dennoch hoch (35–40%) blieben und auch zwischen verschiedenen Behandlungsarten keine Unterschiede sichtbar wurden (Hogarty et al., 1979; Schooler et al., 1980; Falloon et al., 1978). Folglich erklärt die Nichteinnahme der Medikamente schizophrene Rezidive nur ungenügend.

Weshalb erlitten denn Patienten, welche die Medikationsvorschrift einhielten, Rückfälle?

Frühere Studien über die *therapeutische Umgebung* (Anderson et al., im Druck), auch jene mit Klinikpatienten und unser eigener Versuch mit ambulanten Patienten, hatten gezeigt, daß stark stimulierende psychosoziale Interventionen bei gewissen ambulanten Patienten plötzliche Rezidive und bei chronischen, hospitalisierten Patienten lange Zeit latent gebliebene, schizophrene Symptome auslösten. Andere Studien über die offensichtlichen Leistungsanforderungen in hochentwickelten Kulturen und dem augenscheinlichen Streß, der durch die «Expressed Emotion» gewisser Familien entsteht, ließen in ähnlicher Weise vermuten, daß auch Stimuli aus der *natürlichen Umgebung* bei vulnerablen Patienten psychotische Episoden provozieren können (Anderson et al., im Druck). In Kenntnis dieser Quellen äußeren «Drucks» und der beachtlichen Literatur zur Pathophysiologie zerebraler Dysfunktionen bei Schizophrenie formulierten wir 1977 eine operationale Theorie, aufgrund der die Prinzipien der Behandlung der

* Zusammen mit der EPICS Schizophrenie-Forschungsgruppe

Familie *und* des Patienten besser fundiert werden konnten (Theorie, wissenschaftliche Methode und ergänzende Literatur sind andernorts dargestellt [ANDERSON et al., im Druck]).

In den Ergebnissen der Studien über kulturelle Faktoren, Lebensereignisse, Familieneigentümlichkeiten, intensive Psychotherapien und über ungenügende Prophylaxe mit antipsychotischer Medikation schien uns ein gemeinsamer Nenner vorhanden. Die Gemeinsamkeit lag in provozierenden Stressoren, Auslösern oder Stimuli (verbunden mit Charakteristika der therapeutischen oder natürlichen Umgebung), die vom schizophrenen Patienten eine angemessene Reaktion auf komplexe, vage, übertriebene oder emotional geladene Erwartungen verlangten. Eine Reaktion, die ihrerseits geeignet schien, im Zusammenhang mit affektiven und autonomen Fehlsteuerungen eine kognitive Dysfunktion auszulösen. Waren die Forderungen der Umgebung oder die zugrundeliegenden Defizite schwer genug, konnten diese Faktoren entweder allein, wahrscheinlicher aber kombiniert, eine hinreichende Bedingung für ein schizophrenes Rezidiv sein, selbst wenn eine antipsychotische Medikation gewährleistet war! Umgekehrt hatten eine normalisierende antipsychotische medikamentöse Behandlung (mindestens der Aufmerksamkeits- und Erregungsbeeinträchtigungen) und/oder die Bereitstellung eines wohlwollenden Stimulus-kontrollierten Milieus je für sich, wahrscheinlicher jedoch kombiniert, möglicherweise eine Reduktion schizophrener Rezidive zur Folge! Auf der Grundlage dieser Theorie bzw. dieses Modells wurde beim National Institute of Mental Health ein Projekt für Familien- und Einzeltherapie eingereicht. 1978 bekamen wir Unterstützung und begannen Anfang 1979 mit der nachstehenden Untersuchung. Seither wurden zwei unabhängige Studien zur Familientherapie publiziert (FALLOON et al., 1982; LEFF et al., 1982), welche sowohl mit unserer eigenen zugrundeliegenden Theorie als auch mit unseren Anwendungsprinzipien und unseren Ergebnissen in mancher Hinsicht übereinstimmen (sie werden weiter unten diskutiert).

Beschreibung der Behandlungen

Familientherapie

Unser familientherapeutischer Ansatz bestand in einer psychoedukativen und auf das Management ausgerichteten Strategie, die das emotionale häusliche Klima verbessern und gleichzeitig helfen sollte, fein abgestimmte Erwartungen an die Leistungen des Patienten aufzubauen. Dies geschah in der Hoffnung, die positiven und negativen Symptome der Schizophrenie, die mit Über- oder Unterstimulation zusammenhängen, zu vermeiden. Die Behandlung versuchte einerseits, die Stabilität und Berechenbarkeit des Familienklimas zu erhöhen, indem Angst und Schuldgefühle der Familie abgebaut wurden, und andererseits ihr Selbstvertrauen und ihre kognitiven Verarbeitungsmöglichkeiten zu stärken durch Informationen über Wesen und Verlauf der Schizophrenie sowie über verschiedene Bewältigungsstrategien, die sich beim Umgang mit schizophrenen Symptomen als hilfreich erwiesen haben. Tabelle 1 zeigt die Ziele und Behandlungsstrategien der Familientherapie. Die ersten drei Phasen wurden meist während des ersten Jahres durchlaufen. Ein Buch, das Inhalt, Struktur und Prozeß des Familienerziehungs- und Management-Ansatzes im Detail beschreibt, ist z.Z. im Druck (ANDERSON et al., im Druck).

Tabelle 1: Übersicht über den Behandlungsprozeß: Familientherapie

Phasen	Ziele	Techniken
Phase 1 Kontakt aufnehmen	Kontakt mit der Familie aufnehmen und zur Kooperation mit dem Programm gewinnen. Verminderung von Schuld, Emotionalität, negativen Reaktionen auf die Krankheit. Reduktion des familiären Stresses.	Zusammenkommen Behandlungskontrakt abschließen, Diskussion der Krisengeschichte und der Gefühle dem Patienten und der Krankheit gegenüber. Empathie Spezifische praktische Vorschläge, auf welche hin Besorgnis in effektive Bewältigungsmechanismen umgesetzt werden kann.
Phase 2 Workshop zum Training von Fertigkeiten, die einen Rückfall verhindern helfen	Erhöhtes Verständnis für die Krankheit und die Bedürfnisse des Patienten durch die Familie. Weitere Reduktion des familiären Stresses. Soziale Kontakte, Erweiterung des sozialen Netzes.	Multiple Familien-Unterrichtung und Diskussion. Konkrete Daten über Schizophrenie. Konkrete Management-Vorschläge. Grundlegende Kommunikationsfertigkeiten.
Phase 3 Wiedereintritt und Anwendung	Den Patienten in der Gemeinschaft halten. Stärken der ehelichen/elterlichen Koalition. Erhöhte familiäre Toleranz für dysfunktionale Verhaltensweisen auf niedrigem Niveau. Verminderte und graduelle Wiederaufnahme von Verantwortung durch den Patienten.	Stärken der Grenzen (zwischen den Generationen und einzelnen Personen). Liste von Aufgaben. Lösung einfacher Probleme.
Phase 4 Aufrechterhaltung	Reintegration in normale Rollen in der Gemeinde (Schule, Arbeit). Erhöhte Effizienz der generellen Familienprozesse.	Unregelmäßige Sitzungen Traditionelle oder explorative Familientherapie-Techniken.

Training sozialer Fertigkeiten

Unser Modell eines Trainings sozialer Fertigkeiten lehnte sich eng an die Verhaltenstechniken an, die von WALLACE et al. (1980), LIBERMAN et al. (1975) und HERSEN & BELLACK (1976) entwickelt worden waren, unterschied sich jedoch von bestehenden Ansätzen in einigen Punkten. Obwohl es – im Vergleich zur Familientherapie – stark strukturiert war, verwendeten die Therapeuten zu Anfang viel

Zeit darauf, mittels psychotherapeutischer Techniken, wie Unterstützung, Empathie und bedingungsloser Zuwendung, eine therapeutische Beziehung herzustellen. Außerdem wurde genau soviel Wert auf die Entwicklung der *sozialen Wahrnehmung* wie auf die Anwendung *sozialer Fertigkeiten* gelegt. Zwei Jahre (also nicht nur Wochen oder Monate) dauerte der Behandlungsprozeß mit einem Training, das sich auf individuelle, problematische Verhaltensweisen ausrichtete, wie sie im Kontext der Familie auftraten, und später auf Problemverhalten ausgedehnt wurde, das sich während der Resozialisierung und in berufsspezifischen Bereichen außerhalb der Familie manifestierte. Das Trainingsziel bestand darin, die soziale Kompetenz der Patienten zu entwickeln, indem soziales Verhalten (verbal und nonverbal) ebenso wie Wahrnehmung und Urteilsbildung gefördert wurden. Dabei ging man von der Erwartung aus, daß eine verbesserte soziale Kompetenz positive zwischenmenschliche Erfahrungen erleichtern und dadurch zu einer Abnahme von Konflikten führen würde. Der Fokus der Behandlung lag auf jenen Verhaltensweisen des Patienten, von denen angenommen wurde, daß sie hohe Expressed Emotion, insbesondere Kritik von wichtigen Bezugspersonen hervorriefen. Insofern war unser Training sozialer Fertigkeiten ein *indirekter* Versuch das emotionale Klima in der Familie zu verbessern, im Gegensatz zur *direkteren* Methode in der Familientherapie. Tabelle 2 beschreibt die Ziele und Techniken dieses sozialen Trainingsprogrammes. Eine detailliertere Beschreibung seiner Struktur, seines Inhalts und Ablaufs wird andernorts gegeben (GREENWALD et al., 1985). Im ersten Behandlungsjahr nach der Entlassung lag die Betonung hauptsächlich auf den Phasen 1 bis 4.

Tabelle 2: Übersicht über den Behandlungsprozeß: Training sozialer Fertigkeiten

Phasen	Ziele	Techniken
Phase 1 Stabilisierung und Beurteilung	Therapeutische Allianz herstellen. Soziales Handeln und Wahrnehmungsfähigkeit beurteilen. Beurteilung der Verhaltensweisen, die hohe EE hervorrufen.	Empathie und Beziehungsherstellung Rollenspiel in 14 Szenen Selbst- und Familienberichte über soziales Handeln.
Phase 2 Positive Äußerungen (in der Familie)	Bereitstellen alternativer Antworten auf Feindseligkeit: Komplimente, Wertschätzung, Interesse an anderen.	*I*nstruktion *M*odellvorgabe *R*ollenspiel *F*eedback *H*ausaufgaben
Phase 3 Soziales Handeln (in der Familie)	Lösung von Konflikten via verbessertes verbales und nonverbales Verhalten.	*I M R F H* Üben: Vorlieben, Verweigerungen, Reaktion auf und Ausdrücken von Kritik. via: Redelatenz, Lautstärke, Blick, Gestik, Gesichtsausdruck.
Phase 4 Soziale Wahrnehmung (in der Familie)	Korrektes Identifizieren von Inhalt. Kontext und Bedeutung einer Mitteilung.	*I M R F H* Vermittlung durch Therapeut: Mitteilungen verstehen, Ideen benennen, Absichten, Antworten, Zeitablauf und Anordnung von Antwortverhalten zusammenfassen.

Phasen	Ziele	Techniken
Phase 5 Beziehungen außerhalb der Familie	Verbesserung der Sozialisierungs-Fertigkeiten. Verbesserung der vorberuflichen und beruflichen Fertigkeiten.	Beurteilung von Fähigkeiten Bedürfnissen und Netzwerk *IMRFH* Sozialisierung: Konversation und Zuhören-Können, Verabredungen-Treffen, Freizeitaktivitäten. Beruf: Aufmerksamkeit, Konzentration, Gedächtnis, Karrierevorstellungen, Bewerbungsgespräche, Arbeitsgewohnheiten und Training der Beziehung Vorgesetzter-Angestellter.

Design der Studie

Zwischen 1979 und 1983 wurden aus den aufgenommenen Patienten unseres Instituts fortlaufend nach folgenden Kriterien Personen für unsere Studie ausgewählt: Die Patienten mußten die Forschungs-Diagnose-Kriterien (RDC) für Schizophrenie oder schizo-affektive Störungen erfüllen und einen bis drei Monate vor der Einweisung in einem Haushalt mit hohem EE-Status gelebt haben, in den sie voraussichtlich nach der Behandlung wieder zurückkehrten. Eine im Haushalt lebende, bedeutsame Bezugsperson wurde hinsichtlich Expressed Emotion als hoch eingestuft, wenn sie sechs oder mehr kritische Bemerkungen gegenüber dem Patienten machte, einen Ratingwert von vier oder fünf bei der Einschätzung des emotionalen Überengagements aufwies, oder wenn sie einen positiven Wert auf der Feindseligkeitsskala erzielte. Diese Werte wurden in einem auf Tonband aufgenommenen Interview erhoben, bei welchem das «Camberwell Family Interview Schedule» (CFI) zur Anwendung kam. Alle Rater waren so trainiert, daß sie die wesentlichen Komponenten der Expressed Emotion mit einer Reliabilität von .80 oder höher beurteilten. Durchschnittlich benötigte ein Rater sechs Monate Übung und Erfahrung im Gebrauch des CFI, bevor er Angehörige einschätzte. Aus der Studie ausgeschlossen wurden Patienten, die jünger als 17 und älter als 55 Jahre waren, Hinweise auf ein hirnorganisches Syndrom boten oder in der jüngeren Vorgeschichte von Alkohol oder anderen Substanzen abhängig waren, die in irgendeiner Weise die aktuelle psychotische Episode erklären konnten. Außerdem wurden keine Patienten in die Studie aufgenommen, die an Nieren-, Leber- oder kardiovaskulären Krankheiten litten, was die Anwendung antipsychotischer Medikamente verbot. Die Patienten waren vorwiegend männlich (75%), jung (Durchschnittsalter 25 Jahre), hatten mehrere Episoden erlebt und gehörten der sozialen Mittel- bis Unterschicht an. Wenn immer möglich, wurden sie mit injizierbarem Fluphenazin-Dekanoat behandelt, um eine Vermischung unzuverlässiger Medikamenteneinnahme mit anderen Variablen, die für einen Rückfall verantwortlich sein könnten, zu verhindern.

Da die Studie über Familientherapie und Training sozialer Fertigkeiten zu einer Reihe gleichzeitig laufender Untersuchungen gehörte, wurden die Patienten aufgrund einer vor Klinikeintritt festgelegten Wochen- und Monatseinteilung alternierend den verschiedenen Verfahren zugewiesen. Die Studie versuchte, eine «verschachtelte», mit Medikamenten behandelte Kontrollgruppe zu liefern, bei der die Therapeuten selber den Kontrollbedingungen gegenüber «blind» waren. Dieses Design basierte auf den Erfahrungen des Untersuchers, daß Kontrollgruppen oft inkonsistent behandelt werden. Zum Beispiel zeigte sich in Psychotherapiestudien häufig das Phänomen, daß die erzielten Resultate weniger aufgrund besonders guter Leistungen der Experimentalgruppe zustande kamen, als vielmehr der Tatsache zuzuschreiben waren, daß die Kontrollgruppe signifikant schlechter als erwartet abschnitt. Deshalb wurden alle Patienten (aus Familien mit hoher EE), die zum Zeitpunkt des Klinikeintritts die obgenannten Einschlußkriterien erfüllten, als erstes nach dem beschriebenen Zeitplan zufällig der Studie «Familientherapie/Training sozialer Fertigkeiten» oder der parallel laufenden «Dosierungsstudie» zugeordnet. Diese Parallelstudie untersuchte die möglichen Interaktionen zwischen EE-Status, Medikamenten-Dosierung und Rezidiven. Innerhalb der ersten Bedingung wurden die Patienten ferner nach dem Zufallsprinzip den Verfahren «Familientherapie allein», «Training sozialer Fertigkeiten allein» oder einer Kombination beider zugewiesen. (Wir behandelten alle Patienten weiterhin medikamentös; außerdem konnten sie die stützenden Dienste einer Psychiatrieschwester beanspruchen.) Innerhalb der Dosierungsstudie wurden die Patienten aus Familien mit hoher EE bei Klinikeintritt in einem zweiten Schritt entweder einer niedrigen Dosierung von Fluphenazin-Dekanoat oder einer, wie sie für Nachbehandlungen ärztlich empfohlen wird, zufällig zugeordnet. Sowohl für die Untersuchung über Familientherapie/Training sozialer Fertigkeiten als auch für die Dosierungsstudie dienten folglich *standard-dosierte Patienten aus Familien mit hoher EE* als *Kontrollgruppe*. Die Patienten für Experimental- und Kontrollgruppen wurden kurz nach ihrem Klinikeintritt bestimmt. Unabhängig davon, ob sie auf die Bedingungen der Nachbehandlung überhaupt eintraten, bzw. sie vorschriftsmäßig befolgten, blieben sie während der zweijährigen Untersuchungszeit in diesen Gruppen.

Während der Zeit der Aufnahmeverfahren für die Studie wurden 132 Patienten nach dem Zufallsprinzip ihren potentiellen Behandlungsgruppen zugeordnet, sobald nach dem Klinikeintritt ihre Diagnose und der EE-Status ihrer Angehörigen feststanden (zwei Tage bis zwei Wochen). 30 der 132 Patienten wurden aus administrativen Gründen ausgeschlossen: 15 Patienten, die sich gleichmäßig über die Behandlungszellen verteilten, verweigerten die Behandlung und/oder zogen ihr schriftliches Einverständnis vor oder kurz nach der Entlassung zurück. (Soweit wir wissen, unterscheiden sich diese wenigen Verweigerer bezüglich der Hintergrundcharakteristika der Behandlungsbedingungen nicht von den übrigen.) Die restlichen 15 verteilten sich ebenfalls gleichmäßig auf die verschiedenen Behandlungsbedingungen: Zum Zeitpunkt der Diagnosestellung, unmittelbar nach der EE-Einschätzung, hatten neun Patienten *keine* RDC-Diagnose einer Schizophrenie oder schizoaffektiver Störungen. (Die Diagnostiker wurden zu schnellem Handeln gedrängt, damit die Familientherapeuten sobald als möglich mit den Familien Kontakt aufnehmen konnten.) Sechs weitere Patienten (über die Behandlungsbedingungen verteilt) mußten aus der Studie ausgeschlossen werden, weil sie an staatliche Institutionen überwiesen wurden, wo sie mehr als sechs Monate hospitalisiert blieben.

Unter den 102 ausgewählten Patienten und ihren Familien, die für die Untersuchung zur Verfügung standen, differenzierten wir zwischen Patienten, welche den Kriterien für die Teilnahme an der Behandlung entsprachen (N = 88) und denjenigen, die entweder im Verlauf des Behandlungsprozesses ein Rezidiv erlebten oder auf andere Weise die Kriterien nicht erfüllten (N = 14). Die Behandlungsgrundlagen waren wie folgt definiert: Die Familientherapie setzte sich zusammen aus der Teilnahme der Familie an unserem psycho-edukativen Workshop (innerhalb des ersten Monats nach Eintritt) und einem Versuch, zuhause einen Bewältigungsprozeß durchzuführen. Das Training sozialer Fertigkeiten bestand aus der Festlegung des Ausmaßes ihres Defizits (Phase 1) und wenigstens einer Sitzung zum Einüben von Fertigkeiten. Die Kontrollbedingung bestand aus mindestens zwei Einzelsitzungen stützender Therapie durch eine Psychiatrieschwester und einem Monat kontinuierlicher Einnahme oraler Medikamente oder drei aufeinanderfolgender Fluphenazin-Dekanoat-Injektionen. Wir unterscheiden zwischen Behandlungs-«Teilnehmern» und «partiellen Teilnehmern», weil die letzteren selten in den Ergebnissen publizierter Studien erscheinen, ihr Einbezug in die Analyse jedoch die Interpretation der Ergebnisse beeinflußt.

Wenn möglich wurde das gleiche Familienmitglied ein Jahr nach der Entlassung des Patienten erneut mit dem CFI beurteilt, um ein Bild über die differentielle Behandlungswirkung auf den Grad der Expressed Emotion zu gewinnen.

Für diesen Bericht wurden zwei Rückfalltypen ausgewertet. Typ I entsprach der Veränderung von einem zum Zeitpunkt der Entlassung nichtpsychotischen in einen psychotischen Zustand im Sinne der RDC-Kriterien für Schizophrenie oder schizo-affektive Störungen. Ein Typ II-Rezidiv bedeutet eine eindeutige Exazerbation persistierender Symptome. In unseren zahlreichen Studien gehörten aber etwas weniger als 5% der Patienten zum Rückfalltypus III, der als persistierende und unverändert schwere Psychose über längere Zeit definiert war. Die meisten der Patienten, die bei der Entlassung psychotische Symptome aufwiesen, erlitten später entweder einen Rückfall, oder aber ihr Zustand besserte sich. Ebenfalls nicht aufgenommen in diesen Bericht sind Typ IV-Rezidive oder Patienten mit einer «Mini-Episode», d.h. Patienten mit einer schwachen, der Index-Episode nicht vergleichbaren Exazerbation der Symptome, die gewöhnlich in zwei bis drei Wochen durch eine vermehrte Überwachung oder eine Änderung der Medikation behoben werden konnte (etwa 20% der Patienten in unseren verschiedenen Studien machten eine solche Mini-Episode durch). Rückfälle wurden in einem einstimmigen, durch Ratingskalen dokumentierten Team-Entscheid bestimmt. In den wenigen Fällen, wo die Meinungen des Haupttherapeuten und des Teams nicht übereinstimmten, prüfte der Untersuchungsleiter den Fall nach. Er entschied jedesmal, daß der Patient ein Rezidiv erfahren hatte (ein Kontrollfall, zwei Experimentalfälle).

Resultate

Wirkungen der Behandlung auf die Rückfallrate

Die 88 Behandlungsteilnehmer zeigten folgende Ergebnisse: vier von 21 Patienten der Gruppe «Familientherapie allein» erlitten einen Rückfall vom Typ I oder Typ II (19,0%); 4 von 19 Patienten der Gruppe «Training sozialer Fertigkeiten allein» zeigten Rückfälle (21,1%); und 10 von 28 Patienten der medikamentös behandelten Kontrollgruppe erlebten Rückfälle (35,7%). Aber keiner der Patienten, die eine Kombination von Familientherapie und Training sozialer Fertigkeiten erhalten hatten, wies nach einem Jahr einen Rückfall auf. Unter Anwendung der Maximum Likelihood Parameterschätzung ergab sich je ein Haupteffekt für die Familientherapie und für das Training sozialer Fertigkeiten sowie ein starker Trend in Richtung auf eine Interaktion beider Verfahren. Die Aussagekraft dieses letzten Tests wird aber durch die Tatsache beeinträchtigt, daß die Zelle «kombinierte Behandlung» sozusagen «bodenlos» geworden war, d.h. eine Rückfallquote von 0% enthielt. Die Randstatistiken der Haupteffekte werden auch dann signifikant, wenn auf die Effekte gegensätzlicher Behandlungen kontrolliert wird (teilweise Teilnahme). Ein etwas anderes Bild ergab sich jedoch, als wir die *ganze* Stichprobe von «partiell Teilnehmenden» und «vollständig Teilnehmenden» zusammenfaßten: 22,7% der Patienten mit Familientherapie, 31,8% der Patienten mit Training sozialer Fertigkeiten, 8,7% der Patienten mit kombinierter Behandlung und 45,7% der Kontrollgruppen-Patienten erlitten einen Rückfall. In bezug auf die ganze Stichprobe konnte nur für die Familientherapie ein Haupteffekt nachgewiesen werden. Die überzeugendsten Resultate zeigten sich, wenn allein die Daten jener Patienten analysiert wurden, deren Medikamenteneinnahme gesichert war (83 ganz Teilnehmende, 90 ganz plus partiell Teilnehmende). Es stellte sich ein einziger Haupteffekt der Behandlung auf die Rückfallrate heraus: Familientherapie bewirkte bei den mit antipsychotischer Medikation gestützten Patienten eine signifikante Reduktion der Anzahl Rückfälle.

Teilweise wurden die Auswirkungen der Behandlung auf die Anpassung nichtrückfälliger Patienten untersucht. Bis heute ist es weitgehend unmöglich, bei diesen Patienten verschiedene Ebenen der Anpassung signifikant zu identifizieren. Alle Gruppen nicht-rückfälliger Patienten verbessern sich im Laufe der Zeit tendenziell, ohne daß sich dieses Ergebnis weiter differenzieren ließe. Die isolierten Behandlungseffekte deuten darauf hin, daß die Familientherapie eine Wirkung auf die «globale Beurteilung der Krankheit» und das «Ausmaß an Veränderung» vor und nach der Behandlung ausübt. Zugunsten des Trainings sozialer Fertigkeiten zeigte sich, ähnlich wie in unserer früheren Untersuchung zur Therapie «wichtiger Rollen» (Major Role Therapy [MRT]; HOGARTY et al., 1974), ein signifikanter Trend bei den Daten für das «Ausfüllen einer sozialen Rolle» und die «Qualität der zwischenmenschlichen Beziehungen außer Haus».

Wirkungen der Behandlung auf die Expressed Emotion

Eine prinzipielle Schwierigkeit bei der Beurteilung der Behandlungseffekte auf hohe Werte von Expressed Emotion entstand dadurch, daß unsere Methode der Kontrollgruppenbildung es unmöglich machte, Kontroll-Familien systematisch in die Arbeit einzubeziehen, um in einem Jahr eine repräsentative Stichprobe wiederholter CFI- und EE-Schätzungen zu erhalten. Während nur 23% aller Experimental-Familien unfähig oder unwillig waren, an den wiederholten CFI-Messungen teilzunehmen, konnten 54% der Kontroll-Familien nicht für die wiederholten Beurteilungen gewonnen werden. (Trotzdem waren die Ergebnisse der Patienten aus diesen verweigernden Familien im allgemeinen gut: Nur in 21% der ablehnenden Experimental-Familien und in 26% der sich weigernden Kontroll-Familien erlitt ein Patient einen Rückfall.) Im folgenden stellen wir nur die Daten der Behandlungseffekte auf die Expressed Emotion der «vollständig Teilnehmenden» dar, da diese Stichprobenauswahl im Hinblick auf Haupteffekte und Interaktionen der verschiedenen Behandlungsbedingungen bezüglich Rückfälle weniger verzerrt ist. Weil alle experimentellen Behandlungen eine klare Reduktion von Rezidiven bewirkten, konnte das Ausmaß, in dem verminderte EE zu diesem Ergebnis beitrugen, direkt geprüft werden.

Wir teilen Resultate wiederholter CFI- und EE-Messungen mit, und zur ungefähren Einschätzung der EE-Veränderungen «unkooperativer» Familien diente uns ein Entscheid des klinischen Teams, der für 10 der 15 Kontroll-Familien und für alle 14 Experimental-Familien gefällt wurde. Eine «abweisende» Familie bezüglich ihres EE-Status vor und nach der Behandlung als nicht verändert einzustufen, gründete sich auf folgende Hinweise:

- Häufige Telefonanrufe beim Kliniker, in denen übertriebene Besorgnis ausgedrückt oder nach der «emotionalen Temperatur» des Patienten gefragt wurde;
- Berichte der Patienten über häufige Feindseligkeiten oder Kritik ihnen gegenüber;
- Telefonanrufe von Familie oder Patient (mit der den Patienten anschreienden Familie im Hintergrund), die zeigten, daß im Verlauf des Behandlungsjahres weiterhin Kritik und Feindseligkeiten gegen den Patienten gerichtet wurden.

Wir stellen die Daten hinsichtlich des Zusammenhangs zwischen Expressed Emotion, Behandlung und Rückfall dar, um zwei wichtige, offene Fragen zu beantworten:

1. Zeigt sich im Laufe der Zeit eine signifikante Reduktion der hohen EE-Werte von Familien, die psycho-edukative und bewältigungsorientierte Strategien kennenlernten, im Vergleich zu Familien, die keine solchen direkten Interventionen erlebten?
2. Steht die Veränderung oder Nicht-Veränderung des EE-Status der Familie in Zusammenhang mit dem Ausbleiben oder Wiederauftreten von Rückfällen des Patienten?

Tabelle 3 enthält Anzahl und Prozentsatz der Familien, die sich von einem hohen EE-Status bei Klinikeintritt des Patienten zu einem niedrigen EE-Status zum Zeitpunkt der Nachuntersuchung verändert haben. Die Werte basieren auf

Tabelle 3: Veränderungen von Familien mit hoher Expressed Emotion zu solchen mit niedriger Expressed Emotion bei den ganz an der Behandlung Teilnehmenden (N = 88) nach einem Jahr.

Methode:	CFI-Interview	CFI + Teamschätzungen	
Kontrollgruppe (N = 28)	5/13 (38,5%) nicht reliabel	5/23 (21,8%)	23,8%
TSF (N = 19)	3/13 (23,1%)	5/19 (26,3%)	
FTH (N = 21)	7/18 (38,8%)	9/21 (42,8%)	39,0%
FTH + TSF (N = 20)	6/15 (40,0%)	7/20 (35,0%)	

TSF = Training sozialer Fertigkeiten
FTH = Familientherapie

den formalen, wiederholten CFI-Beurteilungen und auf den Team-Einschätzungen der EE-Veränderungen in unkooperativen Familien. (Im allgemeinen sind für die *Experimentalgruppen* die formalen CFI-Einschätzungen dieselben wie die kombinierten Beurteilungen aus CFI und Team-Einschätzungen. Wie erwartet gilt die Hauptdifferenz zwischen CFI-Beurteilung und Team-Einschätzung nur für die *Kontrollgruppe.*) Wenn man die Veränderungen (CFI) unter der Bedingung «Training sozialer Fertigkeiten allein» als repräsentativ für die Veränderung der Kontroll-Familien (CFI und Team-Einschätzungen) akzeptiert, zeigt sich, daß Familientherapie die Expressed Emotion von Familien differentiell reduziert (etwa 42% gegenüber 24% der Familien). Obwohl ältere Studien dazu tendieren, die meisten, wenn nicht alle Veränderungen von hoher zu niedriger Expressed Emotion der Familientherapie zuzuschreiben, gibt es doch Belege dafür, daß sich fast ein Viertel aller Familien auch ohne systematische Unterrichtung und Management in dieselbe Richtung verändert.

Tabelle 4 illustriert die Wirkung des EE-Status bzw. dessen Veränderung auf die Rückfallsrate des Patienten sowie die differentiellen Beiträge der verschiedenen Behandlungsbedingungen zu diesem Zusammenhang. Aus der Tabelle können leicht zwei Schlüsse gezogen werden:

1. Die Veränderung des EE-Status einer Familie von hoch zu niedrig steht mit der Rückfall-Freiheit des Patienten tatsächlich im Zusammenhang. In Familien, die sich von hoher zu niedriger EE verändert haben, erlitt *kein* einziger Patient in diesem Jahr einen Rückfall, und zwar unabhängig von der Art der Behandlung. Da sich unter der Bedingung «Familientherapie» mehr Familien von hoher zu niedriger EE verändert haben, könnte dieser Effekt auf den EE-Status einer Familie tatsächlich aufgrund der prophylaktischen Wirkung der Familientherapie entstanden sein.
2. Bleibt der EE-Status einer Familie hoch, ist es schwieriger, einzelnen Behandlungsmodalitäten einen Haupteffekt auf die Rückfallsrate zuzuschreiben. Nur die *kombinierte* Behandlungsbedingung übte bei andauernd hohem EE-Status der Familie einen klaren prophylaktischen Effekt aus.

Im allgemeinen können für die *einzelnen Angehörigen* eines Haushalts dieselben Schlüsse hinsichtlich des Zusammenhangs zwischen EE-Status, Behandlung und Rezidiv gezogen werden wie oben für die *Familien* als ganzes: Unter der Bedingung «Familientherapie» verändern sich mehr Individuen von hoher zu nied-

Tabelle 4: EE-Status der Haushalte und dessen Veränderung ein Jahr nach der Klinikaufnahme des Patienten im Vergleich zu den Patientenrückfällen während der Behandlung (Teilnahme = 88)

	von hoher EE zu niedriger EE		gleichbleibend hohe EE	
Methode:	CFI	CFI + Teamschätz.	CFI	CFI + Teamschätz.
	Haushalte (% Rückfälle)	Haushalte (% Rückfälle)	Haushalte (% Rückfälle)	Haushalte (% Rückfälle)
Kontrollgruppe (N = 28)	5 (0%)	5 (0%)	8 (75%)	18 (44%)
TSF (N = 19)	3 (0%)	5 (0%)	10 (20%)	14 (29%)
FTH (N = 21)	7 (0%)	9 (0%)	11 (27%)	12 (33%)
FTH + TSF (N = 20)	6 (0%)	7 (0%)	9 (0%)	13 (0%)

riger EE; nur wenige Patienten erleiden einen Rückfall, wenn sie mit einem Individuum zusammenleben, dessen EE sich erniedrigt hat. Und schließlich finden sich - mit Ausnahme der kombinierten Behandlungsbedingung - mehr zweifelhafte Therapieeffekte in den Familien, in welchen alle Mitglieder einen hohen EE-Status beibehielten. Von den 126 in dieser Untersuchung beurteilten erwachsenen Angehörigen, die als wichtige Beziehungspersonen galten, wurden bei Klinikeintritt der Patienten ursprünglich nur 15% bezüglich EE-Status als niedrig eingestuft. Nur einer dieser Angehörigen veränderte sich im folgenden von niedriger zu hoher EE. Unerwarteterweise senkte die Anwesenheit eines einzigen Angehörigen mit niedriger EE in einer Familie mit hoher EE die Rückfallsrate nicht.

Diskussion

Bei den Patienten und Familien, welche die Teilnahmekriterien für die Behandlung erfüllten, zeigt sich im Vergleich zur Medikations-Kontrollgruppe, die eine stützende Therapie erhielt, ein klarer Effekt: Sowohl *Einzel-* als auch *Familien-*Ansätze für sich allein, vor allem aber deren Kombination, bewirken eine Rückfallverhinderung. Andere Studien über Familientherapie berichten über Rückfallquoten nach neun Monaten von 6% und 9% bei Familientherapie, verglichen mit 44% und 50% bei den Kontrollgruppen (Falloon et al., 1982; Leff et al., 1982). Unsere eigenen Rückfallsraten nach neuen Monaten betragen etwa 5% bei Familientherapie und 25% bei der Kontrollgruppe. Im Gegensatz zu anderen Untersuchungen enthält die unsrige jedoch als kontrastierende Experimentalbedingung eine hochstrukturierte, *patienten*zentrierte Behandlung, die auf demselben pathophysiologischen Modell der Schizophrenie beruht wie der familientherapeutische Ansatz. Die familien- und die patientenzentrierte Form der Therapie ist wirkungsvoll geeignet, Rückfälle bei den damit behandelten Patienten zu verhindern. Besonders effektiv ist die Kombination beider Verfahren. Ferner sind die Ergebnisse unserer medikamentös behandelten Kontrollgruppe etwas besser als diejenigen der Kontrollgruppen in den anderen zwei Studien zur Familientherapie (Falloon et al., 1982; Leff et al., 1982). Die Rückfallsrate unserer Kontrollgruppe (35%) ist jedoch fast identisch mit den international publizierten Rückfallsraten von Patienten, die Depot-Neuroleptika erhielten. In unserer Studie verwischt die Rückfallsquote der Kontrollgruppe von 35% zusätzlich den Kontrast zwischen Experimental- und Kontrollbedingung.

Der intuitiv ansprechende und humane Ansatz, den die psycho-edukativen Familientherapien verkörpern, hat viel Beifall gefunden. Aber man sollte vorsichtigerweise die Schlußfolgerung vermeiden, Familientherapie sei die *einzige Quelle* der Behandlung oder die *definitive* Prophylaxe der Schizophrenie. Das Training sozialer Fertigkeiten scheint auf den ersten Blick weniger arbeits- und kostenaufwendig zu sein und stellt eine wirkungsvolle Alternative in der Nachbehandlung schizophrener Patienten dar, wenn die lokalen Ressourcen kein umfassendes Familienprogramm ermöglichen. Kombiniert mit Familientherapie erzielt es eine Wirkung, die von keiner der beiden Behandlungen allein erreicht wird. Das Training sozialer Fertigkeiten zeigt ähnliche Effekte wie andere, patientenzentrierte psychosoziale Strategien, die wir vor Jahren entwickelt, aber an einer gemischten und vielleicht weniger risikohaften Patientengruppe angewendet haben (HOGARTY et al., 1974).

Andererseits scheint Familientherapie allein für den größeren Teil der Patienten mehr Vorteile zu bieten als das Training sozialer Fertigkeiten allein, und zwar aus zwei Gründen:

1. Die Familientherapie kann über den Weg der familiären Beziehungen mehr Patienten für eine Behandlung gewinnen und schafft damit für den Patienten mit persistierenden Symptomen in den ersten Monaten nach seiner Klinikentlassung mehr Zeit, um sich zu erholen.
2. Sie vermag die hohe Expressed Emotion einer Familie deutlich zu reduzieren, was sich in niedrigeren Rückfallsraten der Patienten niederschlägt.

Das Training sozialer Fertigkeiten wird auch kaum die Behandlung der Wahl sein in modernen Institutionen, wo die Patienten nur für sehr kurze Zeit hospitalisiert und daher noch im symptomatischen Zustand entlassen werden. Unseren Daten sowie Aussagen der Therapeuten nach war das Training sozialer Fertigkeiten für diese noch aktiv psychotischen Patienten nicht nur ineffizient, sondern kaum anwendbar. Wenn sich aber ein Patient adäquat von seiner psychotischen Episode erholt hat, wirkt das Training, auch im Kontext einer Familie mit nach wie vor hohem EE-Status, rückfallsverhindernd.

LEFF et al. (1982) berichteten, daß die Hälfte von 12 Angehörigen mit hoher EE, die an ihrer Familientherapie teilgenommen hatten, sich zu Angehörigen mit niedriger EE veränderten, und die Patienten in diesen Haushalten rückfallsfrei blieben. Dieser Befund gleicht dem unsrigen. Trotzdem bleibt bemerkenswert, daß in unserer Studie auch ein Viertel der *nicht* direkt behandelten Familien diese Veränderung von hoher zu niedriger EE zeigten und in diesen Haushalten gleichfalls kein Patient einen Rückfall erlitt. Die Frage nach den kausalen Zusammenhängen bleibt jedoch ungeklärt. Ein Viertel der mit Familientherapie behandelten Familien verändert offensichtlich durch diese direkte Intervention ihr EE-Niveau von hoch zu niedrig, aber mindestens *ein weiteres* Viertel weist dieselbe Veränderung aus *anderen* Gründen auf, vielleicht weil der Patient nicht psychotisch ist und es ihm relativ gut geht. So gesehen könnte in einem gewissen Prozentsatz von Fällen der EE-Status einer Familie eine Reaktion auf die Krankheit oder das Anpassungsniveau des Patienten sein, und nicht der Grund für die Krankheitsepisode. Außerdem sollte durch weitere Analyse geklärt werden, ob Familien mit einer Veränderung von hoher zu niedriger EE bereits vor der Behandlung durch ausgewählte EE-Komponenten zu charakterisieren sind.

Im übrigen muß man sich auch fragen, warum Patienten der Kombination «Familientherapie/Training sozialer Fertigkeiten» trotz andauernd hoher Expressed Emotion nicht rückfällig werden. Wir haben bisher noch für keine Behandlungsbedingung den direkten Kontakt analysiert; vielleicht ist für die geringe Rückfallsrate die simple Tatsache verantwortlich, daß die Patienten öfter außer Haus und in der Therapie waren. Einer von uns (C. A.) hat argumentiert, daß die Familientherapie, obwohl sie, wie andernorts ausführlich beschrieben (ANDERSON et al., im Druck), den Patienten klar mit einbezieht, den Schmerz und das Leiden anderer Familienmitglieder ins Zentrum stellt, während sich das Training sozialer Fertigkeiten auf den Schmerz und das Leiden des Patienten konzentriert. Vielleicht umfaßt die ideale Behandlungsstrategie sowohl einen Professionellen, der dem Patienten sehr wichtig ist, als auch einen, der für die Familie viel bedeutet. Bisher ist unbekannt, ob die *Anpassung* von Patienten, die in Haushalten mit gleichbleibend hohem EE-Status leben, durch die Behandlung unterschiedlich beeinflußt wird.

Unsere Resultate können nur mit Vorsicht verallgemeinert werden. Zumindest für die Vereinigten Staaten zeigen die Daten unserer Untersuchung und diejenigen von FALLOON et al. (1982), daß Expressed Emotion, Geschlecht des Patienten und Art des Haushaltes hoffnungslos verstrickt sind. Werden risikoreiche Patienten aus Haushalten mit hoher EE für Familientherapie und andere psychosoziale Strategien ausgewählt, zeigt die Stichprobe die Tendenz aus unverheirateten Männern (75% in dieser Untersuchung) zu bestehen, die bei ihren Eltern leben. Daten aus unserer unabhängigen Replikationsstudie zur Expressed Emotion wie auch Untersuchungen über Depot-Fluphenazin legen nahe, daß Frauen (vor allem schizo-affektive) aus Familien mit niedriger EE etwa dasselbe Rückfallrisiko haben, wie Männer aus Familien mit hoher EE. Andere Studien berichten, daß Frauen unter Depot-Fluphenazin dieselbe Rückfallsrate aufweisen wie Männer. Nur in früheren Studien zur oralen Neuroleptikabehandlung zeigten Männer höhere Rückfallsraten als Frauen, was wahrscheinlich auf die nicht vorschriftsmäßige Einnahme der Medikamente zurückzuführen ist (ANDERSON et al., im Druck).

Außerdem sprechen wir bis jetzt nicht von der *Prävention* der schizophrenen Rückfälle. Nach unüberprüften Schätzungen bezüglich der Rezidive im zweiten Untersuchungsjahr gilt, daß bis heute 25% der Familientherapie-Patienten, 35% der Patienten mit Training sozialer Fertigkeiten, 22% der Patienten unter der kombinierten Bedingung und 75% der Kontroll-Patienten Rückfälle erlitten haben. Trotzdem zeigen die Daten aus dieser Studie (und mindestens auch diejenigen aus der Studie von LEFF et al., 1982) einen deutlichen Haupteffekt der Familientherapie auf die Verhinderung von Rückfällen, wenn die antipsychotische Medikation der Patienten gesichert ist. (Was die Studie von FALLOON et al., [1982] betrifft, sind wir nicht sicher, ob die rückfälligen Patienten die Medikationsvorschrift *vor* dem Rückfall nicht mehr richtig beachtet hatten.) Nach 30jähriger

Forschung haben Patienten sowie ihre Familien und Therapeuten Anlaß zu der Hoffnung, daß psychosoziale Therapie tatsächlich mehr zur prophylaktischen Behandlung der Schizophrenie beitragen kann, als Medikamente allein dies vermögen. Die Herausforderung der kommenden Dekade wird darin bestehen, *individuellere* psychosoziale Behandlungsstrategien zu entwickeln, die den unterschiedlichen Charakteristika der verschiedenen Risikogruppen Rechnung tragen. Derartige Strategien sollten weiterhin in den Kontext von Familientherapie und stützender Medikation eingebettet werden.

Danksagung

Diese Untersuchung wurde durch den Kredit Nr. MH30750 der Abteilung für psychosoziale Therapieforschung des National Institute of Mental Health (USA) unterstützt. Fluphenazin (Prolixin) Dekanoat wurde durch E. R. Squibb & Sons, Princeton, New Jersey, geliefert.

Die «EPICS» Schizophrenie-Forschungsgruppe trug wesentlich bei zur Behandlung der Patienten und Familien, zur Datenerhebung und Konzeptualisierung von Theorie und Behandlungsstrategien, sowie zur Analyse und Aufbereitung der Resultate. In alphabetischer Reihenfolge sind dies:

Name und akademischer Grad	*Stellung*
Patricia Bartone, R.N.; M.S.N.	Nurse Clinician
Gertrude Bayer, A.B.O.	Research Associate
John Cahalane, M.S.W.	Family Therapist
Mary Carter, Ph.D.	Principal Research Associate
Rosemary Cather, R.N.; M.S.N.	Nurse Clinician
Susan Cooley, R.N.C.S.M.N.Ed.	Nurse Clinician/Coordinator
Ann Louise DiBarry, R.N.; M.S.N.	Nurse Clinician
Kathy Erndl, B.A.	Research Associate
Samuel Flesher, M.Ed.	Behavioral Therapist Assistant
Deborah Greenwald, Ph.D.	Behavioral Therapist
Carol Javna, Ph.D.	Behavioral Therapist
Sander Kornblith, Ph.D.	Behavioral Therapist
Michael Madonia, B.A.	Research Associate/Data Analyst
Joseph P. McEvoy, M.D.	Research Psychiatrist
Athena McLean, M.A.	Research Associate
Mark R. Munetz, M.D.	Research Psychiatrist
Priscilla Ortlip, B.A.	Research Associate
Douglas J. Reiss, Ph.D.	Family Therapist
Katherine Stockdale, M.A.	Research Associate
Richard F. Ulrich, M.S.	Biostatistician
Elizabeth Venditti, M.A.	Assistant Behavioral Therapist
Bridget E. Virostek	Administrative Assistant Sr.

Christine Vaughn, Ph.D. hat dankenswerterweise Beurteiler im Gebrauch des CFI und des Ratings der Expressed Emotion geschult.

Literaturverzeichnis:

ANDERSON, C. M.; REISS, D. J.; HOGARTY, G. E.: Schizophrenia in the family: A practitioners guide to psychoeducation and management. Guilford Press, in press.

FALLCON, I.; WATT, D. C.; SHEPPERD, M.: A comparative controlled trial of pimozide and fluphenazine decanoate in the continuation therapy of schizophrenia. Psych. Med. *8,* 59–70, 1978.

FALLOON, I. R. H.; BOYD, J. L.; MCGILL, C. W.; RAZONI, J.; MOSS, H. B.; GILDERMAN, H. A.: Family management in the prevention of exacerbations of schizophrenia: New England Journ. of Med. *306,* 1437–1444, 1982.

GREENWALD, D.; KORNBLITH, S.; JAVNA, C.: A model of social skills training with schizophrenic patients. Pre-publication report. 1985.

HERSEN, M.; BELLACK, A. S.: Social skills training for chronic psychiatric patients. Comprehensive Psychiat. *17,* 559–580, 1976.

HOGARTY, G. E.: Depot neuroleptics: The relevance of psycho-social factors. J. Clin. Psychiat. *45,* sec. 2, 36–42, 1984.

HOGARTY, G. E.; GOLDBERG, S. C.; SCHOOLER, N. R.: Drug and sociotherapy in the aftercare of schizophrenic patients. III. Adjustment of non-relapsed patients. Arch. Gen. Psychiat. *31,* 609–618, 1974.

HOGARTY, G. E.; SCHOOLER, N. R.; ULRICH, R. F.; MUSSARE, F.; HERRON, E.; FERRO, R.: Fluphenazine and social therapy in the aftercare of schizophrenic patients: Relapse analyses of a two-year controlled study of fluphenazine decanoate and fluphenazine hydrochloride. Arch. Gen. Psychiat. *36,* 1283–1294, 1979.

LEFF, J.; KUIPERS, L.; BERKOWITZ, R.; EBERLEIN-FRIES, R.; STURGEON, D.: A controlled trial of social intervention in the families of schizophrenic patients. Brit. Journ. Psychiat. *141,* 121–134, 1982.

LIBERMAN, R. P.; KING, L. W.; DERINI, W. J.; MCCANN, M.: Personal effectiveness. Champaign, III.: Research Press, 1975.

SCHOOLER, N. R.; LEVINE, J.; SERENE, J. B.; BRAUYER, B.; DIMOCIA, A.; KLERMAN, G. L.; TUASON, V. B.: Prevention of relapse in schizophrenia: An evaluation of fluphenazine decanoate. Arch. Gen. Psychiat. *37,* 16–24, 1980.

WALLACE, C. J.; NELSON, C. J.; LIBERMAN, R. P.; AITCHISON, R. A.; LUKOFF, D.; ELDER, J. P.; FERRIS, C.: A review and critique of social skills training with schizophrenic patients. Schizophr. Bull. *6,* 42–63, 1980.

Die therapeutische Beeinflussung der familiären Umgebung schizophrener Patienten

J. Leff

Eine Reihe von Untersuchungen, die in London, Los Angeles und Chandigarh (Nord-Indien) durchgeführt wurden, haben gezeigt, daß bestimmte emotionale Einstellungen von Angehörigen signifikante Zusammenhänge mit dem Ausgang des schizophrenen Krankheitsverlaufs aufweisen (Leff & Vaughn, 1985; Leff et al., 1985b). Diese Einstellungen werden mit einem halbstrukturierten Interview, dem Camberwell Family Interview (CFI) und einem speziellen Ratingverfahren gemessen, wofür ein intensives Training von zwei bis drei Wochen Dauer erforderlich ist (Vaughn & Leff, 1976). Die Meßkriterien, welche einen Zusammenhang mit dem Krankheitsausgang zeigen, sind: kritische Bemerkungen, Feindseligkeit, Überengagement und Wärme. Die ersten drei Kriterien sagen einen schlechten Ausgang der Schizophrenie voraus und bilden zusammen den Index «expressed emotion» (EE). Wurden die Angehörigen auf diesem Index hoch eingestuft, betrug die Rückfallsquote anglo-amerikanischer Patienten in einer Zeit von neun Monaten nach der Klinikentlassung über 50%. Die entsprechende Rückfallsquote in Haushalten mit niedriger EE betrug 15% oder weniger, was einen signifikanten Unterschied darstellt. Die Rückfallsraten schizophrener Patienten in Chandigarh lagen sowohl in Familien mit hoher EE wie in jenen mit niedriger EE tiefer, waren aber immer noch signifikant unterschiedlich. «Wärme» dagegen sagte in den anglo-amerikanischen Studien einen guten Verlauf voraus.

Sowohl eine regelmäßige Neuroleptikamedikation als auch die Verminderung des sozialen Kontakts mit den Angehörigen schienen für Patienten, welche in Haushalten mit hoher EE leben, einen schützenden Effekt zu haben. Diese Befunde bewogen uns, bei Familien mit hoher EE, in denen die Patienten mit den Angehörigen intensiven Kontakt hatten, eine therapeutische Interventionsstudie zu beginnen (Leff et al., 1982, 1985a). Die Untersuchung zeigte, ebenso wie drei weitere in den USA durchgeführte Versuche (Leff, 1985), daß es möglich war, Familieneinstellungen in der gewünschten Richtung zu modifizieren, mit der Konsequenz einer signifikanten Reduktion der Rückfallsraten der Patienten. In allen vier Untersuchungen wurde ein ähnliches Design verwendet: die Patienten erhielten eine kontinuierliche Neuroleptikamedikation und wurden nach dem Zufallsprinzip entweder einer familientherapeutischen Behandlung oder einer Kontrollgruppe zugewiesen. In zwei Versuchen (Leff et al., 1985a; Falloon et al., im Druck) war der positive Effekt der Familienbehandlung auch zwei Jahre nach Klinikentlassung noch nachweisbar.

Im vorliegenden Beitrag will ich die Eigenart von Familien mit hoher EE und unseren Ansatz ihrer therapeutischen Beeinflussung näher zu beschreiben versuchen. Zur Illustration der Elemente unseres therapeutischen Vorgehens werde ich klinisches Material heranziehen.

Wir wendeten in unserem Programm drei Haupttechniken an: eine erzieherische Komponente, eine Angehörigengruppe, sowie familientherapeutische Sitzungen bei den Patienten zuhause. Die erzieherische Komponente bestand darin, aus einem vorbereiteten Skript vorzulesen. Dies geschah in zwei Sitzungen bei den Angehörigen zuhause, in Abwesenheit der Patienten: Es wurden Informationen über Ätiologie, Symptomatik, Verlauf, Behandlung und das Management der Schizophrenie vermittelt. Die Angehörigen konnten dazu zeitlich unbeschränkt Fragen stellen. Wir erwarteten, daß der erzieherische Effekt mit dem formellen Ende dieser Sitzungen nicht beendet war, sondern auf weniger strukturierte Weise während des therapeutischen Programms und darüber hinaus anhalten würde. Dies wurde durch die Resultate einer entsprechenden Wissensbefragung bestätigt, die mit den Angehörigen unmittelbar vor und nach den Informationssitzungen, sowie zum drittenmal zum Zeitpunkt des neunmonatigen Follow-up durchgeführt wurde (BERKOWITZ et al., 1984). Der Vergleich von Angehörigen mit hoher EE und niedriger EE zeigte, daß letztere fähig waren, Krankheitsepisoden von Zeiten zu unterscheiden, in denen der Patient störungsfrei war. Angehörige mit hoher EE dagegen waren unfähig, diese Unterscheidung so klar zu treffen ($p = 0.05$)[1]. Im Gegensatz zu den Angehörigen mit niedriger EE glaubten sie, daß der Zustand, unter dem der Patient litt, immer vorhanden sei ($p = 0.01$). Der Vergleich von Experimentalgruppen-Angehörigen mit den Angehörigen der Kontrollgruppe zeigte, daß mehr Angehörige der ersten Gruppe um die Diagnose Schizophrenie wußten, und zwar sowohl unmittelbar nach den zwei Informationssitzungen ($p < 0.01$), als auch beim Follow-up nach neun Monaten ($p < 0.01$). Zu diesem Zeitpunkt wußten die Experimentalgruppen-Angehörigen wesentlich mehr über Schizophrenie als die Angehörigen der Kontrollgruppe ($p = 0.002$). Darüberhinaus zogen Experimentalgruppen-Angehörige mit hoher EE im Vergleich zur Kontrollgruppe drei weitere Gewinne aus dem Programm: Es gelang ihnen eher, den Patienten als Individuum, anstatt als «Schizophrenen» zu sehen ($p = 0.03$). Sie wußten mehr über den Umgang mit der Störung ($p = 0.04$), und sie waren weniger pessimistisch, was die Zukunft anbelangte ($p = 0.01$). Dieser letzte Punkt ist besonders bedeutsam, zeigt er doch, daß die Fakten über Schizophrenie weniger düster sind als die Phantasien der Angehörigen.

Das zweite therapeutische Hauptelement war die Angehörigengruppe. Sie traf sich alle 14 Tage für eineinhalb Stunden und wurde von zwei Experten geleitet. Größe und Zusammensetzung der Gruppe fluktuierten, da die Angehörigen dann zur Teilnahme eingeladen wurden, wenn der jeweilige Patient in die Studie aufgenommen wurde. Durchschnittlich nahm jeder Angehörige einmal pro Monat an der Gruppe teil, die meisten blieben für neun Monate dabei. Es stand ihnen frei, auch weiterhin teilzunehmen, und einige machten von diesem Angebot mehr als ein Jahr Gebrauch.

Die Gruppenarbeit bezog sich vor allem auf die Bewältigung aktueller Probleme, und es kamen dabei Themen zur Sprache, die den meisten, wenn nicht allen Angehörigen, gemeinsam waren. Eine Hälfte der Angehörigen waren Eltern, die

1 Alle Wahrscheinlichkeitswerte wurden nach dem exakten Test von FISHER berechnet.

andere Hälfte Ehepartner, was Unterschiede ihrer jeweiligen Anliegen ergab. So sprachen zum Beispiel Eltern häufig Ängste aus wie «was geschieht, wenn ich nicht mehr da bin», während Ehepartner sich eher über Schwierigkeiten in der ehelichen Beziehung Sorgen machten.

Die Gruppe übte eine Anzahl verschiedener Funktionen aus. Die meisten Angehörigen fühlen sich schuldig, in ihrer Familie einen Schizophrenen hervorgebracht zu haben. Die Begegnung mit andern, die ähnliche Probleme haben, hilft, diese Gefühle persönlicher Verantwortlichkeit zu mindern. Die Gruppe stellt auch ein Forum zum Ausdrücken von Gefühlen wie Wut und Schuld dar, die besser dort abgeladen werden, als daß man sie den Patienten gegenüber äußert. Die Gegenwart einer Anzahl von Angehörigen gestattet es, auf einzelne einen gewissen Gruppendruck zur Veränderung auszuüben. Wie LIDZ (1975) feststellte, «können Eltern von anderen Eltern unverblümte Bemerkungen über ihr Verhalten akzeptieren, die sie als zutiefst beleidigend und einseitig empfinden, wenn sie von Mitgliedern des Behandlungsteams gemacht würden».

Ein Beispiel für diese Art des Austausches aus einer unserer Gruppensitzungen ist das folgende:

Frau M.: «Wir alle wollen, daß unsere Kinder besser werden und sich normal benehmen und so sind wie wir. Aber immer sind wir uns bewußt, daß sie krank sind, und wir erfinden Entschuldigungen, entweder uns selber oder andern gegenüber, damit niemand merkt, daß unsere Kinder krank sind.»

Herr T. (ungehalten): «Sie können Leute nicht so behandeln. Sie würden es merken, und außerdem bringen Sie sie damit in Verlegenheit.»

Eine weitere Funktion der Gruppe bestand darin, das soziale Beziehungsnetz der Angehörigen zu vergrößern. Bekanntlich zeigt es die Tendenz, sich mit der Dauer der Krankheit des Patienten zu verkleinern (ANDERSON et al., 1984). Zwischen Angehörigen in der Gruppe entstanden soziale Beziehungen, die von einigen von ihnen auch außerhalb der formalen Zusammenkünfte ausgebaut wurden.

Ein weiteres Gebiet, welches in der Gruppe gezielt angegangen wurde, war das der Kommunikation. Angehörige mit hoher EE sind speziell redselig (KUIPERS et al., 1983) und haben Mühe, andern Leuten zuzuhören. In der Gruppe war es oft nötig, einen Angehörigen daran zu hindern, die ganze Diskussion zu dominieren. Wenn möglich, geschah dies mit Humor. Von den Therapeuten wurde aktives Zuhören vorgeführt, da es schwierig ist, dies direkt zu vermitteln. Gelegentliches Rollenspiel wurde als Technik eingesetzt. So sollte ein Angehöriger das eigene schizophrene Familienmitglied spielen, während ein anderer Angehöriger seine Rolle übernahm. Die Angehörigen empfanden die Erfahrung, mit einer etwas karikierten Version ihrer selbst konfrontiert zu werden, als recht hilfreich. Andererseits konnte das Agieren in der Rolle des Patienten das einfühlende Verständnis für dessen Dilemmatas fördern.

Die zuhause abgehaltenen Familiensitzungen sind schwieriger zu beschreiben, da jede Familie ihre eigenen Probleme hat. Es zeigten sich jedoch einige emotionale Konstellationen, welche häufig auftraten und es daher wert sind, durch klinische Beispiele illustriert zu werden.

Fall 1: Tom

Der Patient, 23 Jahre alt, lebte mit seiner Mutter, seinem Stiefvater und seinem jüngeren Bruder zusammen. Seine Mutter war eine starke und dominierende Frau, welche ihren ersten Mann hinausgeworfen hatte, weil er Alkoholiker war. Sie hatte ihre beiden Söhne allein aufgezogen und dazu noch erfolgreich Karriere als Geschäftsführerin gemacht. Sie hatte Tom schon immer als den schwächeren ihrer beiden Söhne eingeschätzt, und es scheint, daß sie ihm gegenüber eigentlich schon von Geburt an emotional überengagiert war. Er schlief bis zum 15. Lebensjahr in ihrem Bett. Als sie sich über diese Situation Gedanken zu machen begann, schickte sie ihn im Rahmen eines Schüleraustausches ein Jahr lang nach Europa. Als er heimkam, hatte die Mutter einen neuen Freund, der sein Stiefvater werden sollte, und Tom wurde in sein eigenes Schlafzimmer verbannt.

Mit 22 Jahren entwickelte Tom eine erste schizophrene Episode, aber seine Eltern zögerten ein Jahr, seine Aufnahme in eine Klinik zu arrangieren. Während dieser Zeit zeigte er zunehmend mehr negative Symptome, blieb den ganzen Morgen im Bett liegen und ließ sein Haar lang wachsen. Dies machte seinen Stiefvater, der Berufssoldat gewesen war, wütend. Kurz bevor Tom schließlich in die Klinik aufgenommen wurde, hatte er einen Aschenbecher zum Fenster hinausgeworfen. Daraufhin ließ seine Mutter ihn nie mehr alleine in einem Raum.

Die Mutter wurde im CFI bezüglich ihres emotionalen Überengagements in Stufe 3 eingeschätzt; sie machte elf kritische Bemerkungen, während der Stiefvater zwar nicht emotional überengagiert war, aber neun kritische Bemerkungen machte.

Das Erziehungsprogramm hatte sichtbaren Einfluß auf die kritische Haltung des Stiefvaters. Nachdem er realisiert hatte, daß Tom krank war, verstummte viel von seiner Kritik. Dafür begann er jedoch, emotional überengagiertes Verhalten zu zeigen. Glücklicherweise war er sich der Gefahren dieses Verhaltens und der Notwendigkeit bewußt, Tom seine Unabhängigkeit zu lassen. Diese Veränderungen werden aus seinen Angaben deutlich.

«Er fiel sofort wieder in die Gewohnheit zurück, am Morgen im Bett herum zu liegen, und ich mußte ein bißchen streng sein und ihn wieder herausjagen. Aber jetzt tue ich das auf höflichere Art, weil ich realisiere, daß das wahrscheinlich nicht alles sein Fehler ist. Er kann ja nichts dafür. Aber früher habe ich gemeint, daß er sehr wohl könne und nur Theater mache, so daß ich jeweils härtere Maßnahmen ergriffen habe, um ihn aus dem Bett zu bekommen. (Er zog ihn jeweils an den Haaren aus dem Bett.) Aber jetzt mache ich das nicht mehr.»

«Nichts was die andern für ihn tun, scheint mir so gut zu sein wie das, was ich für ihn tue. Aber ich muß wirklich von Zeit zu Zeit wieder Abstand gewinnen, weil ich sonst anfange, für ihn zu denken, und das ist schlecht. Ich bin mir dessen bewußt. Ich muß mich kontrollieren, um nicht für ihn zu denken, sonst schiebt er mich in dieselbe Kategorie wie seine Mutter, was falsch ist, denn einer von uns muß auf eine Art Abstand von ihm halten, so daß er den Unterschied erkennen oder eines Tages herausfinden kann.»

Unser Ziel war es, die eheliche Beziehung der Eltern zu verstärken. Aber um dies zu erreichen, mußte der Fokus von Tom weggenommen werden. Wir wurden darin unterstützt, indem Tom in eine Pension umzog. Er war dort jedoch nicht glücklich und kehrte nach drei Monaten zur Familie zurück. Seine Mutter empfing ihn mit offenen Armen, schließlich war er aber wenigstens bereit, regelmäßig in eine Tagesklinik zu gehen. Er begann auch, am Wochenende und abends mehr Zeit mit seinen Freunden zu verbringen und nahm verschiedene Hobbies auf. Als Folge davon stellte sich beim neunmonatigen Follow-up heraus, daß Tom mit beiden Eltern nur noch wenig Kontakt hatte. Darüber hinaus zeigte eine wiederholte EE-Beurteilung, daß die Anzahl kritischer Bemerkungen der Mutter auf eins und ihr Überinvolviertheitsgrad auf zwei gesunken waren, während der Stiefvater nur noch zwei kritische Bemerkungen aufwies. Sie hatten sich also zu Eltern mit niedriger EE verändert. Die Beurteilung durch die Present State Examination (PSE) zeigte, daß Tom frei von psychotischen Symptomen war und zwar sowohl bei dem Follow-up nach neun Monaten, als auch nach zwei Jahren.

Fall 2: Mary

Die Patientin, eine verheiratete Frau von 53 Jahren, machte ihre zweite schizophrene Episode durch. Sie war Staatsbeamtin gewesen, hatte sich aber aufgrund ihrer schlechten Gesundheit frühzeitig pensionieren lassen. Ihr Ehemann, ein Ingenieur, war ebenfalls aus dem Berufsleben ausgeschieden, so daß die beiden fast ihre gesamte Zeit miteinander verbrachten. Er war ein intelligenter, emotional gehemmter Mann, der ihrer Irrationalität mit extremer Intoleranz begegnete. Seine unmittelbare Reaktion auf die psychotischen Episoden seiner Frau bestand in dem Wunsch wegzulaufen.

«Zwei meiner Brüder sind Ärzte, aber ich wollte nicht Arzt sein, weil ich mir nicht vorstellen könnte, genug Geduld mit kranken Menschen aufzubringen. Ich glaube, ich hätte nicht die richtige Einstellung ihnen gegenüber. Ich könnte für sie keine Sympathie empfinden. Mein natürliches Gefühl wäre eher Irritation, als der Wunsch zu helfen. Wenn es nochmals passiert (die Krankheit seiner Frau), dann bin ich weg, dann gehe ich. Ich werde Dr. O. anrufen und sagen: Ich haue ab.»

Zu Anfang machte der Ehemann im CFI 9 kritische Bemerkungen und zeigte keine Anzeichen von Überinvolviertheit. Er nahm an jedem Treffen der Angehörigengruppe teil, zusätzlich führten wir zuhause Familiensitzungen durch. Mary konnte überzeugt werden, Tageskurse zu besuchen, und ihm wurde glücklicherweise von seinem früheren Arbeitgeber eine Teilzeitstelle als Lehrer angeboten. Trotz dieser Zunahme an unabhängigen Aktivitäten blieben die Patientin und ihr Mann während der Follw-up-Periode in engem Kontakt. Der Mann machte jedoch bei der Beurteilung nach neun Monaten keine einzige kritische Bemerkung mehr, wies also einen niedrigen EE-Index auf. Wir können diese dramatische Veränderung seines Verhaltens nicht sicher erklären, da er sich einer Exploration seiner Ängste gegenüber der Krankheit seiner Frau nicht zugänglich zeigte. Wir können nur annehmen, daß er in der Angehörigengruppe und den Familiensitzungen doch mehr emotionale Unterstützung erhielt als unmittelbar sichtbar wurde. Mary blieb während der zweijährigen Follow-up-Periode gesund.

Bei der Analyse der Follow-up-Daten der Untersuchung mußten wir zuerst die Effektivität des Randomisierungsprozesses prüfen. Anhand einer großen Anzahl von Items wurden die 12 Patienten der Experimentalgruppe mit den 12 Patienten der Kontrollgruppe verglichen, einschließlich der bei Klinikaufnahme erhobenen PSE-Daten, Aspekten ihrer Lebensgeschichte, demographischen Daten, Familiengeschichte, Berufsgeschichte und prämorbider Persönlichkeit. Die zwei Gruppen unterschieden sich nur in einem Item signifikant: Die Patienten der Experimentalgruppe waren vor der Aufnahme in die Klinik signifikant länger arbeitslos gewesen ($p < 0.05$) als die Patienten der Kontrollgruppe. Dieser Befund hätte unsere therapeutischen Ziele für die Experimentalgruppe eher erschwert.

Unsere Studie sollte folgende Forschungsfrage beantworten: Kann eine Intervention in der Familie die positiven Effekte einer kontinuierlichen medikamentösen Behandlung weiter verbessern? Es gibt eindeutige Beweise dafür, daß Patienten ohne regelmäßige Medikation viel häufiger Rückfälle erleiden als Patienten mit Medikation. Daher schlossen wir aus unserer Untersuchung jeden Patienten aus, der die regelmäßige Einnahme von Neuroleptika unterbrach. Von den 24 Patienten der Untersuchung erhielten 21 langwirkende Depotinjektionen. Während der ersten neun Monate der Nachuntersuchung behielten alle Patienten der Experimentalgruppe die ihnen verschriebene Medikation bei, zwei Kontrollgruppen-Patienten jedoch brachen sie ab. Der eine war auf orale Medikamente eingestellt und blieb beschwerdefrei, der andere jedoch, welcher langwirkende Depotinjektionen erhalten hatte, erlitt einen Rückfall. Die Rückfallraten der verbliebenen 22 Patienten sind aus Tabelle 1 ersichtlich. «Rückfall» wurde dabei definiert als das Wiederauftreten schizophrener Symptome bei beschwerdefreien Patienten, bzw. als Verschlimmerung des Zustandes der Patienten mit persistierenden Symptomen.

Tabelle 1: Ergebnisse der Patienten mit Medikation

Gruppe	Rückfallraten			
	9 Monate		2 Jahre	
A Kontrollgruppe	5/10	50%	7/9	78%
B Experimentalgruppe (gesamt)	1/12	8%	2/10	20%
C Experimentalgruppe (Therapieziele erreicht)	0/9	0%	1/7	14%
A vs. B	exact p = 0.032		exact p = 0.017	
A vs. C	exact p = 0.017		exact p = 0.020	

Wie ersichtlich wird, hatten nach Ablauf der neun Monate 50% der Kontrollgruppen-Patienten, aber nur ein Patient der Experimentalgruppe Rückfälle erlitten, was eine signifikante Differenz darstellt. Es gelang uns jedoch nicht, die Ziele unserer Intervention in allen Familien der Experimentalgruppe zu erreichen. Von den 13 Angehörigen der Experimentalgruppe veränderten sich sieben mit hoher EE zu solchen mit niedriger EE, was eine Veränderung in sechs Familien bedeutet, während sich ebenfalls in sechs Familien der Kontakt von hoch zu niedrig reduzierte. Da sich Überlappungen zwischen einigen dieser Familien ergeben, erreichten wir jedoch wenigstens eines unserer Ziele in neun der zwölf Experimentalfamilien. Kein Patient in einer dieser neun Familien erlitt einen Rückfall. Diese

Befunde zeigen, daß unser therapeutisches Vorgehen darin erfolgreich war, den EE-Status und/oder den sozialen Kontakt bei der Mehrzahl der Familien zu senken, und daß diese Veränderungen zu einer signifikanten Reduktion der Rückfallrate über neun Monate führten.

Da uns interessierte, ob diese Effekte über einen längeren Zeitraum hinweg anhalten würden, führten wir ein Follow-up nach zwei Jahren durch. Unglücklicherweise unterbrachen in dieser Zeit weitere drei Patienten die Einnahme ihrer Medikamente, ein Kontrollgruppenpatient und zwei Patienten der Experimentalgruppe. Alle drei Patienten erlitten einen bis vier Monate nach Absetzen der Medikamente Rückfälle. Die Resultate der im zweijährigen Follow-up verbleibenden Patienten mit anhaltender Medikamentenversorgung gehen aus der Tabelle hervor. Wie man sieht, ist der Unterschied in der Rückfallrate der beiden Gruppen nach zwei Jahren noch größer als nach neun Monaten. Außerdem erlitt nur ein einziger Patient aus den Familien, in denen wir mindestens eines unserer Ziele erreicht hatten, einen Rückfall. Bei der Betrachtung der Aktivitäten der Patienten während einer typischen Woche konnten wir zudem feststellen, daß das Ausbleiben von Rückfällen nicht mit einer Einbuße an Lebensqualität erkauft worden war (LEFF et al., 1985a).

Die Aufmerksamkeit, welche die Familien der Experimentalgruppe während der Untersuchung durch die Betreuer erhielten, war nicht außerordentlich groß. Bis zum Zeitpunkt des ersten Follow-up nach neun Monaten nahmen die Familien der Experimentalgruppe durchschnittlich 10.8 mal (Median) an der Angehörigengruppe teil, hatten 4.7 (Median) Familiensitzungen zuhause, und führten im Durchschnitt während insgesamt 40 Minuten Telefongespräche mit einem Mitglied des intervenierenden Teams. Zwischen dem neunmonatigen und dem zweijährigen Follow-up nahmen die Familien durchschnittlich 1.1 mal (Median) an der Angehörigengruppe teil, hatten 1.1 mal (Median) Familiensitzungen zuhause und telefonierten durchschnittlich während 32 Minuten mit dem Team. Die Angehörigen der Kontrollgruppenpatienten, welche ihre Medikation nicht abbrachen, erhielten während der ganzen zwei Jahre keine professionelle Hilfe, was Probleme im Zusammenleben mit den Patienten anbelangte. Also können wir die Unterschiede der Ergebnisse zwischen den beiden Gruppen von Patienten mit Medikation der therapeutischen Intervention in den Familien der Experimentalgruppe zuschreiben. Wir konnten nicht bestimmen, ob das gute Resultat der Zuwendung professioneller Helfer gegenüber den Familien zuzuschreiben ist, oder einem oder mehreren Aspekten der therapeutischen Interventionen. Mit dieser Frage beschäftigt sich ein von uns gegenwärtig durchgeführter Vergleich von Familientherapie mit Angehörigengruppen.

Literaturverzeichnis

ANDERSON, C. M.; HOGARTY, G.; BAYER, T.; NEEDLEMAN, R.: Expressed emotion and social networks of parents of schizophrenic patients. Brit. J. Psych. *144,* 247–255, 1984.

BERKOWITZ, R.; EBERLEIN-FRIES, R.; KUIPERS, L.; LEFF, J.: Educating relatives about schizophrenia. Schizophr. Bull. *10,* 418–429, 1984.

FALLOON, I. R. H.; BOYD, J. L.; MCGILL, C. W.; WILLIAMSON, M.; RAZANI, J.; MOSS, H. B.; GILDERMAN, A. M.; SIMPSON, G. M.: Family versus individual management in the prevention of morbidity of schizophrenia: 1. Clinical outcome of a two-year controlled study (in press).

Kuipers, L.; Sturgeon, D.; Berkowitz, R.; Leff, J.: Characteristics of expressed emotion: Its relationship to speech and looking in schizophrenic patients and their relatives. Brit. J. Soc. Clin. Psychol. *22,* 257-264, 1983.
Leff, J.: Family treatment of schizophrenia. In: Granville-Grossman, K. (ed.): Rec. Adv. Clin. Psych. *5.* London: Churchill Livingstone, 1985.
Leff, J.; Kuipers, L.; Berkowitz, R.; Eberlein-Fries, R.; Sturgeon, D.: A controlled trial of social intervention in the families of schizophrenic patients. Brit. J. Psych. *141,* 121-134, 1982.
Leff, J.; Kuipers, L.; Berkowitz, R.; Sturgeon, D.: A controlled trial of social intervention in the families of schizophrenic patients: Two year follow-up. Brit. J. Psych. (in press), 1985a.
Leff, J.; Vaughn, C.: Expressed emotion in families: Its significance for mental illness. New York: Guilford, 1985.
Leff, J.; Wig, N.; Ghosh, A.; Bedi, H.; Menon, D. K.; Kuipers, L.; Korten, A.; Ernberg, G.; Day, R.; Sartorius, N.; Jablensky, A.: Influence of relatives' expressed emotion on the course of schizophrenia in Chandigarh. Brit. J. Psych. (in press), 1985b.
Lidz, T.: The origin and treatment of schizophrenic disorders. London: Hutchinson, 1975.
Vaughn, C.; Leff, J.: The measurement of expressed emotion in families of psychiatric patients. Brit. J. Soc. Clin. Psychol. *15,* 157-165, 1976.

Diskussionsbeitrag

K. Hahlweg: Interaktionsmuster in Familien mit einem schizophrenen Patienten, die hohe oder niedrige EE-Werte aufweisen

Man kann es heute als einigermaßen gesichert betrachten, daß eine reliable Beziehung zwischen den EE-Werten der Familie und der Rückfallrate der schizophrenen und depressiven Patienten besteht, wie Leff & Vaughn (1985) postulieren. Wir sind allerdings noch weit entfernt davon, zu verstehen, was EE tatsächlich ist (in Sachen Konstruktvalidität) und wie EE den Prozeß des Rückfalls beeinflussen kann.

Da das Camberwell Family Interview, mit dessen Hilfe die emotionale Einstellung von Angehörigen gegenüber dem Patienten gemessen wurde, von einem «mental health professional» durchgeführt wurde, wissen wir nicht, ob diese Einstellungen (im Speziellen Kritik) auch in einer face-to-face Interaktion zum Ausdruck gebracht werden.

In einer Reihe von Studien haben Goldstein und Mitarbeiter (Miklowitz et al., 1984) an der University of California in Los Angeles die Beziehung zwischen EE Index und Interaktionsverhalten abzuschätzen versucht. Die wesentlichen Ergebnisse zeigten, daß eine kritische Einstellung auch mit einem kritischen Verhalten während einer Familieninteraktionsaufgabe verbunden sind. Emotionales Überengagement konnte mit einer erhöhten Zudringlichkeit der Angehörigen gegenüber dem Patienten in Zusammenhang gebracht werden.

Drei Fragen blieben jedoch unbeantwortet:

1. Sind Angehörige mit niedriger EE mehr positiv verstärkend gegenüber dem Patienten?
2. Auf welche Art und Weise trägt der Patient zum interaktionellen Klima der Familie bei?
3. Unterscheiden sich Familien mit hoher und niedriger EE in bezug auf das nichtverbale Verhalten?

Methode

35 schizophrene Familien, die an einer prospektiven Untersuchung an der University of California, Los Angeles teilnahmen (Hauptuntersucher: K. Nüchterlein, M. Dawson, M. Goldstein) dienten als Versuchspersonen. Nach der Klinikentlassung des Patienten wurden die Familienmitglieder aufge-

fordert, während ungefähr 20 Minuten emotional belastende Familienprobleme zu diskutieren. Die Diskussionen wurden auf Video aufgenommen und später mit einem Verhaltensbeobachtungssystem analysiert (KPI: Kategoriensystem für partnerschaftliche Interaktion, HAHLWEG et al., 1984). Das KPI wurde speziell entwickelt, um (a) verbales und nichtverbales kommunikatives Verhalten zu erfassen, und (b) die Sequenzanalyse der Daten zu ermöglichen.

Ergebnisse

Bei Angehörigen mit hoher EE ergaben sich signifikante Zusammenhänge zwischen ihren Einstellungen und persönlicher Ablehnung des Patienten, Kritik, Nichtübereinstimmung (10%), negativer Lösung (10%) und negativem nichtverbalem Verhalten. Niedrige EE Einstellungen korrelierten mit akzeptierendem Eingehen auf den Patienten, positiver Problemlösung und positivem nichtverbalem Verhalten. Patienten, die mit Angehörigen mit hoher EE interagierten, zeigten mehr Rechtfertigungen (Entschuldigung ihres Verhaltens, Verneinen der eigenen Verantwortlichkeit) als Patienten mit Angehörigen mit niedriger EE.

Sequenzanalysen zeigten im wesentlichen, daß Familien mit hoher EE destruktive und lang dauernde negative Eskalationsmuster aufweisen, während Familien mit niedriger EE fähig sind, solche Muster abzubauen. Familien mit hoher EE lassen sich von Familien mit niedriger am besten auf Grund von negativen nichtverbalen Interaktionsmustern unterscheiden.

Diese Resultate weisen darauf hin, daß Familieninterventionen sich nicht auf den Abbau negativer verbaler Verhaltensweisen wie Kritik beschränken sollten. Vielmehr sollten therapeutische Interventionen auch das positive Verhalten und das nichtverbale affektive Familienklima zu verbessern versuchen.

Literaturverzeichnis

HAHLWEG, K.; REISNER, L.; KOHLI, G.; VOLLNER, M.; SCHINDLER, L.; REVENSTORF, D.: Development and validity of a new system to analyze interpersonal communication (KPI: Kategoriensystem für partnerschaftliche Interaktion). In: HAHLWEG, K.; JACOBSON, N. (eds.): Marital interaction: Analysis and modification. New York: Guilford Press, 1984.

LEFF, J.; VAUGHN, C.: Expressed emotion in families: Its significance for mental illness. New York: Guilford Press, 1985.

MIKLOWITZ, D. J.; GOLDSTEIN, M. J.; FALLOON, I. R. H.; DOANE, J. A.: Interactional correlates of expressed emotion in the families of schizophrenics. Brit. J. Psychiat. *144,* 482–487, 1984.

Fertigkeitentraining zur Anpassung Schizophrener an die Gemeinschaft

R. P. Liberman, H. E. Jacobs, S. E. Boone, D. W. Foy, C. P. Donahoe, I. R. H. Falloon, G. Blackwell, C. J. Wallace

Für an Schizophrenie Leidende können heutzutage Behandlungs- und Rehabilitationsstrategien entworfen werden, die sich aus den theoretischen Vorstellungen ableiten lassen, daß Verlauf und Ausgang dieser wichtigen geistigen Störung durch das Zusammenspiel von Faktoren der biologisch-behavioralen Vulnerabilität des Individuums, von Umgebungsvariablen, die schützend, potenzierend oder als Streß wirken, und von Selbstschutzmöglichkeiten bestimmt werden. Konzeptuell wird Schizophrenie als biomedizinische, Streß-abhängige Krankheit aufgefaßt, die durch Bewältigungsstrategien und Fähigkeiten des Individuums sowie durch die Unterstützung der Umgebung gemildert werden kann.

Dieses Konzept zum Verständnis schizophrener Variabilität sowohl zwischen Individuen als auch in bezug auf den Langzeitverlauf des einzelnen Patienten betont eine dynamische Wechselwirkung biologischer, umwelt- und verhaltensbezogener Einflußfaktoren. Je nach Balance der verschiedenen Faktoren zu einem bestimmten Zeitpunkt können sich Übergangsstadien psychobiologischer Überlastung und Hypererregung entwickeln und zu prodromalen oder sogar floriden, für diese Störung charakteristischen Symptomen führen. In der Abbildung 1 wird dieses interaktive, mehrschichtige Modell der Schizophrenie graphisch dargestellt. Zu beachten ist, daß sich die Symptome einer Schizophrenie mit den ihnen entsprechenden sozialen und beruflichen Beeinträchtigungen sowohl zeitlich als auch in ihrem Schweregrad sehr unterschiedlich manifestieren können. Die Stärke der Korrelation zwischen Psychopathologie und psychosozialem Funktionieren kann außerdem von hoch zu niedrig variieren, je nach Art des Zusammenspiels von Verletzlichkeit, Streß, schützenden und potenzierenden Faktoren.

Vulnerabilitäts-Streß-Coping-Kompetenz-Modell der Schizophrenie

Die Symptome und die Beeinträchtigung der sozialen Rollenfunktion, die schizophrene Störungen ausmachen, stehen in homöostatischer Interaktion mit Einflüssen auf den Ebenen der Biologie, der Umwelt und des Verhaltens. Zum Bei-

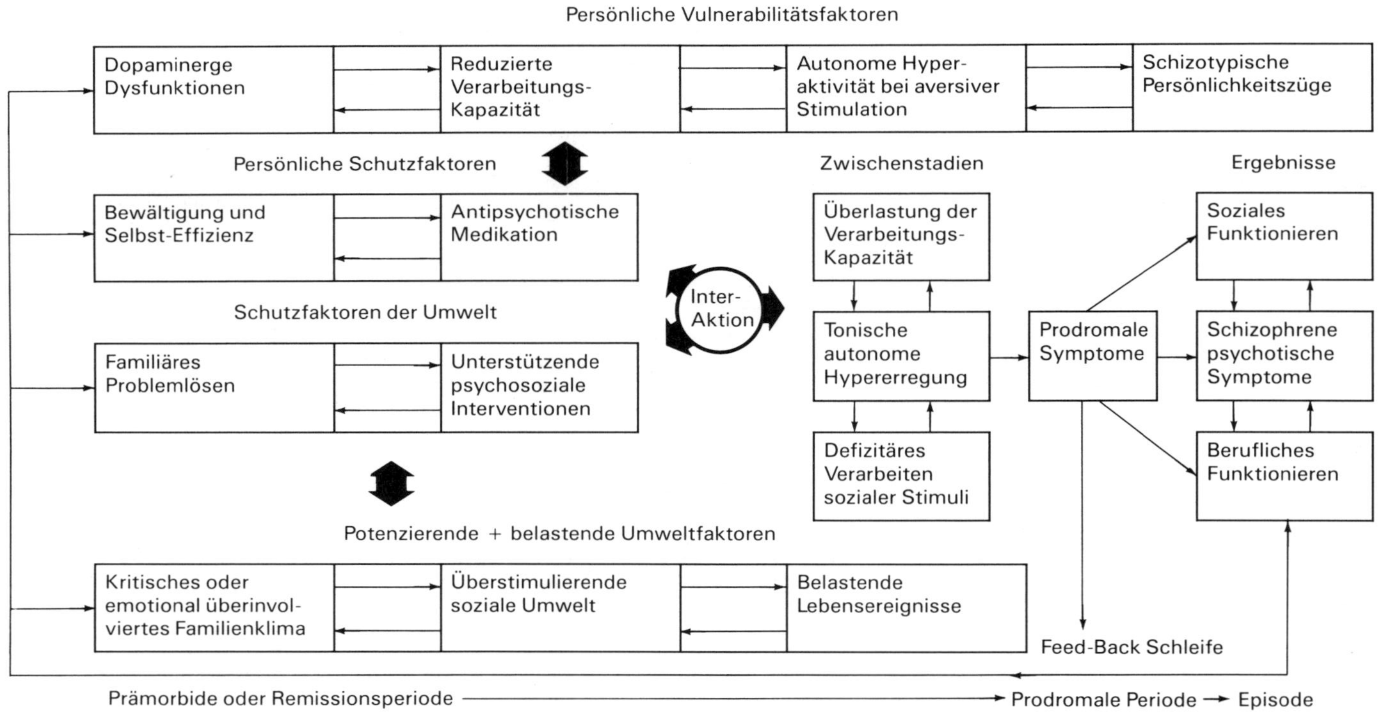

Abbildung 1: Konzeptueller Rahmen zum Verständnis von Verlauf und Ausgang der Schizophrenie mit den Faktoren bezüglich Vulnerabilität, Streß, Bewältigung und Kompetenz.

spiel können schizophrenietypische Symptome bei einem psychobiologisch vulnerablen Individuum dann auftreten bzw. sich verstärken, wenn

1. belastende Ereignisse wie Drogenmißbrauch oder Stellenverlust die Bewältigungsfähigkeiten des Individuums übersteigen;
2. potenzierende Faktoren wie starke familiäre Spannungen oder überstimulierende Behandlungsbedingungen in einem bereits beeinträchtigten kognitiven System Hypererregung oder Störungen der Informationsverarbeitung hervorrufen;
3. ein Individuum den Forderungen des täglichen Lebens verhaltensmäßig nicht gewachsen ist, weil die schützenden Effekte von Medikamenten durch Noncompliance verlorengegangen sind;
4. die Fähigkeiten zu sozialem Problemlösen entweder nicht erworben wurden, oder aber wegen mangelndem Gebrauch durch Rückzug bereits verkümmert sind;
5. das Netz der sozialen Unterstützung eines Individuums geschwächt wird oder zusammenbricht.

Das interaktionelle, mehrschichtige Modell der Schizophrenie ist bidirektional und macht den Patienten nicht zur passiven Figur. So kann die richtige Dosierung von Neuroleptika einen Rückfall verhindern; soziale Fertigkeiten können durch Training gestärkt werden und ein verletzliches Individuum davor bewahren, unter belastenden Lebensereignissen zusammenzubrechen; durch Interventionen in der Familie und die Teilnahme an psychosozialen Selbsthilfegruppen können die soziale Unterstützung verstärkt und die schädigenden Effekte von Spannungen und Streß in der Umgebung, ja sogar die erhöhte biologische Anfälligkeit gemildert werden.

Es ist nützlicher, Individuen als aktive Gestalter ihrer Störung zu verstehen, als die Pathogenese der Schizophrenie mechanistisch als Produkt von biologischen und umweltsbedingten Determinanten zu sehen. Auftreten und Verlauf einer Schizophrenie sind bestimmt von den Wechselwirkungen zwischen den Handlungen und dem Verhaltensrepertoire eines Individuums und den gegebenen biologischen und umweltbedingten Prozessen. Ein «Vulnerabilität-Streß-Coping-Kompetenz» umfassendes Modell der Schizophrenie betont die Fähigkeit des Individuums, Verhaltenskompetenz einzusetzen, welche sich auf seine soziale Umgebung und seine Hirnfunktionen auswirken kann.

So kann z.B. ein durchsetzungsfähiger und sozial gewandter Mensch Hilfe und Unterstützung von Familie und Freunden gewinnen und dadurch in seinen Bewältigungsanstrengungen, seinem Überleben in der Gemeinschaft und seinen instrumentellen Problemlösungsfähigkeiten unterstützt werden. Es ist denkbar, daß dieses über Monate und Jahre hinweg immer wieder erlebte Können sogar Neurotransmitter oder andere Aspekte der Funktion des Zentralnervensystems positiv beeinflußt. KANDELS interessante Arbeit mit einfachen neuronalen Systemen bei Seeschnecken hat gezeigt, daß klassisches Konditionieren Nervenzellen sowohl funktional als auch strukturell verändert.

So werden z.B. durch Umweltstimulation die Bläschen in den aktiven Zonen der Neurotransmitter-Entladung präsynaptischer Neuronen vergrößert. Zahlreiche andere Studien haben die Einwirkung von Umwelt und Verhalten auf die Hirnfunktion bestätigt.

Nach Ausbruch einer Schizophrenie stehen dem betroffenen Individuum enorm viele Möglichkeiten des Tätigseins oder Untätigbleibens offen, zwischen denen es wählen kann. Obwohl Menschen mit Vulnerabilität für Schizophrenie wegen der Beeinträchtigung ihrer kognitiven, emotionalen und verhaltensmäßigen Funktionen weniger fähig sind, im Interesse ihrer persönlichen Entwicklung effizient zu handeln, ist es ihnen trotzdem möglich, Entscheidungen zu treffen, die sich positiv oder negativ auf ihre Angepaßtheit auswirken. Unser Konzept des Patienten als Individuum, das seine Umgebung, seine Persönlichkeit und sogar sein biologisches Substrat aktiv gestaltet – und damit auch den zukünftigen Verlauf mitbestimmt –, sollte das allgemein akzeptierte Bild des von seiner Geschichte, seinen psychobiologischen Beeinträchtigungen und seinem prämorbiden Verhaltensrepertoire vollständig determinierten Patienten ersetzen.

In unserer Eigenschaft als Fachleute für geistige Gesundheit können wir unsern Patienten helfen, ihren Anteil an der Entwicklung ihres Lebens zu verbessern. Das «Vulnerabilität-Streß-Coping-Kompetenz»-Modell der Schizophrenie gibt uns nützliche Hinweise für die Entwicklung und Anwendung therapeutischer Interventionen. Vulnerabilität läßt sich dadurch kompensieren, daß umweltbedingter Streß vermindert und Bewältigungsstrategien sowie Kompetenzen im Umgang mit Streß, der mit dem täglichen Leben außerhalb der klosterartigen Existenz in der Institution immer verbunden ist, gestärkt werden. Psychotrope Drogen können in der für die Wiederherstellung von kognitiven Fähigkeiten optimalen Dosierung, aber ohne unerwünschte negative Nebenwirkungen, Symptome eliminieren oder unterdrücken, welche sonst Bewältigungsversuche und Lernerfahrungen verunmöglichen würden.

Rehabilitationsstrategien

Es leuchtet ein, daß es eines weiten Spektrums von Interventionen bedarf, um bei einer chronischen Geistestörung, die sich in schweren Beeinträchtigungen sowie in komplexen Behinderungen und Benachteiligungen auswirkt, bestimmte Rehabilitationsziele zu erreichen. Die medikamentöse Behandlung wird da selten genügen, aber auch der von einer wohlüberdachten Medikation losgelöste Einsatz psychosozialer Methoden hat wenig Aussicht auf Erfolg. Für erfahrene Kliniker ist es fast eine Binsenwahrheit, daß Pharmakotherapie und psychosoziale Therapie ergänzende und nicht konkurrierende Rollen im Gesamt-Management schizophrener Patienten spielen sollten. Mit neuroleptischer Therapie können in den Augen der meisten erfahrenen Kliniker rekonstitutive und prophylaktische Ziele erreicht werden. Dadurch, daß Medikamente die kognitive Desorganisation und die beeinträchtigenden Symptome einer Psychose bessern, gestatten sie dem Patienten, mit seiner Umwelt echten Kontakt aufzunehmen und mit einem Therapeuten oder im Rahmen eines psychosozialen Programms eine therapeutische Allianz einzugehen. Kontinuierliche Pflege, welche stützende Medikation und den Versuch, persönliche, soziale und instrumentelle Ziele zu erreichen, integriert, hat die besten Chancen, einem an Schizophrenie leidenden Individuum eine angemessene Existenzform und ein Mindestmaß an Lebensqualität zu gewährleisten.

Psychiatrische Rehabilitation kann drei miteinander verbundene Strategien fachmännischer Intervention umfassen:

1. Die bezüglich des Typs, der Dosierung und der Einnahmevorschriften angemessene Verschreibung von psychotropen Medikamenten.
2. Unterricht, der den Patienten lehrt, soziale und instrumentelle Rollen-Fähigkeiten zu entwickeln oder wieder herzustellen.
3. Die zur Stützung vorhandener Fertigkeiten und zur Kompensation überdauernder Beeinträchtigungen und Handicaps notwendigen Veränderungen im sozialen und physischen Umfeld des Patienten.

Die meisten chronisch und schwer geistig gestörten Patienten werden alle drei Rehabilitationsstrategien benötigen. Eine Minderheit – Patienten, die sehr gut auf antipsychotische Medikation ansprechen und über ein hohes Maß an prämorbider Anpassung verfügen – benötigt nur Pharmakotherapie und eine zeitlich beschränkte Unterstützung bei der Wiederherstellung ihrer Beziehungen in Familie, Beruf und Gemeinde. Einige chronisch behinderte Patienten werden allerdings trotz angemessener pharmakologischer und psychosozialer Hilfe unfähig sein, eine Abnahme der Symptome und eine Stabilisierung zu erreichen, sowie Fähigkeiten zu erwerben und zu generalisieren, die ein soziales, aber auch unabhängiges Leben ermöglichen. Bei solch refraktären Patienten müßten sich die Rehabilitationsanstrengungen auf das Wechselspiel zwischen kompensatorischen Fähigkeiten und stützender Umgebung konzentrieren. Als Beispiel sei das Leben in langfristig geschützten Werkstätten und supervidierten Wohnsituationen erwähnt.

Bei chronischen psychiatrischen Störungen gilt es, ein gewisses Ausmaß an überdauernden Symptomen und störenden Residuen als Behinderung zu akzeptieren und weniger anspruchsvolle Ziele als erreichbar zu erkennen. Zu lernen, wie mit Symptomen, Medikamenten und bei Bedarf mit fachmännischer Hilfe umzugehen ist, gehört zu den wichtigen Zielen der Rehabilitation. Wenn gewisse Defizite eine gewinnbringende Arbeit ausschließen, müssen Patient und Familie dabei unterstützt werden, andere sinnvolle Aktivitäten zu finden bzw. soziale Kontakte und strukturierte Tagesabläufe herzustellen. Überdauernde Symptome können das Ausmaß funktionaler Teilnahme am täglichen Leben tatsächlich beschränken; umgekehrt gilt aber auch, daß Symptome umso besser unter Kontrolle zu halten sind, je mehr das Sozial- und das Rollen-Verhalten des Patienten durch Rehabilitation verbessert werden. Wer sich professionell mit Rehabilitation befaßt, wird sich durch folgendes leiten lassen:

- durch den Optimismus, daß wünschenswerte Veränderungen möglich sind, wenn die Prinzipien menschlichen Lernens in den Dienst der Patienten gestellt werden;

- durch die Überzeugung, daß die Veränderungsmotivation sowohl aus dem hilfreichen Arrangement der Rehabilitation und der natürlichen Umgebung des Patienten als auch aus dem Patienten selber kommen kann;
- durch das Wissen, daß auch geringfügige Verbesserungen zu bedeutenden funktionalen, die Lebensqualität erhöhenden Veränderungen führen, falls sie von den Eignungen und Interessen des Patienten und der ihn unterstützenden Familie ausgehen.

Das Training von Fertigkeiten zur verbesserten Funktion in sozialen Arbeits- und Familiensituationen stellt eine neue Technologie dar, die für chronisch psychisch Kranke großen Nutzen verspricht. Solche Trainings können in Krankenhäusern, Polikliniken, psychosozialen Klubs, an Arbeitsplätzen und zu Hause durchgeführt werden; sie können auf die Familie, das Individuum oder eine kleine Gruppe zentriert sein. Neuere Studien haben gezeigt, daß Kommunikations- und Problemlösungsfähigkeiten in instrumentellen wie auch benachbarten Gebieten von Personen erworben werden können, die an Schizophrenie leiden (WALLACE et al., 1980). Darüber hinaus fördern diese Fähigkeiten günstige Ergebnisse in Anpassung an die Arbeit, in Familienbeziehungen und in bezug auf Symptome (JACOBS et al., 1984; FALLOON et al., 1984). In einer kontrollierten Studie über das Training von Verhaltensfähigkeiten mit Familien waren die Rückfallraten in neun Monaten von 44% auf 6% und in zwei Jahren von 83% auf 11% gesunken (FALLOON et al., 1984). Tabelle 1 zeigt die Ergebnisse dieser kontrollierten Studie über familiäre Verhaltenstherapie. Prinzipien und Techniken, die von der sozialen Lerntheorie und vom operanten Konditionieren abgeleitet wurden, sind

Tabelle 1: Vergleich der Ergebnisse von therapeutisch orientiertem Familien-Management und Einzeltherapie bei Schizophrenen (N = 18 in jeder Gruppe). Alle signifikanten Unterschiede sind mit * (p < .05) oder ** (p < .01) gekennzeichnet. Diese Daten stammen von FALLOON et al. (1984)

	Familie Rx	Einzel Rx
Rückfälle (Anzahl der Patienten)		
neun Monate **	1	8
Zwei Jahre **	2	15
Ziel-Symptom Rating (Durchschnittswert)		
neun Monate **	2.25	4.10
Zwei Jahre **	2.55	4.75
Symptomremission (Anzahl der Patienten)		
neun Monate *	10	4
Zwei Jahre	12	4
Dauer der Rehospitalisierungen (Durchschnitt in Tagen)		
neun Monate	0.83	8.39
Zwei Jahre	1.8	11.3
Anzahl der wieder in die Klinik aufgenommenen Patienten		
neun Monate *	2	9
Zwei Jahre *	4	10
Haushalt-Aufgaben (Verbesserung) **	0.36	-0.09
Arbeit oder Studium (Verbesserung) **	0.36	-0.14
Außenbeziehungen (Verbesserung) **	0.65	0.09
Kosten pro Effektivitätseinheit	$ 2220	$ 5167

in die Trainingsmethoden eingebettet (LIBERMAN et al., 1975; FOY et al., 1983). Der Rest dieses Kapitels konzentriert sich auf einen Zugang zum Training von Fähigkeiten - demjenigen, das in kleinen Patientengruppen dem Ziel dient, Gesprächsfähigkeit, Problemlösung, Selbstmedikation, Freundschaft und Selbstbehauptung zu verbessern.

Training sozialer Fertigkeiten

Drei empirische Datenquellen legen die Anwendung des Trainings sozialer Fertigkeiten zur Verbesserung von Kompetenz und Fähigkeit eines Patienten im Umgang mit Stressoren nahe. In vielen Untersuchungen wird auf die Bedeutung hingewiesen, welche der prä- und postmorbiden Kompetenz bei der Voraussage des Zustandsbildes von Geistesstörungen zukommt (LIBERMAN, 1982; PRESLY et al., 1982). Daraus läßt sich schließen, daß durch das Training sozialer Fertigkeiten und die damit verbundene Erweiterung der postmorbiden Kompetenz chronischer Patienten eine günstigere Langzeit-Prognose erreicht werden kann. Zweitens ist das Ausmaß an Defiziten der sozialen Fähigkeiten und Lebensfertigkeiten bei chronischen psychiatrischen Patienten wohlbelegt. Eine solche Studie zeigt z.B., daß über 50% einer Stichprobe chronisch psychiatrischer Patienten bedeutende funktionale Defizite in sozialen und persönlichen Bereichen aufweisen (SYLPH et al., 1978).

In einer an mehreren Spitälern durchgeführten Untersuchung schizophrener Patienten, welche nach relativ kurzer Hospitalisation in Pflegefamilien entlassen wurden, ergaben sich ein Jahr nach Klinikentlassung wesentlich höhere Rückfallraten für die Patienten, welche schon vor der Entlassung Defizite an sozialen Fertigkeiten aufwiesen (LINN et al., 1980).

Methoden des Trainings sozialer Fertigkeiten

Um spezifische interpersonale Fähigkeiten zu trainieren und deren Generalisierung und Aufrechterhaltung zu fördern, bedient sich das Training sozialer Fertigkeiten der Verfahren, die sich aus den Prinzipien des menschlichen Lernens ableiten lassen. Diese Verfahren zum Training interpersonaler Fertigkeiten sind empirisch getestet und zuhanden des Praktikers gebrauchsfertig zusammengestellt worden.

Schon viele psychosoziale Programme haben das Training sozialer Fertigkeiten beschrieben. Es ist jedoch wichtig, zwischen unspezifischen, den Patienten zur «Sozialisierung» anhaltenden Gruppenaktivitäten einerseits und hochstrukturierten Methoden andererseits zu unterscheiden, mit denen der Aufbau sozialer Fertigkeiten durch bewußten, systematischen Einsatz von Lerntechniken betrieben wird. Sozialisierungsaktivitäten können zu einer zufälligen Aneignung von

Fertigkeiten im Rahmen spontaner sozialer Interaktion führen (TEST & STEIN, 1977). In diesem Artikel wollen wir jedoch nur solche Methoden als «Training sozialer Fertigkeiten» bezeichnen, die sich spezifischer Lernprinzipien bedienen, um den Aufbau, die Generalisierung und das Überdauern von in interpersonalen Situationen wichtigen Fertigkeiten zu fördern (LIBERMAN et al., 1975). Wir glauben, daß durch die systematische Anwendung von Lernprinzipien bessere Ergebnisse und eine größere Effizienz der Unterrichtung in sozialen und Lebensfähigkeiten erzielt werden können.

Bei den Lernbehinderungen vieler chronischer Patienten muß das Training sozialer Fertigkeiten durch sehr direktive Lehrmethoden vermittelt werden. So haben z.B. die meisten chronischen Patienten Defizite in Aufmerksamkeits- und Informationsverarbeitungs-Prozessen. Bei psychophysiologischen Tests ist ihr Erregungsniveau oft zu hoch oder zu niedrig, und sie können durch emotionalen Streß oder eine unsorgfältig geplante, unstrukturierte Therapiesitzung überstimuliert werden. Die mit einer traditionellen Therapieform gegebenen (sozialen usw.) Belohnungen vermögen den chronischen Patienten oft nicht hinlänglich zu motivieren. Zusätzlich fehlen ihnen zumeist Konversationsfähigkeiten, die eine Grundlage der Bildung sozialer Fertigkeiten sind. Gerade Schizophrene weisen Defizite der sozialen Wahrnehmung auf und haben Schwierigkeiten, alltägliche Probleme wie das Verpassen eines Busses, das Treffen einer Verabredung oder den Umgang mit störenden Nebenwirkungen von Medikamenten zu bewältigen. Patienten tendieren zu weniger Augenkontakt, sprechen stockender und mit flacher Intonation. Dies alles kann zu Beeinträchtigungen des sozialen Lernens beitragen.

Da bei jedem Patienten eine andere Konstellation von sozialen Fertigkeiten und Defiziten gegeben ist, muß das Prozedere des Trainings sozialer Fertigkeiten genau auf die Bedürfnisse jedes Einzelnen zugeschnitten werden. Heute stehen dem Kliniker verschiedene Trainingsmodelle zur Verfügung. Lange schon wird ein standardisiertes Trainings«paket» benützt, welches Instruktionen an den Patienten, ein Modellieren erwünschter sozialer Fertigkeiten durch den Therapeuten, das Rollenspiel interpersonaler Situationen durch den Patienten und schließlich Verstärkung und korrektives Feedback durch den Therapeuten umfaßt (LIBERMAN et al., 1975). Kürzlich konnte gezeigt werden, daß bei Patienten, welche Problemlösungs-Strategien lernen können, ein an Informationsverarbeitungsprozessen orientiertes Training effizient ist (FOY et al., 1983). Dabei wurde den Patienten beigebracht, Information in aktuellen Interaktionen besser wahrzunehmen, sie hinsichtlich der Wahl einer Reaktion zu verarbeiten und der andern Person eine Antwort zu geben. Die beiden erwähnten Vorgehensweisen sind jedoch für Patienten mit schweren Aufmerksamkeitsdefiziten ungeeignet. Ein Modell, welches durch Verfahren der Aufmerksamkeits-Fokussierung das Erlernen komplexer Fertigkeiten vereinfacht, ist geeignet, die Konversations-Fähigkeiten von schwer regredierten, chronischen psychiatrischen Patienten zu trainieren (LIBERMAN et al., 1985). Das Problem-Lösungs/Informationsverarbeitungs-Modell wird im folgenden Abschnitt detailliert dargestellt.

Das Training interpersonaler Problemlösungs-Fertigkeiten

Ungenügende Leistung in sozialen Situationen kann zum Teil auf Defizite der kognitiven Problemlösungs-Fähigkeiten zurückgeführt werden. Es ist gezeigt worden, daß chronisch psychiatrische Patienten solche grundlegenden Defizite in den Problemlösungs-Fertigkeiten aufweisen (PLATT & SPIVACK, 1972; EDELSTEIN et al., 1980). Im hier unterlegten Modell sozialer Fertigkeiten werden einzelne Komponenten des Problemlösens im Training gezielt angegangen. Interpersonale Kommunikation wird als dreistufiger Prozeß angesehen, der folgendes verlangt:

1. Empfänger-Fertigkeiten: Aufmerksamkeit auf und genaues Wahrnehmen von Hinweisen und Kontextelementen in interpersonalen Situationen.
2. Verarbeitungs-Fertigkeiten: Generieren von Antwortmöglichkeiten, Antizipation der Konsequenzen jeder einzelnen und schließlich Wahl der optimalen Option.
3. Sender-Fertigkeiten: Umsetzen der gewählten Antwortreaktion in eine effektive soziale Antwort, Integration von verbalen und nonverbalen Fertigkeiten.

Wie im «standard»-social skills-Trainingsmodell wird eine interpersonale Situation im Rollenspiel dargestellt und auf Video aufgenommen. Nach dem Rollenspiel stellt der Therapeut gezielte Fragen, um die *Empfänger-Fertigkeiten* des Patienten feststellen zu können. Wir geben folgendes Dialogbeispiel:

Jim, ein 38jähriger Mann, wurde als chronisch schizophren diagnostiziert. Er wurde schon mehrfach hospitalisiert, ist zu diesem Zeitpunkt jedoch nichtstationärer Patient. Jim ist kürzlich Mitglied einer Trainingsgruppe für soziale Fertigkeiten mit Schwerpunkt «heterosoziale» und Verabredungs-Fertigkeiten geworden. Soeben wurde ein Rollenspiel von Jim mit Trudy, einer anderen Patientin, durchgeführt, und der Therapeut ist im Begriff, *die Empfänger-Fertigkeiten* von Jim festzustellen und zu verstärken.

Th.: Das war gut, Jim. Du hast gut am Gespräch mit Trudy mitgemacht. Ich glaube, das ist ein guter Start für das Training. Zuerst will ich dir aber noch ein paar Fragen stellen. Jim, worüber hat Trudy gesprochen?

Jim: Sie hat darüber gesprochen, am Strand zu spazieren und Sonnenuntergänge und Autofahrten zu genießen.

Th.: Wie hat sie sich gefühlt?

Jim: Ich glaube, sie fühlte sich locker. Sie schien sich mit mir wohlzufühlen.

Th.: Sehr gut. Was war dein Ziel in dieser Interaktion, Jim?

Jim: Ich glaube, ich wollte Trudy besser kennenlernen.

Th.: Das ist richtig. Du wolltest Trudy besser kennenlernen und dich wohl genug fühlen, um mit ihr eine Verabredung auszumachen. Bis jetzt hast du es sehr gut gemacht, Jim. Du bist aufmerksam und hast ein gutes Bild davon, an was du arbeiten mußt.

Der Therapeut stellte Jim spezifische Fragen, um beurteilen zu können, ob dieser die Situation richtig wahrnimmt. Nach Beendigung des *Empfänger-Fertigkeiten*-Stadiums werden die *Verarbeitungs-Fertigkeiten* beurteilt und, wenn nötig, trainiert. In diesem Stadium müssen Antwortmöglichkeiten generiert und die positiven und negativen Konsequenzen jeder Möglichkeit erkannt werden. Zum Beispiel hat Jim soeben ein weiteres Rollenspiel mit Trudy gemacht, in dessen Verlauf er sie um eine Verabredung bat. Im folgenden Abschnitt werden die *Verarbeitungs-Fertigkeiten* Jims beurteilt und verstärkt.

Th.: Das war ein sehr gutes Gespräch, Jim. Du schienst zum größten Teil entspannt zu sein. Was hättest du denn machen können, als Trudy sagte, sie hätte Samstagabend schon etwas vor?

Jim: Ich bin mir nicht sicher. Ich glaube, sie wollte nicht mit mir ausgehen.

Th.: Das braucht nicht zu stimmen, Jim. Was hättest du machen können, um das herauszufinden?

Jim: Vielleicht hätte ich sie für einen andern Abend einladen können.

Th.: Genau. Was denkst du, wie es für Trudy gewesen wäre, wenn du einen andern Abend vorgeschlagen hättest?

Jim: Vermutlich, daß ich zuviel Interesse an ihr zeige.

Th.: Schon möglich. Wahrscheinlicher ist, dass ihr dein wirkliches Interesse geschmeichelt hätte. Was hätte sie denn tun können, wenn sie Lust gehabt hätte, mit dir auszugehen?

Jim: Sie hätte sagen können, daß sie zwar an diesem Abend schon etwas vorhat, aber gern ein andermal mit mir ausgehen würde.

Th.: Sehr gut. Wie hättest du dein Ziel, mit ihr etwas auszumachen, erreichen können?

Jim: Ich glaube, mit mehr Ausdauer und ohne mich abgelehnt zu fühlen, als sie sagte, sie sei beschäftigt.

Th.: Genau richtig, Jim.

Der Therapeut stellte gezielte Fragen, um die Verarbeitungs-Fertigkeiten Jims abschätzen zu können, und veranlaßte Jim damit, Antwortalternativen hervorzubringen. Im nächsten Schritt werden die *Sender-Fertigkeiten* von Jim festgestellt. Der Therapeut und Jim sehen sich das Videoband des Rollenspiels an, wodurch der Patient in die Lage versetzt wird, von sich selbst als Modell zu lernen. Seine Fähigkeiten, sich zu bewerten, werden unterstrichen; Verstärkung durch den Therapeuten und den Patienten selbst verbessern dessen verbale und nonverbale Leistung.

Th.: Ich möchte dir noch einige Fragen über das Gespräch stellen, das du soeben mit Trudy geführt hast. Wie war deine Stimme?

Jim: Die war gut. Vielleicht ein bißchen zu leise.

Th.: Gut. Ich denke auch, du hättest ein bißchen lauter reden können. Daran können wir später arbeiten. Wie war dein Gesichtsausdruck?

Jim: Ich denke, der war gut. Er zeigte mein Interesse für Trudy, und ich habe viel gelächelt.

Th.: Richtig. Du warst vielleicht ein bißchen nervös, aber dein Gesicht war entspannt. Wie steht's mit deiner Haltung?

Jim: Die schien mir gut zu sein.

Th.: Nun ja, vielleicht hättest du dich ihr ein bißchen mehr zuwenden können. Das würde Interesse zeigen. Glaubst du, daß du genügend Augenkontakt hergestellt hast?

Jim: Ich habe wohl ein bißchen zu viel auf den Boden geschaut, aber ich habe etwas Augenkontakt hergestellt.

Th.: Du hast auch guten Augenkontakt gehabt. Wir können noch an der Verbesserung der Kontaktaufnahme arbeiten. Aber grundsätzlich bist du fähig, dich auf dem Bildschirm zu betrachten und deine Stärken und Schwächen gut zu beurteilen, Jim. Das ist ein sehr guter Anfang.

Der Therapeut stellte wieder spezifische Fragen, um feststellen zu können, wie der Patient seine *Sender-Fertigkeiten* beurteilt. Wie in allen Stadien des Trainings sozialer Fertigkeiten werden auch hier angemessene Antworten verstärkt. In allen drei Stadien dieses Modells kann der Therapeut richtige Antworten veranlassen oder vormachen, oder eine weitere Durchführung des Rollenspiels verlangen. Wenn der Patient akzeptable *Sender-Fertigkeiten* gezeigt hat, wird mit Beurteilung und Training anhand einer neuen Spielszene fortgefahren.

In der Weiterentwicklung dieses Problemlösungs-Modells wurde dessen Anwendungsbereich außer auf Konversations-Fähigkeiten auch auf andere Gebiete des sozialen und unabhängigen Lebens ausgedehnt (Foy et a., 1983). Eine umfassende Reihe von «Modulen» ist in Entwicklung, um Fähigkeiten auf Gebieten wie Freizeit und Entspannung, Umgang mit Medikamenten, Haushaltführung, persönlicher Hygiene und Umgang mit Geld zu üben (Wallace et al., 1985). Jedes Modul umfaßt strukturierte Übungen, um kleine Patientengruppen in spezifischen funktionellen Fähigkeiten zu trainieren, ihnen zu zeigen, wie Probleme, die eventuell bei Anwendung der neuen Fähigkeiten auftreten, gelöst werden und wie diese Fähigkeiten *in vivo* praktiziert werden. Je nach Umfang ihrer Defizite und der Therapieziele können sich die Patienten für eines oder mehrere dieser Module entscheiden.

Der Inhalt eines Moduls ist in Szenen gegliedert, welche jeden der interpersonalen Bereiche von Kognition und Verhaltensfähigkeiten rekapitulieren, die für die Zwecke dieses Moduls von Bedeutung sind. Z.B. enthält das Modul zum Medikationsmanagement Szenen und dazugehörige Übungen, die dazu dienen, Kenntnisse und Fähigkeiten einzuschätzen, die sich beziehen auf (a) Erwerb von Kenntnissen über den Nutzen und die Nebenwirkungen von Medikamenten; (b) Fähigkeiten, Medikamente selbst anzuwenden; (c) Bewältigung von Medikamentennebenwirkungen; (d) Bewältigung von Medikamentenproblemen mit Ärzten.

Jedes Modul ist in einzelne Fertigkeitsgebiete unterteilt; jeder Bereich mit spezifischen Verhaltensweisen soll persönliche Effektivität und Kompetenz aufbauen. Die Abbildung 2 veranschaulicht ein Fähigkeitsgebiet, das vom Medikationsselbstmanagement-Modul abgeleitet ist: Die Auseinandersetzung mit Ärzten über Medikamentendosierung und Nebenwirkungen.

Ausgehend von einer Einführung, die Werte und Vorteile des Moduls beschreibt und damit die anschließende Teilnahme motivieren soll, durchlaufen Patienten alle Stufen eines Moduls. Nach dem Erwerb der Fertigkeiten in der «Trainingsphase» lernen die Patienten, wie sie die materiellen und sozialen Ressourcen, welche zur Umsetzung der erlernten Fertigkeiten nötig sind, benutzen können. So muß ein Patient z.B. fähig sein, ein Telefon zu benutzen und Transportmittel für den Weg zum Arzt zu finden, um mit diesem Fragen der Dosierung und der Nebeneffekte seiner Medikamente besprechen zu können. Nach der Lösung

Jedes Modul ist in einzelne Fertigkeitsgebiete aufgeteilt, wobei jedes dieser Gebiete bestimmte Verhaltensweisen umfaßt, welche zur Steigerung der persönlichen Wirksamkeit vermittelt werden.

Modul Selbst-Management der Medikation

Fertigkeitsgebiet: Verhandeln über Fragen der Medikation

Erforderliche Verhaltensweisen

Freundliches Grüßen
Spezifische Beschreibung des Problems
Dauer des Ereignisses berichten
Ausmaß an Unzufriedenheit beschreiben
Wiederholen und Klären von Ratschlägen und Befehlen
Dauer bis zum Eintreten der Wirkung erfragen
Für Hilfe danken
Guter Augenkontakt
Gute Haltung
Deutlich hörbare Sprechweise

Abbildung 2: Aufbau eines Moduls

von Problemen, welche das Ressourcen-Management betreffen, setzen sich die Patienten mit sogenannten «Ausführungs-Problemen» auseinander, welche möglicherweise den Einsatz erlernter Fertigkeiten in der natürlichen Umgebung behindern könnten. So lernen die Patienten mit enttäuschenden Ereignissen, wie der Verspätung oder unvorhergesehenen Abwesenheit ihres Arztes zum vereinbarten Termin, umzugehen. In der Abbildung 3 wird dargestellt, wie sich der Erwerb von Problemlösungsfertigkeiten im Rahmen dieses Moduls gestaltet. Dieses Modell eines Trainings sozialer Fertigkeiten entspricht einem beträchtlichen Nutzen für jene Patienten, die die kognitive Fähigkeit besitzen, soziale Fertigkeiten in jeweils eine Stunde lang durchgeführten Kleingruppensitzungen zu erlernen.

Die Wirksamkeit des Trainings sozialer Fertigkeiten

Übersichten über Untersuchungen zum Training sozialer Fertigkeiten bei Schizophrenen haben gezeigt, daß ein breites Spektrum von Fertigkeiten erlernt und über kurze follow-up-Perioden aufrechterhalten werden kann (WALLACE et al., 1980). Bei einem kontrollierten klinischen Versuch wurden 28 sorgfältig diagnostizierte männliche Schizophrene nach Zufallsauswahl entweder einem intensi-

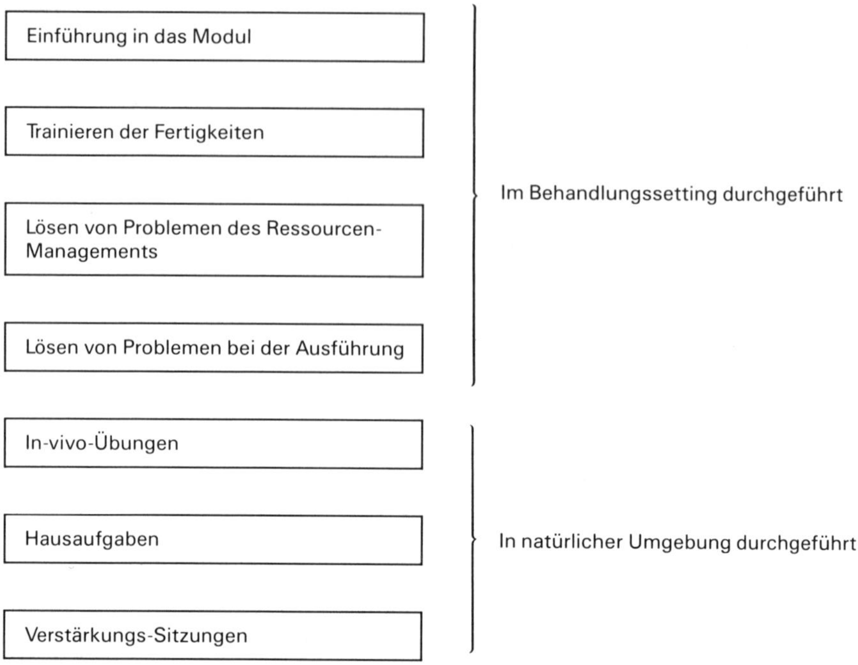

Abbildung 3: Trainingskomponenten eines Moduls sozialer Fertigkeiten

ven Training sozialer Problemlösungsfähigkeiten oder einer holistischen Gesundheitsbehandlung zugeordnet. Vor und nach einer neunwöchigen stationären Behandlung und nach 24 Monaten in der Wohngemeinde wurde eine multidimensionale Beurteilung durchgeführt. Die Patienten der sozialen Trainingsgruppe zeigten ein signifikant größeres Maß an Aneignung, Generalisierung und Beständigkeit sozialer Fertigkeiten; Angehörige beurteilten ihre soziale Anpassung in der Gemeinschaft als besser; auch erlitten sie weniger Rückfälle und wurden seltener rehospitalisiert (WALLACE & LIBERMAN, 1985). Ähnliche Resultate wurden mit Fertigkeitstrainingsprogrammen in Italien (DEISABELLA & MENEGHELLI, 1983) und in Bern durch BRENNER et al. (s. Beitrag in diesem Buch) erzielt.

Wenn auch das Training sozialer Fertigkeiten beträchtlich zur Erhöhung des Fertigkeits-Levels psychiatrischer Patienten beigetragen hat, ist noch viel Arbeit zur Einschätzung und Förderung der Generalisierung sowie der Langzeitveränderungen zu leisten.

In vielen klinischen Studien wurde die Antwortgeneralisierung überprüft. Die Resultate sind mehrheitlich positiv und reichten von vorübergehender bis zu dauerhafter Generalisierung auf untrainierte Items und Situationen (BELLACK et al., 1976; LIBERMAN et al., 1984; GOLDSMITH & MCFALL, 1975; KELLY et al., 1980). Daß Generalisierung so gleichförmig beobachtet werden kann, liegt möglicherweise daran, daß als unbeabsichtigtes Nebenprodukt des Trainings miteinander verbundener Verhaltensweisen viele Antwortklassen verstärkt werden. Im Training sozialer Fertigkeiten werden viele verschiedene Rollen gespielt und Reaktionen geübt, was verschiedene Formen des Zielverhaltens auslöst und verstärkt. So wird z.B. eine schüchterne Person unter anderem folgende Situationen üben:

Angebranntes Essen im Restaurant zurückweisen; sich gegen jemanden stellen, der in einer Warteschlange nach vorne drängt; Nein-Sagen zu unannehmbaren Forderungen usw. Die Methode der Übung verschiedener «Beispiele» derselben Fertigkeit empfiehlt sich als Mittel des Erwerbs von generalisiertem Antwortverhalten (STOKES & BÄR, 1977).

Bei Schizophrenen und anderen schwer beeinträchtigten Populationen, die unter kognitiven Defiziten und Initiativenmangel leiden, tritt Generalisierung meist nur sehr begrenzt auf, wenn nicht Anstrengungen unternommen werden, um die Anwendung trainierter Fertigkeiten auch unter naturgetreuen Bedingungen zu fördern. Beispielsweise kann ein Patient im Training die Kriterien einer guten Konversation, nämlich Fertigkeiten wie Offenheit und das Stellen guter Fragen erreichen. Trotzdem kann die Generalisierung dadurch verhindert werden, daß in der Behandlungssituation gewisse Faktoren vorhanden sind, die in der natürlichen Umgebung fehlen. Beispiele dafür sind:

1. Der Konversationspartner im Rollenspiel ist immer aufmerksam und reagiert in einer für den Patienten günstigen Weise, wenn dieser Fragen stellt oder sich offen zeigt.
2. Der Therapeut verstärkt den Patienten für angemessene Reaktionen mit Lob, Tokens oder Esswaren.
3. Der Therapeut verstärkt am Anfang auch Annäherungen an das richtige Antwortverhalten.
4. Der Therapeut gibt dem Patienten nach unangemessenen Antworten ein korrigierendes Feedback.

Möglicherweise ist es eine übersetzte Anforderung, daß der Patient sein neu erlerntes Verhalten auch in anderer Umgebung und mit anderen Gesprächsteilnehmern anwenden können soll, denn andere Gesprächspartner sind nicht immer aufmerksam und antwortfreudig. In natürlicher Umgebung gibt es auch selten Lob oder Belohnungen für gute Fragen oder Offenheit. Üblicherweise werden unangemessene Reaktionen nicht korrigiert, viel eher neigen die Leute dann dazu, ein solches Gespräch abzubrechen. Idealerweise könnten die erreichten Fertigkeiten in anderen Situationen dadurch aufrechterhalten werden, daß ein interessantes Gespräch selber als Verstärker erlebt wird. Diese Stufe wird aber generell nicht ohne aktive Bemühungen erreicht werden. Hausaufgaben sind ein Weg, auf dem eine solide Verbindung zwischen Behandlung und naturgetreuen Situationen hergestellt werden kann. Mit Anweisungen, die trainierten Fertigkeiten unter andern Bedingungen und mit andern Personen anzuwenden, wurden von einigen klinischen Forschern gute Resultate erzielt (FINCH & WALLACE, 1977; LIBERMAN et al., 1984; MCGOVERN & BURKHARD, 1976). Diese Taktik hat sich als effektiver erwiesen, wenn sie auch Auslöser und Verstärker für die andere Umgebung bereitstellt. Freunde, Familienmitglieder, Pflegepersonal und Gleichaltrige können den Prozeß unterstützen, indem sie neues soziales Verhalten hervorrufen und bekräftigen, bis dieses gefestigt ist. Nachdem die trainierten Fertigkeiten gut verankert sind und durch natürliche Konsequenzen in der Umgebung aufrechterhalten werden, können externe Auslöser und Verstärker abgebaut werden. Werden die Verstärker zunehmend später und in variabler Form eingesetzt, so vermindert sich dadurch die Wahrscheinlichkeit, daß der Erwerbsprozeß neuer Verhaltensweisen abgebrochen wird.

Das Training sollte nicht isoliert vom täglichen Leben des Patienten ablaufen, sondern vielmehr ganz darin integriert sein. Die Therapie sollte, wenn immer möglich, außerhalb der Praxis des Klinikers stattfinden, nämlich zuhause, in Klinikabteilungen, am Arbeitsplatz, in Schulen, Restaurants, kurz: überall dort, wo die Anwendung des Zielverhaltens wünschenswert ist. Zu Anfang sollten Verstärker wie Lob, Geld und Privilegien an erfolgreiche Leistungen gebunden sein, um diese der Mühe wert zu machen. Erst wenn das Verhalten gründlich eingespielt und unter der Kontrolle natürlicher Kontingenzen ist, sollten externe Verstärker entzogen werden.

Während es genügend Belege dafür gibt, daß Verhaltenstraining zu einer zunehmenden Verbesserung der sozialen Kompetenz führt, ist den Daten weniger zu entnehmen, daß eine solche interpersonale Stärkung die Wahrscheinlichkeit eines Rückfalls oder der Symptomverschlimmerung reduziert und den Verbleib in der Gemeinschaft und die Lebensqualität erhöht. Wenn es um die Verhinderung von Rückfällen geht, so wird der Langzeit-Zustand chronischer Patienten wohl eher durch ein in eine Familientherapie eingebettetes Fertigkeitentraining beeinflußt (LIBERMAN et al., 1984; FALLOON et al., 1984). Erheblich mehr Forschung ist vonnöten, um das Ausmaß festzustellen, in dem das Training sozialer Fertigkeiten über die Wirkung der antipsychotischen Medikation hinaus den klinischen und symptomatischen Langzeitverlauf schizophrener Patienten verbessert. Da viele Patienten nur ein begrenztes Potential besitzen, funktionale Fähigkeiten, die ein vollkommen unabhängiges Leben gewährleisten, zu erwerben und zu generalisieren, liegt in der Entwicklung von Rehabilitationsansätzen, die auf Umweltprothesen und soziale Hilfe ausgerichtet sind, ein beständiger Wert.

Literaturverzeichnis

ANTHONY, W. A.; COHEN, M. R.; VITALO, R.: The measurement of rehabilitation outcome. Schizophr. Bull. *4,* 365–383, 1978.

AZRIN, N. H.; BASALEL, V.: Job club counselors manual: A behavioral approach to vocational counseling. Baltimore: University Park Press, 1980.

BELLACK, A.; HERSEN, M.; TURNER, V.: Generalization effects of social skills training in chronic schizophrenics: An experimental analysis. Behav. Res. Ther. *14,* 391–398, 1976.

BROWN, G.; BIRLEY, J. L. T.; WING, J. K.: Influence of family life on the course of schizophrenia. Brit. J. Psychiat. *121,* 241–258, 1972.

CREER, C.: Social work with patients and their families. In: WING, J. K. (ed.): Schizophrenia: Towards a new synthesis. London: Academic Press, 1978.

DEISABELLA, G.; MENEGHELLI, A.: Un training di abilita sociali per la rehabilitazione di pazient psicotici cronici. Riv. Speriment. di Freniatria, *5,* 1194–1204, 1983.

EDELSTEIN, G. A.; CONTURE, E.; CRAY, M.; DICKENS, R.; LUSELMINK, C. J.: Group training of problem solving with psychiatric patients. In: UPPER, D.; ROSS, S. M. (eds.): Group therapy: An annual review, Vol. 2. Champaign, IL: Research Press, 1980.

FALLOON, I. R. H.; LIBERMAN, R. P.: Behavioral family interventions in the management of chronic schizoprenia. In: MCFARLANE (ed.): Family therapy of schizophrenia. New York: Guilford Press, 1983.

FALLOON, I. R. H.; BOYD, J.; MCGILL, C. W.: Family care of schizophrenia. New York: Guilford Press, 1984.
FINCH, B.; WALLACE, C. J.: Successful interpersonal skills training with schizophrenic inpatients. J. Cons. Clin. Psychol. *45,* 885–890, 1977.
FOY, D. W.; WALLACE, C. J.; LIBERMAN, R. P.: Advances in social skills training for chronic mental patients. In: CRAIG, K. D.; MCMAHON, R. J. (eds.): Advances in clinical behavior therapy. New York: Brunner-Mazel, 1983.
GOLDSMITH, J. B.; MCFALL, R. M.: Development and evaluation of an interpersonal skills training program for psychiatric inpatients. J. Abnorm. Psychol. *84,* 51–64, 1975.
HAGEN, D. Q.: The relationship between job loss and physical and mental illness. Hosp. Comm. Psychiat. *34,* 438–441, 1983.
JACOBS, H.; KARDASHIAN, S.; KRIENBRING, R. K.; PONDER, R.; SIMPSON, A. R.: A skills-oriented model for facilitating employment among psychiatrically disabled persons. Rehab. Couns. Bull. *28,* 87–96, 1984.
KAZDIN, A. E.: Behavior modification in applied settings. Homewood, IL: Dorsey Press, 1984.
KELLY, J.A.; UREYJ.R.; PATTERSON, J.T.: Improving heterosocial conversational skills of male psychiatric patients through a small group training procedure. Behav. Ther. *11,* 179–183, 1980.
LEHMAN, A. F.; WARD, N. C.; LINN, L. S.: Chronic mental patients: The quality of life issue. Am. J. Psychiat. *133,* 796–823, 1983.
LIBERMAN, R. P.; KING, L. W.; DERISI, W. J.; MCCANN, M.: Personal effectiveness: Guiding people to express their feelings and improve their social skills. Champaign IL: Research Press, 1975.
LIBERMAN, R. P.: Social factors in schizophrenia. In: GRINSPOON, L. (ed.): Psychiatry: 1982 Annual review. Washington D.C.: American Psychiatric Press, 1982.
LIBERMAN, R. P.; FALLOON, I. R. H.; WALLACE, C. J.: Drug-psychosocial interactions in the treatment of schizophrenia. In: MIRABI, M. (ed.):: The chronically mentally ill: Research & services. New York: SP Medical & Scientific Books, 1984.
LIBERMAN, R. P.; LILLIE, F.; FALLOON, I. R. H.; HARPIN, R. E.; HUTCHINSON, W.; STOUTE, T. M.: Social skills training for relapsing schizophrenics: An experimental analysis. Behav. Modif. *8,* 155–179, 1984.
LIBERMAN, R. P.; MASSEL, H. K.; MOSK, M.; WONG, S. E.: Social skills training for chronic mental patients. Hosp. Comm. Psychiat. *36,* 396–403, 1985.
LINN, M. W.; KLETT, J.; CAFFEY, F. M.: Foster home characteristics and psychiatric patient outcome. Arch. Gen. Psychiat. *37,* 129–132, 1980.
MCGOVERN, K. B.; BURKHARD, J.: Initiating social contact with the opposite sex. In: KRUMBOLTZ, J. D.; THORESON, C. E. (eds.): Counseling methods. New York: Holt, Rinehart & Winston, 1976.
PLATT, J. J.; SPIVACK, G.: Problem-solving thinking of psychiatric patients. J. Cons. Clin. Psychol. *28,* 3–5, 1972.
PRESLY, A. S.; GRUBB, A. B.; SEMPLE, D.: Predictors of successful rehabilitation in long-stay patients. Acta Psychiat. Scand. *66,* 83–88, 1982.
SNYDER, K. S.; LIBERMAN, R. P.: Family assessment and intervention with schizophrenics at risk for relapse. In: GOLDSTEIN, M. J. (ed.): New directions for mental health services. No *12.* San Francisco: Jossey-Bass, 1981.
STOKES, T. F.; BÄR, D. M.: An implicit technology of generalization. J. Appl. Behav. Analy. *10,* 349–369, 1977.
STRAUSS, J.; HAFEZ, H.: Clinical questions and «real» research. Am. J. Psychiat. *138,* 1592–1597, 1981.
SYLPH, J. A.; ROSS, H. E.; KEDWARD, H. B.: Social disability in chronic psychiatric patients. Am. J. Psychiat. *134,* 1391–1394, 1978.
TEST, M. A.; STEIN, L. I.: Special living arrangements: A model for decision making. Hosp. Comm. Psychiat. *28,* 608–610, 1977.
VAUGHN, C. E.; LEFF, J. P.: The influence of family and social factors on the course of schizophrenic disorders: A replication. Brit. J. Psychiat. *129,* 125–137, 1976.
VAUGHN, C. E.; SNYDER, U. S.; LIBERMAN, R. P.; FALLOON, I. R. H.; FREEMAN, W.; JONES, S.: Family factors in schizophrenic relapse. Schizophr. Bull. *8,* 425–426, 1982.
VAUGHN, C. E.; SNYDER, K. S.; FREEMAN, W.; JONES, S.; FALLOON, I. R. H.: Family factors in schizophrenic relapse: A california replication. Arch. Gen. Psychiat., 1984.
WALLACE, C. J.; LIBERMAN, R. P.: Social skills training for schizophrenics: A controlled clinical trial. Psychiat. Res. (in press), 1985.

WALLACE, C. J.; NELSON, C.; LIBERMAN, R. P.; FERRIS, C.; LUKOFF, D.; FALLOON, I. R. H.: A review and critique of social skills training with chronic schizophrenics. Schizophr. Bull. *6,* 42–64, 1980.

WALLACE, C. J.; BOONE, S. E.; DONAHOE, C. P.; FOY, D. W.: The chronic mentally disabled: Independent and living skills training. In: BARLOW, D. (ed.): Clinical handbook of psychological disorders. New York: Guilford Press, 1985.

Die Effizienz von therapeutischen Angehörigengruppen und Selbsthilfegruppen bei der Rezidivprophylaxe schizophrener Patienten

G. Buchkremer, H. Schulze-Mönking

Die frühe Entlassung aus der Klinik und die vermehrte ambulante Behandlung schizophrener Patienten bürdet den Angehörigen häufig Lasten auf, denen sie sich nicht gewachsen fühlen. So ist der Umgang der Familie mit dem erkrankten Mitglied oft durch Unsicherheit, Angst oder Ärger gekennzeichnet. In ihrer Überforderung und Hilflosigkeit zeigen die Angehörigen oft emotionale Interaktionsmuster (insbesondere emotionales Überengagement und hohe Kritikbereitschaft), die einen statistischen Zusammenhang mit der Rückfallhäufigkeit im Laufe von neun Monaten nach der Entlassung aus der Klinik aufweisen (Brown et al., 1972; Vaughn & Leff, 1976a, b; Leff, 1981; Doane et al., 1985). Diese Forschungsergebnisse führten zur Entwicklung verschiedener Konzepte therapeutischer Angehörigenarbeit (Buchkremer & Lewandowski, 1984), deren Effizienz bezüglich der Rezidivprophylaxe in dieser Arbeit untersucht werden soll.

Um zu solch einer Effizienzüberprüfung zu gelangen, müssen zunächst die Grundannahmen, die den Zusammenhang zwischen emotionalen Interaktionsstilen und Rückfallhäufigkeit interpretieren wollen, genauer untersucht werden. Es lassen sich dabei folgende Hypothesen aufstellen:

- Ein bestimmtes (überengagiertes oder kritisches) emotionales Ausdrucksverhalten der Angehörigen schizophrener Patienten *verursacht* bei ausreichend hoher Kontaktdichte einen Rückfall in die akute Psychose (Kausalitätshypothese). Bei Annahme dieser Hypothese wird der Familie ein großes Maß an Schuld für einen ungünstigen Krankheitsverlauf zugewiesen.
- Zeigt ein Familienmitglied schizophreniespezifische Verhaltensweisen, die auf eine erhöhte Rückfallgefährdung hinweisen, *reagieren* die Angehörigen darauf emotional überengagiert (Reaktionshypothese).
- Es weisen sowohl bestimmte emotionale Interaktionsstile als auch ein erhöhtes Rückfallrisiko schizophrener Patienten *Beziehungen* zu gemeinsamen oder unterschiedlichen anderen, den Krankheitsverlauf beeinflussenden, Faktoren auf (Korrelationshypothese). Durch die Reaktions- oder Korrelationshypothese werden die Angehörigen eher in hilflose Rollen mit nur geringer Einflußmöglichkeit auf die Erkrankung gedrängt.
- Ein erhöhtes Rückfallrisiko schizophrener Patienten ist Folge verschiedener sich wechselseitig bedingender Faktoren. Es besteht also ein *Wechselspiel* zwischen durch die Erkrankung geprägten Verhaltensweisen des Patienten, Reak-

tionsweisen der Angehörigen sowie anderen Einflußfaktoren aus der Umwelt, wie z.B. bedeutsame Lebensereignisse, soziales Netzwerk, Arbeitsbereich usw. (multikonditionale Hypothese).

Die Annahme eines multikonditionalen Zusammenhangs zwischen emotionalem Interaktionsstil der Angehörigen und Rückfallrisiko erweist sich bei der Konzeptualisierung von therapeutischen Angehörigengruppen zur Rückfallverhütung bei schizophrenen Patienten deshalb als am fruchtbarsten, weil sie alle anderen Hypothesen einschließt und die Komplexität der Auslösebedingungen schizophrener Psychosen am besten berücksichtigt. Zugleich weist sie den Angehörigen eine für die Rückfallverhütung wichtige, jedoch gleichzeitig begrenzte Rolle zu.

Die Methodik therapeutischer Angehörigenarbeit zeigt bei den verschiedenen in der Literatur beschriebenen Ansätzen große Unterschiede. Sie reicht von einer sporadischen krisenorientierten Einbeziehung der Angehörigen in die Therapie (MÜLLER, 1982) über Therapieformen, in denen verschiedene Familien einschließlich ihrer erkrankten Familienmitglieder zur Verbesserung der Krisenbewältigung behandelt werden (GOLDSTEIN et al., 1978; GOLDSTEIN & KOPEIKIN, 1981) bis zu psychoedukativen (ANDERSON, 1981; BERKOWITZ, 1981) und Problemlöseansätzen (FALLOON et al., 1981; SNYDER & LIBERMAN, 1981; BERKOWITZ et al., 1981; MILLER, 1980). Auch das Ausmaß der Expertendominanz in Angehörigengruppen ist sehr unterschiedlich. Es läßt sich mit KATSCHNIG (1984) ein Spektrum feststellen, das von patientenzentrierten Angehörigengruppen über angehörigenzentrierten Angehörigengruppen zu Selbsthilfegruppen ein abnehmendes Ausmaß an Expertendominanz und zunehmenden Anteil an Angehörigendominanz aufweist.

In Angehörigengruppen, die eine Rückfallverhütung anstreben, lassen sich *zwei Hauptziele* unterscheiden:

- *Verringerung des emotionalen Überengagements:* Gesellschaftliche Vorurteile und durch Informationsmangel bedingte Hilflosigkeitsgefühle erzeugen häufig in den Familien Schizophrener starke Schuld- und Schamgefühle sowie Unsicherheiten im Umgang mit dem Patienten. Dies führt häufig dazu, daß sich die Familien Schizophrener zunehmend sozial isolieren und damit ihr gesamtes emotionales Engagement auf das erkrankte Familienmitglied richten. In Angehörigengruppen sollen deshalb Schuld- und Schamgefühle sowie die Neigung zur sozialen Isolation überwunden werden, um das hoch gespannte emotionale Familienklima zu entschärfen. Diesem Ziel dient auch das Bemühen, die Kontaktdichte zwischen Patient und seinem emotional überengagierten Angehörigen zu reduzieren.
- *Krisenbewältigung:* Die Angehörigen können durch die Gruppe lernen, krankheitsbedingte von gesunden Verhaltensweisen zu unterscheiden. Krankheitszeichen wie z.B. sozialer Rückzug können dadurch als solche erkannt und müssen nicht mehr als Ausdruck «bösen Willens» des Patienten interpretiert werden. Diesem Ziel dient auch eine ausführliche Information der Angehörigen durch den Gruppenleiter über Ätiologie, Symptomatik, Prognose und Be-

handlungsmöglichkeiten. Dabei wird an den Erfahrungen der Angehörigen mit Beginn und Verlauf früherer psychotischer Erkrankungen ihres Angehörigen angeknüpft (ANDERSON et al., 1981; BERKOWITZ et al., 1981; BUCHKREMER & FIEDLER, 1982; GOLDSTEIN, 1981). Die Angehörigen können so lernen, Frühsymptome einer nahenden schizophrenen Dekompensation wahrzunehmen (vgl. HERZ & MELVILLE, 1980) und Möglichkeiten zur Krisenbewältigung auszuschöpfen (GOLDSTEIN & KOPEIKIN, 1981).

Fragestellung

Bei der Überprüfung der Effizienz therapeutischer Angehörigengruppen und Selbsthilfegruppen bezüglich der Rückfallverhütung ergeben sich folgende Fragenkomplexe:

1. Ist es auch in der psychiatrischen Praxis möglich, den familiären emotionalen Interaktionsstil, der als Prädiktor für ein erhöhtes Rückfallrisiko gilt, hinreichend sicher zu diagnostizieren? Von der Beantwortung dieser Fragen hängt es ab, ob die durch aufwendige und wenig praktikable Meßtechniken gewonnenen theoretischen Erkenntisse auch in praktikable Therapiekonzepte übertragen werden können.
2. Werden die Hauptziele therapeutischer Angehörigengruppen und Selbsthilfegruppen erreicht? Insbesondere stellen sich dabei die Fragen, ob die emotionalen Interaktionsstile günstig verändert werden können und ob die Angehörigen eine bessere Krisenbewältigungskompetenz erreichen können.
3. Welchen Einfluß üben therapeutische Angehörigengruppen auf den Krankheitsverlauf und insbesondere auf die Rückfallverhütung aus?

Die Beantwortung dieser Fragen soll nun anhand verschiedener publizierter Studien *und* eigener Untersuchungen vorgenommen werden.

Die eigene Studie basierte auf 61 nach ICD-Kriterien ausgewählten schizophrenen Patienten, die in ein ambulantes Therapieprojekt zur Rückfallverhütung einbezogen waren. 37 von ihnen erhielten eine Therapie mit vorwiegend handlungs- und kognitiv orientierten Therapieanteilen, 24 dienten als Kontrollgruppe. 13 Familien der Therapiegruppe nahmen zusätzlich an therapeutischen Angehörigengruppen (BUCHKREMER & FIEDLER, 1982) teil. Es bestanden zwischen den Patienten der Therapiegruppen mit und ohne Angehörigengruppen und der Kontroll-Gruppe keine Unterschiede bezüglich der Prognose (Prognoseskala nach STRAUSS & CARPENTER), der Medikation und des bisherigen Krankheitsverlaufes. Schwerpunkte des Therapieprogramms für die Angehörigen waren: Hausbesuch, Information, Erkennung von Frühsymptomen eines nahenden Rückfalles, Krisenmanagement, Entlastung von Schuldgefühlen, Veränderungen des emotionalen Familienklimas (BUCHKREMER & FIEDLER, 1982).

Diagnostik des emotionalen Interaktionsstils

Es soll nun die Frage beantwortet werden, ob sich die durch komplizierte Meßverfahren gewonnenen Befunde, die einen Zusammenhang zwischen dem emotionalen Interaktionsstil der Angehörigen und der Rückfallhäufigkeit belegen, auch durch wenig aufwendige und praktikable Erhebungsmethoden replizieren lassen.

Mittels eines semistrukturierten Interviews (Münsteraner Familienbogen), das im Rahmen eines Hausbesuches mit allen Angehörigen in Anwesenheit des erkrankten Familienmitgliedes geführt wurde, wurde die emotionale Familienatmosphäre eingeschätzt (Buchkremer et al., voraussichtlich 1986). Bereits durch dieses leicht erlernbare und einmalig durchgeführte Familiengespräch ließen sich ausreichend reliable Einschätzungen vornehmen, durch die die Ergebnisse von Vaughn & Leff (1976b) repliziert werden konnten. Überraschenderweise zeigte sich dabei, daß auch Patienten, von denen ein oder mehrere Familienmitglieder ein hohes Maß an Gleichgültigkeit dem Patienten entgegenbrachten, ebenfalls signifikant häufiger rehospitalisiert werden mußten. Dieser Befund könnte darauf hindeuten, daß schizophrene Patienten bei chronischem Verlauf auch innerhalb der Familie in eine soziale Isolation geraten können und dadurch ein ähnlich erhöhtes Rückfallrisiko hätten, wie sozial isoliert lebende Patienten (Johnstone et al., 1979; Cohen et al., 1978; Watzl et al., 1985).

Um die Diagnostik des emotionalen Familienklimas noch mehr zu vereinfachen, befragten wir die schizophrenen Patienten (N = 61) am Ende einer dreimonatigen Behandlungsphase über ihre Einschätzung des emotionalen Engagements ihrer Angehörigen. Für uns überraschend ergab sich auch hier, daß die Patienten, die ihre Angehörigen als überfürsorglich einschätzten, im Laufe eines Jahres signifikant häufiger ($p < 0,05$) rehospitalisiert wurden als die übrigen Patienten. Patienten, in deren Einschätzung die Angehörigen sehr kritisch waren, erlebten im Laufe eines Jahres in ihrer subjektiven Einschätzung signifikant häufiger ($p < 0,05$) einen Rückfall, als die übrigen Patienten. Die Patienten scheinen also selbst in der Lage zu sein, die Belastungen, die aus den emotionalen Interaktionsstilen der Angehörigen resultierten, selbst zu erkennen.

Zusammenfassend läßt sich die erste Frage also in folgender Weise beantworten:

Verschiedene Untersuchungen mit unterschiedlicher Methodik kamen zu dem gleichen Ergebnis, daß ein korrelativer Zusammenhang zwischen dem emotionalen Interaktionsstil der Angehörigen schizophrener Patienten und der Rückfallhäufigkeit in einem neunmonatigen Katamnesezeitraum besteht. Es gibt Hinweise dafür, daß sich diese – durch meßtechnisch sehr aufwendige Verfahren erhobenen – Befunde auch durch einfache und praktikable Meßverfahren replizieren lassen, so daß sie in Zukunft auch in der psychiatrischen Versorgung nutzbar gemacht werden können. Allerdings bedarf es noch weiterer Forschungsarbeit, damit mit möglichst einfachen Mitteln ein möglichst valides und reliables diagnostisches Verfahren zur Erfassung des emotionalen Familienklimas geschaffen werden kann. Außerdem erscheint es bedeutsam, den Blick nicht nur auf ein emotionales Überengagement zu wenden, sondern auch auf die Tendenz mancher Familien, dem erkrankten Familienmitglied mit Gleichgültigkeit oder gezielter Isolierung zu begegnen.

Ziele der therapeutischen Angehörigen- und Selbsthilfegruppen

Es soll nun die Frage beantwortet werden, ob durch die therapeutischen Angehörigengruppen und Selbsthilfegruppen in den Familien Schizophrener eine Verringerung des emotionalen Überengagements und eine Verbesserung des Krisenmanagements erreicht werden können.

KUIPERS et al. (1983) konnten durch ein Behandlungsprogramm das Ausmaß des emotionalen Überengagements und die Zahl kritischer Bemerkungen von Angehörigen in einer Angehörigengruppe signifikant im Vergleich zu einer Kontrollgruppe senken. Auch in der von KOETTGEN et al. (im Druck) betreuten Angehörigengruppe zeigte sich ein großer Wandel der emotionalen Interaktionsstile unter Angehörigenarbeit, jedoch traf das auch in ähnlichem Ausmaß für die Kontrollgruppe zu.

Auch die Kontaktdichte zwischen Patient und emotional überengagierter Schlüsselperson scheint sich, wie FALLOON et al. (1982) in einer kontrollierten Studie belegen konnte, verringern zu lassen.

Bei unserer oben beschriebenen Patientenpopulation haben wir nach Abschluß der Therapie den Patienten und den Angehörigen einen Selbstbeurteilungsfragebogen vorgelegt, der folgende Themenbereiche erfaßte: Entlastung der Angehörigen, Einstellung zum Patienten, Einstellung zur Krankheit, Umgang mit dem Patienten, der Erkrankung und einem möglichen Rückfall, Veränderungen im Verhalten der Angehörigen und Patienten.

Die Auswertung ergab, daß Angehörige, die an Angehörigengruppen teilgenommen haben, gemäß ihrer Selbsteinschätzung einen signifikant besseren Umgang mit der Erkrankung, der erkrankten Person und einem möglichen Rückfall erreichen konnten (BUCHKREMER & FIDLER, 1982). Etwa zwei Drittel der Angehörigen glaubten, das in der Gruppe Gelernte auch in Zukunft verwerten zu können. Knapp drei Viertel der an der Therapie teilnehmenden Angehörigen waren nach Abschluß der Gruppe der Ansicht, besser unterscheiden zu können, was im Verhalten ihres Angehörigen krankheitsbedingt ist und was nicht. Drei Viertel der an den Angehörigengruppen teilnehmenden Familien fühlten sich durch die Gruppe in vielen ihrer Probleme entlastet. Alle gaben an, durch die Gruppe wertvolle Informationen erhalten zu haben.

Diese positiven Einschätzungen spiegeln sich auch in den Befragungsergebnissen der Patienten wider. Diejenigen, deren Angehörige an einer therapeutischen Angehörigengruppe teilnahmen, fühlten sich nach Abschluß der Angehörigengruppe signifikant besser ($p < 0,05$) von ihren Angehörigen verstanden und in der Rückfallverhütung unterstützt. Die positive Änderung führten sie ausdrücklich auf die Angehörigengruppen zurück.

Die Einschätzung der Patienten und der Angehörigen konnten ein halbes und ein ganzes Jahr nach Ende der Angehörigengruppen mit ähnlicher Signifikanz repliziert werden. Weiterhin zeigte sich, daß bei den Patienten, deren Angehörige an einer Gruppe teilgenommen hatten, die Kontaktdichte im Laufe des folgenden Halbjahres abnahm ($p = 0,08$).

Selbsthilfegruppen entziehen sich naturgemäß per definitionem leichter dem wissenschaftlichen Zugriff. Es liegen deshalb noch keine wissenschaftlich gesicherten Ergebnisse vor. Zur Zeit wird in Münster eine vom BMFT[1] geförderte Studie durchgeführt, welche die Auswirkungen von initiierten Selbsthilfegruppen auf das Familienklima und den Verlauf der Erkrankung untersucht. Erste Er-

1 Bundesminister für Forschung und Technologie der BRD.

gebnisse werden hier allerdings erst in einem Jahr vorliegen. Als bisherige Erfahrung zeichnet sich ab, daß Angehörige in Selbsthilfegruppen das gleich hohe Bedürfnis nach Information wie therapeutische Angehörigengruppen haben. Dennoch konstitutionieren sich die Selbsthilfegruppen nur im Ausnahmefall von selbst und müssen deshalb von Professionellen in der Psychiatrie initiiert werden. Führungspersönlichkeiten in der Gruppe übernehmen im Laufe der Zeit die Gruppenleitung, wenn die professionellen Helfer sich ausreichend zurückziehen und die Gruppe eigene Wege beschreiten läßt. Es bildet sich dann rasch eine ausreichende Gruppenkohäsion. Selbsthilfegruppen in Ballungsgebieten haben es leichter, sich in einem Dachverband zusammenzuschließen.

Zusammenfassend läßt sich feststellen, daß bisherige Forschungsergebnisse darauf hinweisen, daß durch Angehörigengruppen das emotionale Familienklima schizophrener Familien im Sinn der Forschungshypothesen positiv verändert und eine Verbesserung der Krisenbewältigung erreicht werden kann.

Der Einfluß auf den Krankheitsverlauf

Neben den Entlastungen und Hilfen für die Angehörigen zielen therapeutische Angehörigengruppen vor allem auf eine günstige Beeinflussung des Krankheitsverlaufes, insbesondere eine Verminderung der Rückfallhäufigkeit. Ob dieses Ziel auch tatsächlich erreicht wird, soll im folgenden untersucht werden.

Goldstein et al. (1978) konnten den rezidivprophylaktischen Effekt nachweisen, wenn zusätzlich zu einer medikamentösen Dauerbehandlung eine krisenorientierte Familientherapie durchgeführt wurde. Kuipers et al. (1983) berichteten in einer Studie an 24 Familien schizophrener Patienten von signifikant geringeren Rückfallraten in einer neunmonatigen Beobachtungsperiode bei den Patienten, deren Angehörige an einem Behandlungsprogramm teilnahmen. Auch in einer kontrollierten Studie von Falloon et al. (1982) konnte bei familientherapeutisch behandelten Patienten eine verbesserte Problemlösung, eine geringere Symptomatik und eine Reduktion der Häufigkeit und der Intensität von Rückfällen erreicht werden.

In der eigenen Untersuchung (Lewandowski & Buchkremer, im Druck) wurden im Laufe zweier Jahre nach der Therapie die Patienten, deren Angehörige an der Angehörigentherapie teilgenommen haben, nur halb so oft erneut psychotisch wie die Patienten ohne Angehörigengruppe. Mehrfachmanifestationen waren bei Patienten ohne Angehörigengruppen signifikant häufiger. Auffällig war außerdem, daß Patienten der Angehörigentherapiegruppen mehr als doppelt so häufig wie Patienten ohne Angehörigengruppen von psychotischen Symptomen berichteten, für deren Bewältigung keine weitere therapeutischen Maßnahmen beansprucht wurden ($p < 0.04$). Es handelt sich hier um subjektiv erlebte Rückfälle, die ohne psychiatrische Hilfe innerhalb der Familie selbst bewältigt werden konnten.

Setzt man die Anzahl der stationären Aufnahmen vor Beginn der Therapie mit der Anzahl der Rückfälle zwei Jahre nach Behandlung in Beziehung (Spiegel-Methode), ergab sich bei den Patienten ohne Angehörigengruppe ein signifikanter Zusammenhang ($p < 0.01$). Bei den Patienten, deren Angehörige an den Therapiegruppen teilnahmen, zeigte sich dieser Zusammenhang nicht, sondern lediglich eine signifikante Korrelation ($p < 0.05$) zu subjektiv erlebten Rückfällen, die keiner psychiatrischen Hilfe bedurften. Diese Befunde lassen sich so interpretieren, daß durch Angehörigengruppen weniger die Bereitschaft der Patienten, psychotisch rückfällig zu werden (Vulnerabilität) beeinflußt wird, sondern daß vielmehr eine bessere Bewältigungsstrategie im Krisenfall erreicht werden kann.

Zusammenfassend läßt sich sagen, daß eine rückfallvermindernde Wirkung der therapeutischen Angehörigenarbeit in mehreren Studien belegt werden konnte. Die Wirkung von Angehörigenselbsthilfegruppen auf den Krankheitsverlauf hingegen ist noch weitgehend unbekannt.

Trotz der genannten günstigen Effekte der therapeutischen Angehörigenarbeit auf den Verlauf schizophrener Erkrankungen ist eine abschließende Beurteilung der Effizienz von Angehörigengruppen noch nicht möglich. Zu viele Fragen sind noch unbeantwortet. Beispielsweise wissen wir noch zu wenig darüber, welche Anteile von Angehörigengruppen eigentlich wirksam sind und wie lange die Effekte von Angehörigengruppen anhalten. Bedeutsam für die psychiatrische Praxis wird außerdem die Beantwortung der Frage sein, in welchem Ausmaß Experten in Angehörigengruppen tätig sein müssen. Sollte sich nämlich ergeben, daß Angehörigengruppen lediglich von Experten initiiert werden müssen, um die volle Wirksamkeit zu entfalten, könnten Angehörigengruppen in der Zukunft bei der Rezidivprophylaxe eine ähnliche Rolle spielen wie die medikamentöse Behandlung.

Literaturverzeichnis

Anderson, C. M.; Hogarty, G.; Reiss, D. J.: The psychoeducational family treatment of schizophrenia. In: Goldstein, M. J. (ed.): New developments in interventions with families of schizophrenics. San Francisco, Washington, London: Jossey-Bass Inc. Publishers, 1981.

Berkowitz, R.; Kuipers, L.; Eberlein-Fries, R.; Leff, J.: Lowering expressed emotion in relatives of schizophrenics. In: Goldstein, M. J. (ed.): New developments in interventions with families of schizophrenics. San Francisco, Washington, London: Jossey-Bass Inc. Publisher, 1981.

Brown, G. W.; Birley, J. L. T.; Wing, J. K.: Influences of family life on the course of schizophrenic disorders: A replication. Br. J. Psychiat. *121,* 241–258, 1972.

Buchkremer, G.; Fidler, P.: Angehörigentherapie bei schizophrenen Patienten. In: Helmchen, H.; Linden, M. (Hrsg.): Psychotherapie in der Psychiatrie. Berlin, Heidelberg, New York: Springer, 141-144, 1982.

Buchkremer, G.; Lewandowski, L.: Therapeutische Gruppenarbeit mit Angehörigen schizophrener Patienten. In: Angermeyer, C.; Finzen, A. (Hrsg.): Die Angehörigengruppe. Stuttgart: Enke, 1984.

Buchkremer, G.; Schulze-Mönking, H.; Lewandowski, L.; Wittgen, C.: Emotional atmosphere in families of schizophrenic outpatients. Relevance of a practice-oriented assessment instrument. In: Goldstein, M. J.; Hand, J.; Hahlweg, K. (eds.): Treatment of schizophrenia: Family assessment and intervention (in press).

Cohen, D. J.; Sokolovsky, J.: Schizophrenia and social networks. Schiz. Bull. *4,* 546, 1978.

Doane, J. A.; Fallon, R. H.; Goldstein, M. J.; Mintz, J.: Parental affective style and the treatment of schizophrenia. Arch. Gen. Psychiat. *42,* 34–42, 1985.

Falloon, J. R. H.: Communication and problem-solving skills training with relapsing schizophrenics and their families. In: Lansky, M. R. (ed.): Family therapy and major psychopathology. New York: Grune & Stratton, 1981.

Falloon, J. R. H.: Family management in the prevention of exarzerbations of schizophrenia. A controlled study. New Engl. J. Med. *206,* 1982.

Goldstein, M. J.; Rodnick, E. H.; Evans, J. R.; May, P. R. A.; Steinberg, M. R.: Drug and family therapy in the aftercare of acute schizophrenics. Arch. Gen. Psychiat. *35,* 1169–1177, 1978.

Goldstein, M. J.: Family therapy during the aftercare treatment of abuse schizophrenia. In: Lansky, M. R. (ed.): Family therapy and major psychopathology. New York: Grune & Stratton, 1981.

Goldstein, M. J.; Kopeikin, H. S.: Short- and long-term effects of combining drug and family therapy. In: Goldstein, M. J. (ed.): New developments in interventions with families of schizophrenics. San Francisco, Washington, London: Jossey-Bass Inc. Publishers, 1981.

Herz, M. J.; Melville, Ch.: Relapse in schizophrenia. Am. J. Psychiat. *137,* , 801–805, 1980.

Johnstone, E. C.; Frith, C. D.; Gold A.: The outcome of severe acute schizophrenic illlness after one year. Brit. J. Psychiat. *134,* 28–33, 1979.

Katschnig, H.; Konieczna, T.: Typen der Angehörigenarbeit in der Psychiatrie. Psychiat. Prax. *11,* 137–142, 1984.

Koettgen, Ch.; Soennichsen, I.; Mollenhauer, K.; Jurth, R.: Group therapy with the families of schizophrenic patients. Results of the Hamburg Camberwell Family Interview study II (in press).

Kuipers, L.; Berkowitz, R.; Eberlein-Fries, R.; Leff, J.: Familienerfahrungen mit der Schizophrenie: Möglichkeiten der Modifikation. Nervenarzt *54,* 139–143, 1983.

Leff, J. P.: Prevention of relapse of schizophrenia by social and pharmacological treatments. Bibliotheca psychiat. *160,* 15–21, Basel: Karger, 1981.

Miller, W. H.: Systematic parent training. 2612 North Martis Avenue, Champaign, Illinois 61820: Research Press, 1980.

Müller, P.: Ambulante Behandlung akuter schizophrener Psychosen: Indikation, Vorgehen, soziale Folgen. In: Heinrich, K. (Hrsg.): Schizophrene außerhalb der Klinik. Bern: Huber, 1982.

Snyder, K. S.; Liberman, R. P.: Family assessment and intervention with schizophrenics at risk for relapse. In: Goldstein, M. J. (ed.): New developments in interventions with families of schizophrenics. San Francisco, Washington, London: Jossey-Bass Inc. Publishers, 1981.

Vaughn, C. E.; Leff, J. P.: The measurement of expressed emotion in the families of psychiatric patients. Brit. J. Soc. Clin. Psychol. *15,* 157–165, 1976a.

Vaughn, C. E.; Leff, J. P.: The influence of family and social factors on the course of psychiatric illness: A comparison of schizophrenic and depressed neurotic patients. Br. J. Psychiat. *129,* 125–137, 1976b.

Watzl, H.; Wittgen, C.; Cohen, R.: «Expressed Emotion» – Leistungen und Probleme einer Forschungsrichtung – Über den Zusammenhang zwischen Familieninteraktionen und dem Verlauf von Schizophrenien. In: Lzogalik, D.; Ehlers, W.; Teufel, R. (Hrsg.): Perspektiven der Psychotherapieforschung – Einzelfall, Gruppe, Institutionen. Freiburg: Hochschulverlag, 427–440, 1985.

Das Training sozialer Fertigkeiten zur Behandlung chronisch Schizophrener

A. S. Bellack

Ein typisches Kennzeichen der Schizophrenie ist die schwere Beeinträchtigung der sozialen Funktionsfähigkeit. Die Verschlechterung sozialer Beziehungen ist eines der diagnostischen Definitionskriterien des DSM-III (APA, 1980) und soziale Isolation oder sozialer Rückzug sowie ein deutlich beeinträchtigtes Ausfüllen wichtiger sozialer Rollen sind als hervorstechende Prodromal- und Residualsymptome verzeichnet. Die klinische Erfahrung belegt, daß Schizophrene nicht einfach zurückgezogen sind, sondern sie erscheinen oft als «seltsam» und unfähig, in «normaler» Weise eine Beziehung einzugehen. Auch wenn die grobe Symptomatik (z.B. Halluzinationen, Wahnbildungen) pharmakologisch unter Kontrolle gebracht ist oder remittiert, kann man erwarten, daß schizophrene Patienten merkliche Schwierigkeiten in sozialen Interaktionen (Strauss et al., 1974; Serban, 1975) haben. Im Verlauf der letzten 20 Jahre ist weithin anerkannt worden, daß dem Ausbruch der Krankheit eine geringe soziale Kompetenz vorausgeht (Strauss et al., 1977; Zigler & Phillips, 1961, 1978), und ein beträchtliches Datenmaterial weist darauf hin, daß im zwischenmenschlichen Bereich viele erwachsene Schizophrene fehlangepaßte Verhaltensmuster zeigen, deren Beginn in die frühe Kindheit zurückreicht (Lewine et al., 1978; Lewine et al., 1980; Watt, 1978). Die geringe prämorbide soziale Kompetenz wurde mit der Ätiologie der Schizophrenie, wie auch mit der Behandlungs-Compliance und dem Verlauf in Verbindung gebracht. Außerdem bleibt das prämorbide Kompetenzniveau einer der besten prognostischen Indikatoren: Je schlechter die prämorbide Anpassung, desto schlechter die Prognose.

Angesichts dieser deutlichen Schwierigkeiten mit der sozialen Kompetenz ist das Training sozialer Fertigkeiten einer der vielversprechendsten Ansätze zur Verbesserung der sozialen Funktionsfähigkeit und zur Steigerung der Lebensqualität (Bellack & Hersen, 1978; Liberman et al., 1979). Das Training sozialer Fertigkeiten ist ein strukturiertes Lernprogramm, welches jene Fertigkeiten vermittelt, die nötig sind, um ein soziales Netzwerk aufzubauen und den Streß zu vermindern, der aus interpersonalen Konflikten und Mißerfolgen resultiert. Zahlreiche Studien haben gezeigt, daß bei chronischen Patienten erfolgreich ein Fertigkeitentraining angewandt werden kann (Bellack et al., 1976; Finch & Wallace, 1977). Allerdings bezogen sich nur wenige Studien auf eine sorgfältig diagnostizierte Stichprobe von Schizophrenen in einem laufenden klinischen Behandlungsprogramm. Die im folgenden beschriebene Untersuchung war dazu bestimmt, die Wirkungen eines Trainings sozialer Fertigkeiten bei chronisch schizophrenen Patienten als Teil eines umfassenden, teilstationären Programms zu evaluieren.

Methode

Probanden

Als Probanden dienten 64 schizophrene Patienten des Tagesklinikprogrammes am Western Psychiatric Institute and Clinic (WPIC). Alle waren Neuaufnahmen der Tagesklinik (d.h. innerhalb von zwei bis vier Wochen nach Anlegung einer Krankengeschichte), die meisten von ihnen waren kurz zuvor aus einer Klinikabteilung des WPIC oder einem örtlichen staatlichen psychiatrischen Krankenhaus entlassen worden. Die Diagnosen wurden gemäß den Kriterien von Feighner et al. (1972) jeweils unabhängig voneinander durch zwei Ärzte oder klinische Psychologen gestellt. Das Durchschnittsalter der Stichprobe betrug 32,7 Jahre (range = 18–58). Von den 38 Männern und 26 Frauen waren 29 schwarzer und 35 weißer Hautfarbe. Nur zwei der Patienten waren verheiratet. Der durchschnittliche IQ lag bei 96.2 (range = 61–130). Die Stichprobe umfaßte stark chronifizierte Patienten: Die durchschnittliche Anzahl bisheriger psychiatrischer Hospitalisation betrug 4.9 und die durchschnittliche Krankheitsdauer lag bei 10.48 Jahren (range = 2–35).

Behandlungsgruppen

Die Grundbehandlung war für alle Patienten das Programm der Tagesklinik, welches auf einer Station des WPIC durchgeführt wurde. Im täglichen Durchschnitt nahmen daran etwa 25 bis 30 Patienten teil. An drei bis fünf Tagen pro Woche fanden täglich während sieben Stunden Sitzungen statt. Entsprechend dem theoretischen Modell des sozialen Lernens war das Programm stark strukturiert und edukativ-rehabilitativ ausgerichtet. Die Patienten verbrachten etwa fünf Stunden pro Tag mit therapeutischen Aktivitäten, hauptsächlich in Form verschiedener edukativer und therapeutischer Gruppen, die alle ziel- und aufgabenorientiert waren, ohne jedoch einem besonderen Curriculum oder Manual zu folgen. Jeder Patient war einem betreuenden Koordinator zugeteilt, der mit ihm eine Einzeltherapie durchführte und ihm half, einen auf seine spezifischen Bedürfnisse zugeschnittenen Stundenplan zu entwickeln. Die Therapie war in erster Linie supportiv und konzentrierte sich auf das Lösen alltäglicher Lebensprobleme. Alle Patienten bekamen vom selben psychiatrischen Behandlungsteam der üblichen klinischen Praxis entsprechende Neuroleptika. Sowohl Depotpräparate als auch orale Medikation wurden nach Bedarf verordnet.

Die Patienten wurden zufällig entweder nur der oben beschriebenen Tagesklinikbehandlung (TK) oder der Tagesklinikbehandlung mit zusätzlichem Training sozialer Fertigkeiten (TSF) zugewiesen. Als Teil ihres Stundenplanes erhielten die TSF-Probanden anstelle von drei Stunden einer der obigen Gruppentherapien während drei Stunden pro Woche ein Training sozialer Fertigkeiten. In Übereinstimmung mit einem hochstrukturierten Behandlungsmanual (Beidel et al., 1981) wurde dieses Training in kleinen Gruppen unter der Leitung von zwei Therapeuten mit dem akademischen Status eines M.A. oder B.A. durchgeführt. Angesichts der für chronische Patienten charakteristischen schweren Störungen sozialer Funktionsfähigkeiten richtete sich das Training auf elementare Fertigkeiten, welche den Patienten erlauben sollten, ein soziales Netzwerk aufzubauen und den Streß in zwischenmenschlichen Kontakten zu vermindern:

a) Einleiten, Aufrechterhalten und Beenden von kurzen Konversationen
b) Einstehen für die eigenen Rechte und Zurückweisen ungerechtfertigter Forderungen
c) Ausdrücken positiver Gefühle wie Lob und Anerkennung.

Zusätzliche Spezialthemen, wie das Treffen von Verabredungen oder Vorstellungsgespräche für eine Stelle, wurden hinzugezogen, sofern sie für mehr als ein Gruppenmitglied geeignet waren. Schließlich wurde in einem Training der sozialen Wahrnehmung die Aufmerksamkeit für Hinweise im Verhalten des Interaktionspartners geschult.

Das TSF bestand in einem fünfstufigen Vorgehen. Zuerst erhielten die Probanden klare und spezifische *Instruktionen* über das Wie und Warum der zu erlernenden Verhaltensweisen. Dann führten die Therapeuten als *Modell* die angemessene Ausführung des Verhaltens vor. Im anschließenden *Rollenspiel* übten die Patienten das Verhalten zuerst zusammen mit einem Therapeuten und dann untereinander. Nach jedem Rollenspiel gaben die Therapeuten ein spezifisches *Feedback* und sorgten für *positive Verstärkung.* Zum Abschluß jeder Sitzung erhielten die Probanden bestimmte *Hausaufgaben,* welche die Anwendung der neu erlernten Verhaltensweisen in der natürlichen Umgebung erleichtern sollten. Das Training wurde innerhalb der Sitzungen und von der einen zur nächsten schwierigkeitsmäßig abgestuft, um sicherzustellen, daß die Patienten dabei Erfolge erzielten.

Die Probanden beider Gruppen (TK und TSF) wurden 12 Wochen lang behandelt. Am Ende dieser Periode entließen wir sie in eine geeignete Einrichtung des ambulanten psychiatrischen Versorgungsnetzes der Gemeinde. Für die meisten von ihnen bedeutete dies eine weitergeführte Überwachung der Medikation bei minimaler psychosozialer Behandlung.

Messungen

Die Probanden wurden mittels einer Auswahl häufig benutzter Instrumente beurteilt: der Hopkins Symptom Checklist (DEROGATIS et al., 1974), der Wolpe-Lazarus Assertiveness Scale (WOLPE & LAZARUS, 1966), der Psychiatric Status Schedule (SPITZER et al., 1970) und einem Behavioral Role Play Test (BELLACK & MORRISON, 1982). Die Psychiatric Status Schedule wurde von einem erfahrenen Psychiater ohne Kenntnis der Gruppenzugehörigkeit der Probanden angewendet. Der Role Play Test bestand aus 18 kurzen Rollenspiel-Interaktionen mit Mitgliedern der Forschungsgruppe. Die Verhaltenssequenzen wurden auf Video aufgezeichnet und anschließend durch vortrainierte Rater ohne Kenntnis der Gruppenzugehörigkeit der Probanden bewertet. Die Patienten wurden vor und nach der Behandlung und nochmals sechs Monate später eingeschätzt. Wir versuchten auch, eine 12-Monats-Katamnese durchzuführen, aber es standen nicht genügend Probanden zur Verfügung, um valide Schlußfolgerungen zu ziehen. Wir konnten jedoch für die meisten von ihnen Daten über Rehospitalisierungen während der auf die Behandlung folgenden 12 Monate sammeln. Darüber wird weiter unten berichtet.

Resultate

Zunächst wurden die TK- und TSF-Gruppen daraufhin untersucht, ob sie bezüglich Alter, Geschlecht, Rasse, IQ und früheren Hospitalisationen vergleichbar waren. Eine Reihe von Chi-Quadrat- und t-Tests ergab für keine dieser Variablen signifikante Unterschiede. Drei der 20 Probanden der TK-Gruppe fielen aus, weil sie im Verlauf der Behandlung psychiatrisch hospitalisiert wurden; zwei weitere schieden aus anderen Gründen aus. In der TSF-Gruppe wurden drei der 44 Probanden hospitalisiert; 12 weitere brachen die Behandlung ab. Keiner dieser Unterschiede war signifikant (Chi-Quadrat). Eine Serie von t-Tests verglich die Ausgeschiedenen mit den Patienten, welche die Behandlung abgeschlossen hatten: Für keine der bei Beginn der Behandlung erhobenen Meßgrößen fanden sich signifikante Unterschiede (d.h. die Ausgeschiedenen waren nicht älter, zeigten nicht mehr Symptome usw.).

Die erste Evaluation eines Effizienz-Vergleichs beider Behandlungsprogramme wurde mit einer Serie von t-Tests über Vorher–Nachher-Veränderungswerte durchgeführt. Diese Analysen waren fast gleichförmig nicht signifikant, spiegelten also einen konsistenten Mangel an Unterschieden. Aber eine weitere Auswertung der Daten ließ vermuten, daß dieser Befund z.T. zustande gekommen war, weil sich beide Gruppen verbessert hatten. Daher führten wir eine Reihe von (korrelierten) Vorher–Nachher-t-Tests durch, welche die Veränderungen jeder Gruppe für sich untersuchten. Wie Tabelle 1 zeigt, beurteilten sich die Probanden der TSF-Gruppe auf der Hopkins Checklist als nicht verbessert. Der unabhängige Beurteiler schätzte dieselben Probanden auf der Psychiatric Status Schedule (PSS) jedoch als wesentlich verbessert ein. Bei jeder Sub-Skala und beim Gesamtscore ergaben sich signifikante Unterschiede. TSF-Probanden zeigten auch spezifische Fortschritte sozialer Fertigkeiten. Auf der Wolpe-Lazarus Assertiveness Skala beurteilten sie sich als signifikant durchsetzungsfähiger. Die Leistung auf jedem Item des Rollenspiel-Tests (RPT) wurde auf einer fünfstufigen Likert-Skala bezüglich Gesamtfertigkeiten eingeschätzt. Die Werte wurden einzeln analysiert für positive Durchsetzungs-Items, negative Durchsetzungs-Items und bezüglich Konversationsfertigkeit. Die bei 25% der Probanden berechnete Reliabilität betrug für jedes Unter-Set über .80. Probanden, die am Training sozialer Fertigkeiten teilgenommen hatten, zeigten sowohl bei jedem einzelnen Item-Set, als auch bei einem alle 18 Items zusammenfassenden Gesamtscore hochsignifikante Verbesserungen.

Tabelle 1: Vergleich der Daten vor und nach der Behandlung für beide Gruppen

	TSF		TK	
	t-Wert	p	t-Wert	p
Hopkins Symptom Checklist				
Gesamtscore	.78	ns	1.70	.06
Somatisierung	1.35	ns	1.05	ns
Zwanghaftigkeit	.24	ns	2.08	.03
zwischenmenschliche Sensibilität	.54	ns	.28	ns
Depression	1.34	ns	2.96	.01
Ängstlichkeit	.27	ns	1.69	.06
Psychiatric Status Schedule				
Gesamtscore	2.89	.004	2.59	.01
subjektiver Leidensdruck	2.23	.02	1.63	.07
Verhaltensstörungen	2.27	.02	2.00	.04
Störungen der Impulskontrolle	1.14	ns	1.05	ns
Störungen der Realitätsprüfung	1.72	.05	2.61	.01
Wolpe-Lazarus Assertiveness Inventory (Inventar der Durchsetzungsfähigkeit)	2.97	.003	.82	ns
Gesamt sozialer Fertigkeiten	4.92	.001	1.08	ns

Die Probanden der TK-Gruppe verbesserten sich ebenfalls, aber nicht so einheitlich (s. Tab. 1). Sie selbst registrierten bei der Hopkins Symptom Checklist signifikante Verbesserungen auf den Skalen Zwanghaftigkeit und Depression; der Gesamtscore und der Wert auf der Ängstlichkeits-Skala erreichten die Signifikanzgrenze. Der unabhängige Beurteiler bewertete die Probanden dieser Gruppe bei der PSS auf den Skalen Verhaltensstörungen, Realitätsprüfung und Gesamtscore als signifikant verbessert. Alle anderen Skalen eines jeden Testinstrumentes, inklusive Wolpe-Lazarus, ergaben keine signifikanten Unterschiede.

Die nächste Reihe von Analysen war darauf ausgerichtet, die Dauerhaftigkeit der Behandlungseffekte zu beurteilen. Sieben TK- und 20 TSF-Probanden standen für die katamnestische Messung nach sechs Monaten zur Verfügung. Für jeden Probanden wurden die Veränderungswerte vom Zeitpunkt nach der Behandlung zum Zeitpunkt des Follow-up berechnet. Anschließend wurde die TK- mit der TSF-Gruppe in einer Serie von t-Tests verglichen. Die Resultate sind in Tabelle 2 dargestellt. Im Gegensatz zu den Vorher–Nachher-Analysen erwies sich die TSF-Gruppe diesmal als durchgehend besser. In den meisten Meßgrößen hatte sie sich weiter verbessert oder aber die Verbesserungen beibehalten können. Die TK-Gruppe dagegen behielt Verbesserungen lediglich bei oder verlor sie wieder.

In der Hopkins Symptom Checklist zeigte sich die TSF-Gruppe auf dem Gesamtscore und auf den Skalen «Zwanghaftigkeit», «Zwischenmenschliche Sensibilität» und «Ängstlichkeit» signifikant verbessert. Auch auf allen PSS-Skalen, mit Ausnahme der «Verhaltensstörungen» schnitt diese Gruppe signifikant besser ab. Ein separater gruppenkorrelierter t-Test deutete aber an, daß sich die TSF-

Tabelle 2: Gruppenvergleich der Daten nach der Behandlung und beim sechsmonatigen Follow-up

	Durchschnittliche Veränderung TSF	TK	t-Wert	p
Hopkins Symptom Checklist				
Gesamtscore	.275	.132	3.07	.005
Somatisierung	.134	.074	1.68	ns
Zwanghaftigkeit	.525	.155	2.92	.01
zwischenmenschliche Sensibilität	.278	.182	3.10	.006
Depression	.123	.164	1.62	ns
Ängstlichkeit	.313	.082	2.43	.02
Psychiatric Status Schedule				
Gesamtscore	9.90	6.42	2.98	.008
subjektiver Leidensdruck	10.45	6.28	2.77	.01
Verhaltensstörungen	9.55	1.00	1.69	ns
Störungen der Impulskontrolle	9.40	.857	2.39	.02
Störungen der Realitätserfassung	11.15	3.28	2.68	.01
Wolpe-Lazarus Assertiveness Inventory (Inventar der Durchsetzungsfähigkeit)	2.97	.003	.82	ns
Gesamt sozialer Fertigkeiten	4.96	.001	1.08	ns

Gruppe sogar auf der erwähnten Skala signifikant verbessert hatte ($t = 2.13$; $p < .05$). Es ergaben sich weder auf der Wolpe-Lazarus-Skala, noch auf der Skala der gesamten sozialen Fertigkeiten Gruppendifferenzen, und für keine der beiden Gruppen zeigten sich signifikante Veränderungen bei t-Tests innerhalb der Gruppen.

Wir versuchten auch noch, ein zwölfmonatiges Follow-up durchzuführen, aber es gelang uns nicht, eine genügend große Anzahl Probanden dafür zu gewinnen. Indessen konnten wir für praktisch alle Patienten, die das dreimonatige Training absolviert hatten, Rehospitalisationsdaten sammeln. 14 der 29 Probanden der TSF-Gruppe wurden im Verlauf des Jahres nach Behandlungsabschluß rehospitalisiert. Ein Proband wurde fünfmal hospitalisiert (insgesamt 106 Tage), alle andern ein- bis zweimal (range = 3–50 Tage). Von den 12 TK-Probanden wurden sechs rehospitalisiert. Auch hier erlebte einer von ihnen fünf (insgesamt 120 Tage), alle übrigen eine bis zwei Hospitalisationen (range = 1–15 Tage). Es ergaben sich also zwischen den Gruppen keine Unterschiede, was die Anzahl rehospitalisierter Patienten oder die Anzahl der Hospitalisationstage anbelangte.

Diskussion

Diese Resultate unterstützen die Annahme der Effizienz eines Trainings sozialer Fertigkeiten (TSF). Dieses Training bewirkte wesentliche Verbesserungen im Verlauf der Behandlung, wobei sich die Fortschritte im Verlauf des sechsmonatigen Follow-up noch weiter steigerten. Diese Befunde sind in verschiedener Hinsicht bemerkenswert:

1. Die Effekte des TSF blieben nicht auf Veränderungen in spezifischen, eng umgrenzten Verhaltenskomponenten (z.B. Augenkontakt, Lautstärke usw.) beschränkt. Sie wurden auch in wichtigen Funktionsgebieten und Kernsymptomen sichtbar, was auf der PSS und der Hopkins Symptom Checklist festgestellt werden konnte.
2. Die Effekte des TSF zeigten eine Überlegenheit gegenüber dem Tagesbehandlungsprogramm, das selbst eine eigenständige therapeutische Intervention darstellte. Dies unterstreicht den unabhängigen Beitrag des hochspezifischen und strukturierten Trainings.
3. Die Effekte waren dauerhaft. Sechs Monate nach der Behandlung nahmen die Verbesserungen noch zu oder wurden beibehalten. Dieser Befund muß jedoch mit Vorsicht interpretiert werden, da für die Beurteilung nach sechs Monaten weniger Probanden zur Verfügung standen.

Trotzdem lassen die Resultate vermuten, daß das Training sozialer Fertigkeiten mehr ist als nur eine kurzlebige Intervention, welche nur Veränderungen in unwichtigen Verhaltensbereichen produziert. Vielmehr kann es bedeutende klinische Veränderungen bewirken.

In gewisser Hinsicht sind unsere Resultate entmutigend. Fast 50% der Patienten wurden in den zwölf Monaten nach Ende des Trainings mindestens einmal rehospitalisiert. Obwohl unsere Interventionen positive Effekte hatten, reichten sie eindeutig nicht aus, um die schweren und breitangelegten Behinderungen dieser chronischen Patienten zu beheben. Rückblickend und auf dem Hintergrund neuerer anderer Untersuchungen gesehen, erscheint unser Programm offensichtlich als zuwenig umfassend. Die Patienten nahmen während zwölf Wochen an fünf Wochentagen am Programm teil. Wir sorgten jedoch nicht für Freizeit- und Wochenendaktivitäten oder irgendwelche zusätzliche soziale Unterstützung. Außerdem wurden die Patienten nach 21 Wochen entlassen und an ein Ambulatorium überwiesen. Die Behandlung war folglich zu kurz und in Anbetracht der für diese Population charakteristischen Behinderungen und Defizite in Fertigkeiten des alltäglichen Lebens zu wenig umfassend.

Unsere Befunde spiegeln ein generelles Problem bei der Bereitstellung gesundheitlicher Dienstleistungen: Einem Denkmodell der Infektionskrankheiten folgend, neigen wir dazu, an kurzzeitige Interventionen zu denken: behandeln und heilen. Wir müssen zu einem Denkmodell der chronischen Krankheit finden. Wie der Diabetes könnte auch die Schizophrenie eine lebenslange Behandlung erfordern. Intensive edukative oder rehabilitative Programme müssen mit dauerhaften Unterstützungssystemen und mit intermittierenden Hospitalisationen verbunden werden. Außerdem sollten wir uns mehr bemühen, die Kontinuität der Betreuung zu sichern. Wie dies auch in unserem Forschungsprogramm der Fall war, arbeiten die verschiedenen Elemente der Behandlung und der sozialen Dienste im allgemeinen nicht zusammen, um ihre Anstrengungen zu koordinieren. Als Resultat davon laufen die Patienten Gefahr, in den Lücken des Systems verloren zu gehen. Es ist sehr wichtig, daß irgend jemand oder irgendeine Gruppe diese Lücken zwischen den professionellen Betreuungen überbrücken hilft und über längere Zeit eine gewisse Kontinuität gewährleistet. Keine einzelne Intervention wird isoliert ausreichen, und von keiner kurzzeitigen Intervention können dauerhafte Effekte erwartet werden.

Ein weiterer Punkt soll noch kurz angesprochen werden: Nicht alle Probanden sprachen gleich gut auf das Training der sozialen Fertigkeiten an. Wie bei jeder Intervention gab es auch hier beträchtliche individuelle Unterschiede, die durch die Gruppenanalyse der Daten verschleiert wurden. Unglücklicherweise schloß die kleine Anzahl von Probanden, die zu den Zeitpunkten der katamnestischen Beurteilungen nach der Behandlung noch zur Verfügung stand, eine Differenzierung von Patientenmerkmalen aus, die den Erfolg oder Mißerfolg erklären könnten. Hier liegt eine eindeutige Priorität für die zukünftige Forschung. Schizophrenie kann nicht als homogene Störung betrachtet werden, und das Training sozialer Fertigkeiten eignet sich nicht unbedingt für alle Patienten, die den diagnostischen Kriterien genügen. Tatsächlich waren einige unserer Patienten eindeutig in der Lage, wirkungsvolle Verhaltensweisen zu zeigen, wenn sie sich dazu entschlossen hatten. Wir müssen imstande sein, herauszufinden, wer ein Training sozialer Fertigkeiten *benötigt,* wer davon *profitieren* kann und *wann* Patienten dafür empfänglich sind.

Literaturverzeichnis

American Psychiatric Association: Diagnostic and statistical manual of mental disorders, 3rd edition. Washington, D.C.: APA, 1980.

Beidel, D. C.; Bellack, A. S.; Turner, S. M.: Social skills training for chronic psychiatric patients: A treatment manual. JSAS catalog of selected documents in psychology *11,* 36, 1981.

Bellack, A. S.; Hersen, M.; Turner, S. M.: Generalization effects of social skills training in chronic schizophrenics: An experimental analysis. Behav. Res. Therapy *14,* 391–298, 1976.

Bellack, A. S.; Hersen, M.: Chronic psychiatric patients: Social skills training. In: Hersen, M.; Bellack, A. S. (eds.): Behavior therapy in the psychiatric setting. Baltimore: Williams & Wilkins, 1978.

Bellack, A. S.; Morrison, R. L.: Interpersonal dysfunction. In: Bellack, A. S.; Hersen, M.; Kazdin, A. E. (eds.): International handbook of behavior modification and therapy. New York: Plenum, 1982.

Derogatis, L. R.; Lipman, R. S.; Rickles, K.: The Hopkins Symptom Checklist (HSCL): A self-report symptom inventory. Behav. Scien. *19,* 1–15, 1974.

Feighner, J. P.; Robins, E.; Guze, S. B.: Diagnostic criteria for use in psychiatric research. Arch. Gen. Psychiat. *26,* 57–63, 1972.

Finch, B. E.; Wallace, C. J.: Successful interpersonal skills training with schizophrenic patients. J. Consul. Clin. Psychol. *45,* 885–890, 1977.

Lewine, R. R. J.; Watt, N. F.; Fryer, J. H.: A study of childhood social competence, adult premorbid competence and psychiatric outcome in three schizophrenic types. J. Abnorm. Psychol. *87,* 271–294, 1978.

Lewine, R. R. J.; Watt, N. F.; Prentky, R.; Fryer, J. H.: Childhood social competence in functionally disordered psychiatric patients and in normals. J. Abnorm. Psychol. *89,* 132–138, 1980.

LIBERMAN, R. P.; WALLACE, C. J.; VAUGHN, C. E.: Social and family factors in the course of schizophrenia: Towards an interpersonal problem-solving therapy for schizophrenics and their families. Conference on psychotherapy of schizophrenia: Current status and new directions. New Haven, April 9, 1979.
SERBAN, G.: Functioning ability in schizophrenic and normal subjects: Short-term prediction for rehospitalization of schizophrenics. Compreh. Psychiat. *16,* 447–456, 1975.
SPITZER, R.; ENDICOTT, J.; FLEISS, J.: The psychiatric Status Schedule. Arch. Gen. Psychiat. *23,* 41–55, 1970.
STRAUSS, J. S.; CARPENTER, W. T. Jr.; BARTKO, J. J.: The diagnosis and understanding of schizophrenia. Part. III. Speculations on the processes the underlie schizophrenic symptoms and signs. Schizophr. Bull. *11,* 61–69, 1974.
STRAUSS, J. S.; KOKES, R. K.; KLORMAN, R.; SACKSTEDER, J. J.: Premorbid adjustment in schizophrenia. Concepts, measures and implications. Schizophr. Bull. *3,* 182–244, 1977.
WATT, C. G.: Patterns of childhood social development in adult schizophrenics. Arch. Gen. Psychiat. *35,* 160–170, 1978.
WOLPE, J.; LAZARUS, A. A.: Behavioral therapy techniques. New York: Pergamon Press, 1966.
ZIGLER, E.; PHILIPS, L.: Social competence and outcome in psychiatric disorder. J. Abnorm. Soc. Psychol. *63,* 264–271, 1961.
ZIGLER, E.; PHILIPS, L.: Social effectiveness and symptomatic behaviors. J. Abnorm. Soc. Psychol. *87,* 271–294, 1978.

Diskussionsbeitrag:

H. MACKINGER: Subgruppenbildung mit schizophrenen Langzeitpatienten

BELLACK weist in seinem Beitrag mit Recht darauf hin, daß dem Problem der Subgruppenbildung Priorität in der künftigen Therapieforschung zukommt. Auch experimentelle Arbeiten zur Schizophrenie (s. z.B. VENABLES, 1984) haben zur Genüge aufgezeigt, daß dieses Patientenkollektiv für weitere Therapiestudien in Untergruppen, wie z.B. in solche mit einem «reaktiven» bzw. einem «schleichenden» Ansatz zu unterteilen wäre, um bisherige, widersprüchliche Ergebnisse interpretieren zu können. Diese Forderung nach einer Subgruppenbildung wurde zwar wiederholt erhoben (z.B. RUCKSTUHL, 1981), die meisten Arbeiten gehen an dieser Forderung jedoch vorbei. Erst wenige Autoren (z.B. ZAHN et al., 1981; FRITH et al., 1979) berichten diesbezüglich differentielle therapeutische Ergebnisse, beide jedoch mit neuaufgenommenen Patienten; uns ist keine Arbeit mit Langzeitpatienten bekannt.

In diesem kurzen Beitrag werden exemplarisch Ergebnisse mit psychiatrischen Langzeitpatienten berichtet, die die Forderung nach einer Subgruppenbildung in der Therapieforschung erneut unterstreichen können. Es handelt sich um einen kleinen Ausschnitt aus einem eigenen, größeren Projekt, das an der Landesnervenklinik in Salzburg durchgeführt wurde. Im Gesamtprojekt wurden 78 psychiatrische Langzeitpatienten 20 Monate lang einem täglich mehrstündigen Social-Skills-Training unterzogen. Die hier vorgelegten Ergebnisse beziehen sich auf 18 schizophrene Patienten aus dieser Gesamtstichprobe, das sind jene Patienten, für die zum einen komplette Datensätze vorliegen und für die von zwei Psychologen unabhängig voneinander die Zuordnung zu den Kategorien «reaktiver» und «prozessualer Ansatz» übereinstimmend getroffen werden konnte.

Design und Abhängige Variablen

Für 13 Patienten wurde die Zuordnung «Prozessualer Ansatz» und für fünf Patienten die Zuordnung «Reaktiver Ansatz» getroffen. Im Verlauf der 20 Projektmonate wurden zu jeweils zehn Zeitpunkten Fremdratings der beiden erwähnten Patientengruppen durchgeführt. Es wurden zwei Items aus einer modifizierten Form der DAS (Jablensky et al., 1980) mit einer relativ großen «Konstrukt-Distanz» ausgewählt, die Items «Verlangsamung» und «Kooperation». Ersteres ist deutlich ein psychomotorisches, das zweite ein sozial-interaktionelles Item.

Im zeitlichen Verlauf der Untersuchung wurden zwei Faktoren variiert:

a) die Therapieintensität, operationalisiert durch eine wechselnde Anzahl an eingesetzten Therapeuten. Zuerst wurden 12 Therapeuten eingesetzt (Phase 1), nach vier Monaten auf drei reduziert (Phase 2) und nach weiteren fünf Monaten wieder auf sechs erhöht, eine Anzahl, die bis zum Ende des Projektes konstant blieb (Phasen 3 und 4). Diese Therapeutenzahl bezieht sich auf das Gesamtpatientenkollektiv von 78 Personen, die Intensität der durchgeführten Therapien berührt aber selbstverständlich auch die hier dargestellten 18 Patienten.
b) die Wohnsituation; nach zwölf Projektmonaten übersiedelten die Patienten von der überwiegend geschlossenen Abteilung in ein offen geführtes Rehabilitations-Wohnheim (Phase 4). Während sich die Wohnsituation änderte, wurde die Therapeutenzahl konstant gehalten.

Ergebnisse

ad Item «Verlangsamung»: Schizophrene Patienten mit «prozessualem» Ansatz zeigen im Vergleich zu den «Reaktiven» eine viel stärkere Variation: Eine allgemeine Zunahme an psychomotorischer Beweglichkeit während der intensivsten therapeutischen Phase (Phase 1), eine drastische Verschlechterung gegen den Übersiedelungstermin hin (Phase 3), wobei die Verschlechterung sogar weit über das Ausmaß des ursprünglichen Therapiegewinnes hinausgeht. Wenige Wochen nach der Übersiedelung (Phase 4) hat sich die Gruppe wieder voll von diesem offensichtlichen Stressor erholt. Die zweite Gruppe (reaktiv-Sch.) verändert sich hier im Projektverlauf nur unwesentlich; sogar während der therapieintensivsten, ersten Phase können wir nahezu keine Veränderungen feststellen.

ad Item «Kooperation»: Die Gruppenverläufe des Items «Kooperation» sind fast umgekehrt. Hier reagieren «Reaktiv-Schizophrene» mit dem anfänglichen starken Therapiegewinn, fallen durch die Stressoren Therapeutenreduktion und Übersiedelung weit hinter das eigene Ausgangsniveau, und über das der «Prozeß-Gruppe» zurück. Hier wiederum bleibt die Gruppe mit prozessualem Ansatz relativ unverändert.

Kommentar

Trotz des geringen zur Verfügung stehenden Platzes kann damit gezeigt werden, welch unterschiedliche bis konträre Verläufe schizophrene Untergruppen in einem Therapie- bzw. Rehabilitationsprojekt unter Anwendung eines Social-Skills-Trainings erzielen können, worauf die Forderung nach einer zukünftigen, stärkeren Berücksichtigung dieser Untergruppenbildung erhoben wird.

Als Kritik zur hier dargestellten Arbeit sei noch kurz vermerkt:

- die Gruppe der «reaktiv»-Schizophrenen ist mit fünf Personen sehr gering besetzt, weshalb auch auf eine statistische Auswertung der hier vorgestellten Daten verzichtet wurde. Die relativ geringere Besetzung ergibt sich aus der allgemein besseren Prognose für diese Patientengruppe;
- die Gruppen unterscheiden sich hinsichtlich der Hospitalisierungsdauer erheblich: «reaktive» hatten eine Aufenthaltsdauer im geschlossenen Bereich von durchschnittlich zehn Jahren, «prozessuale» Schizophrene eine solche von 21 Jahren;
- die Arbeit war nicht primär als eine experimentelle, mit nur den zwei dargestellten Patientengruppen gedacht, sondern stammt aus dem Zusammenhang eines größeren Forschungsprojektes; damit ist die Gefahr einer unspezifischen Verursachung der Effekte gegeben.

Dennoch glauben wir, daß die Ergebnisse starke Hinweise auf unterschiedliche Reaktionsweisen der zwei Gruppen Schizophrener («reaktive» und «prozessuale») darstellen können, die u.E. bisher in der Therapie- und Rehabilitationsforschung, und insbesondere mit Langzeitpatienten, zu wenig Berücksichtigung fanden.

Literaturverzeichnis

FRITH, C. D.; STEVENS, M.; JOHNSTONE, E. C.; CROW, T. J.: Skin conductance responsivity during acute episodes of schizophrenia as a predictor of symptomatic improvement. Psychol. Med. *9,* 101–106, 1979.

JABLENSKY, A.; SCHWARZ, R.; TOMOV, R.: WHO collaborative study on impairments and disabilities associated with schizophrenic disorders. A preliminary communication: Objectives and methods. Acta psychiat. scand. *62,* Supp. *285,* 152–163, 1980.

RUCKSTUHL, U.: Schizophrenieforschung. Weinheim: Beltz, 1981.

VENABLES, P. H.: Cerebral mechanisms, autonomic responsiveness and attention in schizophrenia. In: SPAULDING, W. D.; COLE, J. K. (eds.): Theories of schizophrenia & psychosis. Univ. of Nebraska Press, Lincoln, 47–91, 1984.

ZAHN, T. P.; CARPENTER, W. T. Jr.; MCGLASHAN, TH. H.: Autonomic nervous system activity in acute schizophrenia. II. Relationships to short-term prognosis and clinical state. Arch. Gen. Psychiat. *38,* 260–268, 1981.

Basissymptome und Coping Behavior bei Schizophrenen

G. Gross

Mit der Heraushebung der Basissymptome, der Entwicklung des Basisstörungskonzeptes und der Beschäftigung mit den prima vista uncharakteristischen Verlaufsstadien, versuchte G. Huber das Augenmerk auf die subjektiv erlebten Basissymptome zu lenken (Huber, 1966, 1968, 1976, 1979, 1983). Die Basissymptome werden psychopathologisch übereinstimmend in den *uncharakteristischen prä- und postpsychotischen reversiblen oder persistierenden Basisstadien* als Störungen und Einbußen von den Patienten selbst wahrgenommen und geschildert. Diese *substratnahen Basissymptome* (Huber, 1966) sind die eigentlichen, im Subjektiven bleibenden primären Symptombildungen schizophrener Erkrankungen und sind dem supponierten somatischen Substrat näher als die komplexen psychotischen Endphänomene. Hypothetisch werden sie u.a. auf eine Beeinträchtigung der Selektionsprozesse bei der Informationsverarbeitung und auf an das limbische System gebundene, genetisch determinierte biochemische Störungen zurückgeführt (Limbo[thymo]pathie: Huber, 1971, 1983; Gross & Huber, 1985).

Die Basissymptome oder zumindest ein Teil von ihnen sind nicht spezifisch in dem Sinne, daß sie ausschließlich bei Schizophrenien vorkommen. Sie werden auch bei zyklothymen Depressionen, den sogenannten schizoaffektiven Psychosen und bei definierbaren Hirnerkrankungen, jedoch nicht bei Gesunden und psychoreaktiven Störungen, beobachtet. Für die klinische Anwendung des Konzeptes ist bedeutsam, daß die Basissymptome hinsichtlich Manifestation und Ausprägung in Abhängigkeit von bestimmten Situationen und Beanspruchungen, aber auch endogen, d.h. ohne erkennbaren Anlaß, eine *außerordentliche Fluktuation* zeigen und daß die von ihnen konstituierten Basisstadien sehr unterschiedliche Grade von Prozeßaktivität aufweisen können (Huber & Penin, 1968; Penin et al., 1982).

Zur standardisierten Dokumentation der Basissymptome haben wir das **Bonner Instrument zur Erfassung von Basissymptomen (BSABS = Bonn Scale for the Assessment of Basic Symptoms)** konstruiert. Diesem Untersuchungsinstrument zugrunde liegen die selbst erlebten und mitgeteilten Beschwerden von insgesamt 450 Patienten, die wenigstens ein Mal mit der eindeutigen Diagnose einer Schizophrenie hospitalisiert waren und die wir nach einer durchschnittlichen Verlaufsdauer von 22,4 Jahren persönlich nachuntersuchten. Im einzelnen handelt es sich um 202 Patienten mit *irreversiblen postpsychotischen Basisstadien («reiner Defekt»* - Huber, 1961), 64 Patienten mit *postpsychotischen reversiblen Basisstadien* (Huber, 1966) und 184 Patienten mit uncharakteristischen präpsychotischen *Prodromen* (Gross, 1969; Huber et al., 1979; Gross & Huber, 1985).

Das Bonner Instrumentarium schreibt keine besondere Methodik der Untersuchung vor und verzichtet bei der Dokumentation auf eine quantitative Graduierung. Die psychopathologische Exploration ist frei und nur im zweiten Teil strukturiert, ohne jedoch ein standardisiertes Interview mit fest vorgeschriebener Formulierung und Reihenfolge der Fragen vorzusehen. Weil die Basissymptome im Verlauf häufig paroxysmal oder phasisch auftreten und situagen oder endogen fluktuieren, ist für die Dokumentation eine längere Zeitspanne vor der Exploration zu berücksichtigen. Die schon 1966 von G. Huber vertretene Auffassung, wonach reine Defektsyndrome oft mehr als eine Inklination zum Versagen imponieren und unter günstigen Umweltbedingungen weitgehend kompensiert bleiben können, wird durch die Befunde der Bonn-Studie bestätigt (Huber, 1966, 1976, 1983).

Das Instrument, das seine Ursprünge in einer Heidelberger Checkliste von 1962 mit 78 Items hat, orientiert sich nicht an einer traditionellen diagnostischen Gruppierung und ist nicht so konstruiert, daß es im Einzelfall die Zuordnung zu einer herkömmlichen Diagnose anstrebt. Es ist klinisch-deskriptiv, symptom- und syndrombezogen und vermeidet im Untersuchungsansatz einengende nosologische Bezüge. Doch umfaßte das zugrundeliegende Untersuchungskollektiv nur Kranke, bei denen die Diagnose einer Schizophrenie nach den Schneiderschen Kriterien zweifelsfrei gesichert war.

Im BSABS werden die Basissymptome in sechs Hauptkategorien und in 106 Einzelitems erfaßt: (A.) **direkte** und (B.) **indirekte dynamische Defizienzen,** (C.1.) **kognitive Denk-** und (C.2.) **kognitive Wahrnehmungsstörungen,** (D.) **Coenästhesien,** (E.) **zentralvegetative und motorische Störungen** und (F.) **Bewältigungsmechanismen.** Jedes Basissymptom wurde anhand bestimmter Kriterien definiert, in einem Glossar kommentiert und durch typische Statements veranschaulicht.

Für die *klinische Nutzbarmachung des Basisstörungskonzeptes* ist es wichtig, daß die Basissymptome der inneren Wahrnehmung zugänglich und mitteilbar sind. Die große Mehrzahl der Kranken ist bei Berücksichtigung der jahrzehntelangen Verläufe die meiste Zeit zu einer kritischen Distanzierung und Einsicht in die Defizienzen imstande und kann aufgrund der ungünstigen Erfahrungen mit Situationen relativer Überstimulation *Bewältigungs-, Abschirm- und Vermeidungspsychismen* entwickeln. Die Patienten lernen, wie weit sie sich hinsichtlich sozialer Kontakte und Arbeitsleistungen belasten dürfen, und vermeiden Situationen, die ihre Symptome provozieren oder verschlimmern. Ihr Autismus ist also häufig sekundär (Huber, 1971). Die Patienten mit Basissymptomen versuchen, mittels vielfältiger Weisen von «Coping efforts» mit ihren Störungen zurechtzukommen (Huber, 1966, 1979, 1983; Gross & Huber, 1985).

Bei der Durchsicht aller von den Patienten geklagten Basissymptome konnten wir folgende Typen von **Bewältigungsmechanismen** herausheben:

1. Vermeidungspsychismen (F.1.): Die Patienten bemühen sich, Situationen aus dem Wege zu gehen, die nach ihrer Erfahrung negative, d.h. potentiell unangenehme und unerwünschte Konsequenzen haben und eine relative Überbeanspruchung bedeuten. Z.T. haben jene Situationen nur in bestimmten Stadien der Erkrankung, in Phasen endogener Labilität mit erhöhter Beeindruckbarkeit, negative Konsequenzen, gewöhnlich aber nicht außerhalb dieser Zeiten in stabilen Perioden.

Am häufigsten wurden folgende Situationen gemieden: (1) *Konfrontationen mit der früheren Psychose* und Erinnerungen an die Inhalte der abgelaufenen produktiv-psychotischen Phase, z.B. im Gespräch mit dem Arzt. Die Reaktualisierung der Inhalte kann als aktuelle Überstimulation zu einer Symptomverschlechterung oder zu einem Auftreten vorher verschwundener Symptome führen. (2) *Kontakte mit anderen Menschen.* Hier implizieren affektiv primär neutrale, jedoch zu zahlreiche oder zu widersprüchliche Informationen ein Übermaß an optischer und/oder akustischer Stimulation («unspezifischer Streß»): Z.B. Menschenansammlungen oder Arbeiten unter Zeitdruck. Da die Patienten die in Rede stehenden Situationen zu vermeiden oder zumindest zu kontrollieren versuchen, ziehen sie sich zunehmend im Sinne des sekundären Autismus von sozialen Kontakten zurück (Huber, 1971; Gross & Huber, 1985). (3) *Emotional affizierende, gewöhnlich negativ getönte Verhaltensweisen,* Gespräche oder Auseinandersetzungen von oder mit anderen, die die Patienten nicht unmittelbar persönlich betreffen oder *reale oder nicht-reale Ereignisse mit negativen Vorzeichen,* soweit die Patienten ihnen auszuweichen vermögen, z.B. Zeitungslektüre, Radio- oder Fernsehsendungen. (4) *Beanspruchungen durch mehr körperliche oder seelisch-geistige Anforderungen.*

Diese für den Patienten an sich nützlichen und oft erfolgreich angewandten Vermeidungspsychismen können aber zu einer Reihe von Verhaltensweisen führen, die vermeintlich oder tatsächlich als sozial negativ und unerwünscht einzuschätzen sind, so z.B. zu dem bereits erwähnten «sekundären Autismus».

2. **Kompensationsmechanismen** (F.2.): Durch bestimmte Verhaltensweisen und Techniken versuchen die Patienten ihre Defizienzen zu kompensieren bzw. in ihren Auswirkungen abzumildern: Sie teilen sich die Arbeit ein, erledigen alles der Reihe nach, setzen das Arbeitstempo herab («kompensatorische Einengung und Beschränkung») oder legen Ruhepausen ein, engen das Aufmerksamkeitsfeld ein, beschränken sich auf nur eine Wahrnehmungsgegebenheit oder Teilaspekte eines Arbeitsvorganges; zugleich schirmen sie sich gegen andere Reize ab oder versuchen sich abzulenken, etwa durch körperliche Arbeiten, um die Auswirkungen z.B. der erhöhten Beeindruckbarkeit abzuschwächen.

3. **Adaptationspsychismen** (F.3.): Die Patienten haben sich durch Gewöhnung und/oder Anpassung auf die krankheitsbedingten Basisdefizienzen eingestellt, sich mit ihnen abgefunden und nehmen sie nicht mehr so schwer oder sie haben aufgrund ihrer negativen Erfahrungen eine Routine entwickelt, so daß ihre Vermeidehaltung in bestimmten Situationen nicht mehr so offensichtlich ist.

4. **Versuch, die Basisdefizienzen** und die dadurch bedingten Leistungsminderungen **durch willensmäßige Anstrengungen und Mühegabe auszugleichen** (F.4.): Hier erinnern Schilderungen wie: Es koste sie mehr Kraft, die Arbeit, die ihnen schwerer von der Hand gehe als früher, zu erledigen oder sie müßten gegen die Krankheit angehen, dagegen ankämpfen, an Beschwerden, die von Patienten in endogen-depressiven Phasen mit psychomotorischer Hemmung angegeben werden.

5. **Übungsmechanismen** (F.5.): Hier werden bestimmte als geschwächt oder beeinträchtigt erlebte Funktionen oder Leistungen bewußt trainiert.

Anhand der Hauptkategorien des BSABS möchten wir die gerade geschilderten Bewältigungsmechanismen beschreiben und mit Statements veranschaulichen.

Zur 1. Hauptkategorie dynamischer Defizienzen des BSABS, den (A.) **direkten Minussymptomen (DMS)** gehören Klagen über erhöhte körperliche und seelisch-geistige *Erschöpfbarkeit* (A.1.) und eine *Minderung an Energie, Spannkraft und Ausdauer* (A.3.). Diese primären Störungen treten bei vor der Erkrankung ohne weiteres bewältigten psychischen oder physischen Beanspruchungen als allgemeine Schwäche, Müdigkeit, Kraftlosigkeit oder herabgesetzte Leistungsfähigkeit in Erscheinung. Die Patienten haben als unmittelbare Reaktion auf ihre Defizienzen die Tendenz entwickelt, sich nicht anstrengen zu dürfen (objektiv: scheinbares Sich-Hängenlassen). Im Gegensatz zu ihrem prämorbiden Verhalten zeigen sie eine Neigung, Erholungspausen einzulegen, müssen ihre Tätigkeiten Stunden oder sogar Tage unterbrechen und sich häufig hinsetzen oder hinlegen.

Neben den Symptomen der Erschöpfung und Ermüdung können physische oder psychische Beanspruchungen auch *indirekte Minussymptome (IMS)* wie innere Erregung und Unruhe, Schlafstörungen, Unfähigkeit abzuschalten, Coenästhesien oder zentral-vegetative Störungen hervorrufen (A.1.2). Auslösende Faktoren können mehr körperliche Arbeiten in Haus, Garten oder Beruf, sportliche Betätigungen oder banale Tätigkeiten wie Anziehen, Essen oder Handarbeiten sein. Bei den seelisch-geistigen Anforderungen führen am häufigsten Besuche oder Gespräche oder Tätigkeiten, die eine angespannte Konzentration erfordern, oder Lesen anspruchsvollerer Texte zu einer Symptomprovokation. Derartigen Situationen und zusätzlichen arbeitsmäßigen Beanspruchungen gehen die Patienten ebenso wie Aufregungen oder Beschäftigungen mit Problemen oder emotional affizierenden Ereignissen aus dem Wege, da diese die Symptome auslösen oder verschlimmern können.

Ich habe weniger Kraft als früher, Haushalt und Kinder strengen mich gewaltig an, ich ermüde rascher und muß mich häufig zwischendurch ausruhen. – Meine Leistungs- und Arbeitsfähigkeit ist im Vergleich zu früher verschwindend gering. Ich muß daher, wenn ich eine wichtige Arbeit vor mir habe, bis mittags im Bett bleiben, damit ich nachmittags wenigstens zwei bis vier Stunden durchhalten kann. – Heutzutage kann ich alles nur noch ganz kurz tun , höchstens 15 Minuten, wenn ich mehr arbeite, tritt ein ganz unangenehmes Brennen im Körper auf und ich kann nicht mehr einschlafen. – So wie früher ist es nicht mehr, ich habe keine richtige Spannkraft und Tatkraft mehr; die Arbeitskraft ist weniger geworden. Um meine Arbeit noch leisten zu können, muß ich sehr viel Kraft und Energie aufwenden, damit Außenstehende und Kollegen im Betrieb nichts davon merken. – Ich habe nicht mehr die Ausdauer von früher, keine Geduld mehr, z.B. zum Handarbeiten, werde dann ganz kribbelig. Ich muß das Angefangene bald aus der Hand legen und eine Pause machen, kann erst nach einer Weile wieder beginnen oder muß dann etwas ganz anderes tun. – Große Arbeiten muß ich vermeiden, da ich dann ganz unzufrieden werde, weil ich es nicht schaffe und eine innere Unruhe auftritt. – Da ich dauernd überlastet bin, weil mich alles zu sehr mitnimmt, bin ich viel zurückhaltender geworden als früher. Sonst habe ich mich aber im Wesen nicht geändert.

Die Minderung der Belastungsfähigkeit (A.5.) bedeutet eine Herabsetzung der Toleranzschwelle gegenüber ungewöhnlichen und neuen Anforderungen oder alltäglichen, affektiv neutralen Situationen, die die Belastungsgrenze der individuellen Informationsverarbeitungskapazität überschreiten. Situationen mit unerwarteten oder überraschenden, neuen Anforderungen (Novophobie im Sinne von SÜLLWOLD), die eine Umanpassung erfordern (A.5.1) werden nach Möglichkeit gemieden. Das dynamische Defizit kommt in Beschreibungen wie: jene Situationen seien eine Belastung, würden sie überbeanspruchen oder überanstrengen, zum Ausdruck. Die Patienten befürchten aufgrund früherer Erfahrungen, daß diese Belastungen zu Schlafstörungen, Coenästhesien, innerer Erregung und Unruhe oder gar zu einem psychotischen Rezidiv führen. Sie versuchen daher, zusätzlichen arbeitsmäßigen Anforderungen oder ungewohnten, mit Veränderungen der Umgebung verbundenen Situationen mit einer quantitativ oder qualitativ ungünstigen Stimulation aus dem Wege zu gehen (A.5.2): z.B. Gegenwart zu vieler Menschen, Unterhaltungen von oder mit Menschen, Besuche, Geselligkeiten oder Trubel und Rummel in Kaufhäusern oder öffentlichen Verkehrsmitteln, Menschengewühl in der Stadt oder unmittelbare optische und/oder akustische (Über-)stimulation, z.B. durch elektronische Medien oder Geräusche. Die Patienten können die zu zahlreichen, zu intensiven und/oder zu unklaren und verwirrenden Informationen nicht tolerieren.

Menschenansammlungen, z.B. in der Kirche, kann ich nicht ertragen. Ich kann nicht einmal mehr an vielen Menschen vorbeigehen, nehme auch Einladungen nicht mehr an, weil sie viel zu anstrengend sind. – Eigentlich würde ich ganz gerne unter Menschen sein, aber schon die Gegenwart von Menschen macht mich unruhig. – Das viele Sprechen, zumal das Durcheinanderreden kann ich nicht ertragen und kann deswegen z.B. nicht an Familienfeiern teilnehmen. – Kaufhäuser sind unerträglich, viel zu anstrengend, ich kann deswegen nur noch in ganz kleinen Läden einkaufen. – Das Menschengewühl in der Stadt macht mich ganz unruhig und kribbelig und mein Zustand verschlechtert sich dann erheblich. Auch der Straßenverkehr versetzt mein Nervensystem in Aufregung und Wallung. Am Höhepunkt wird mir sogar schlecht und ich kann überhaupt nicht mehr denken. – Fernsehen ist wegen der schnellen Bilderfolge unerträglich, ich habe deswegen den Fernseher abbestellt. – Radiohören, fernsehen oder lesen kann ich nur ganz kurz, mehr führt zu einer Schlaflosigkeit.

In dieselbe Kategorie (A.5.) des BSABS gehören die *geminderte Fähigkeit, unter Zeitdruck zu arbeiten* (A.5.3) oder *die Aufmerksamkeit zu spalten* (A.5.4). Die Patienten sind nicht in der Lage, innerhalb einer bestimmten Zeit unterschiedlichen, rasch wechselnden Anforderungen zu genügen und versuchen daher, derartige Situationen zu vermeiden oder das Defizit durch bestimmte Verhaltensweisen zu kompensieren.

Ich kann mir das einfach nicht mehr zutrauen, wenn einer dies, der andere jenes will, ich muß mir alles genau einteilen, alles schön der Reihe nach machen, damit es einigermaßen geht. – Ich muß mir die Arbeit einteilen, wenn sich etwas häuft, weiß ich nicht, was ich zuerst tun soll, bin dann schon ganz fertig und fange gar nicht mit der Arbeit an. – Im Gegensatz zu früher, als mir solche Situationen direkt Spaß machten, kann ich nicht mehr unter Zeitdruck arbeiten und vermeide deswegen jede Hetze, muß alles in Ruhe regeln.

Bei der zweiten Hauptkategorie dynamischer Defizienzen, den (B.) **indirekten Minussymptomen (IMS)**, läßt insbesondere die erhöhte Beeindruckbarkeit (B.1.) schon das «Charakteristische im Uncharakteristischen» erkennen. Alltägliche emotional negativ affizierende Minimalanlässe (B.1.2), Verhaltensweisen und Äußerungen von anderen oder Gespräche und Auseinandersetzungen mit anderen, die den Patienten unmittelbar oder nahe Bezugspersonen betreffen (B.1.3), werden eher und mehr als verletzend, herabsetzend oder kränkend erlebt als vor der Erkrankung. Auch «fremdes Leid», d.h. reale und nicht-reale, durch Medien vermittelte Informationen mit negativen Vorzeichen oder Erinnerungen an die frühere Erkrankung (B.1.4), führen zu indirekten Minussymptomen, insbesondere zu Haften mit zwanghaftem Grübeln. Derartige Ereignisse beeindrucken im intraindividuellen Vergleich mehr als vor der Erkrankung und haften länger.

Schlechte Nachrichten in Zeitung, Rundfunk oder Fernsehen oder aufregende Spielfilme und Bücher kann ich nicht mehr ertragen. Es geht mir zu nahe, ich werde dadurch erregt und nervös, muß nachgrübeln und kann nicht schlafen, versuche deshalb, mich dagegen abzuschirmen. - Bin ich tagsüber geistig angespannt, muß ich beim Einschlafen immer noch über die Probleme nachdenken und finde deswegen keinen Schlaf. Eigentlich müßte man öfters die Gelegenheit haben, sich mit geistig interessierten Menschen zu unterhalten, dann könnte man sich auch besser im Abschalten trainieren. - Bei der Zusammenstellung der Unterlagen meiner Erkrankung ist es so gewesen, als ob ich einen Satz oder ein Wort sehr intensiv erlebe, anders als sonst, so als hätte ich es vernommen. Ich weiß natürlich, daß das keine Stimmen von außen sind, aber die Gedanken sind so intensiv gewesen, daß ich hinterher nicht gewußt habe, hast du das nun gehört oder nicht. - Heute fühle ich viel zu sehr mit, nicht den eigenen Schmerz, sondern den der Mitmenschen; früher habe ich mir die Dinge nicht so sehr zu Herzen genommen. Frau und Kinder haben sich darauf eingestellt und halten möglichst Aufregungen von mir fern. - Zeitungen und Fernsehen habe ich abbestellt, weil ich nicht ertragen kann zuzusehen, hinterher sind meine Nerven ganz aufgewühlt, alles nimmt mich viel zu sehr mit und ich rege mich so auf, daß ich nicht schlafen kann. - Fernsehen kann ich nur am Wochenende, weil ich sonst überhaupt keinen Schlaf finde.

Bei Überschreiten der Toleranzgrenze der Verarbeitung von Außeneindrücken kann es zu einer Provokation psychotischer Symptome kommen. Sowohl Gespräche als auch gedankliche Beschäftigung mit bestimmten, den Patienten sehr interessierenden Problemen, die sie nicht unbedingt persönlich zu betreffen brauchen, können indirekte Minussymptome oder auch psychotische Rezidive hervorrufen. Bei Bestehenbleiben der Auslösesituation oder bei zu intensiven emotional negativ oder auch positiv getönten Eindrücken können die Symptome von der uncharakteristischen Stufe 1 über die Stufe 2 der relativ charakteristischen Symptomatik in die produktiv-psychotischen Symptome der Stufe 3 übergehen.

In der **dritten Hauptkategorie** haben wir unter C.1. die **kognitiven Denkstörungen** zusammengefaßt. Die Typen 1–4 und 9–11 lassen sich als «Verlust der Leitbarkeit der Denkvorgänge» zusammenfassen (HUBER, 1957, 1966, 1983).

Bei der *Gedankeninterferenz* (C.1.1) interferieren nicht zum jeweiligen Gedankengang gehörende Vorstellungen mit oder ohne Anknüpfung an Außeneindrücke und bedingen eine erhöhte Ablenkbarkeit und Störung der selektiven Aufmerksamkeit.

Ich kann nicht mehr im Akkord arbeiten, weil ich gedankenmäßig nicht folgen kann und dann die Nerven verliere. - Ganztägige Arbeiten schaffe ich nicht mehr, weil ich einfach viel zu schnell den Faden verliere und mit der Arbeit gedankenmäßig nicht mehr mitkomme; auch kann ich jetzt nur noch ganz leichte Arbeiten tun, weil ich dann nicht so viel zu überlegen brauche. - Nach längerer Arbeit werde ich extrem müde und die Gedanken gehen ganz durcheinander.

Den häufig registrierten *Störungen der Konzentrationsfähigkeit* (C.1.4), des *Gedächtnisses* (C.1.5–C.1.8) und der selbstwahrgenommenen *Gedankenleere,* Gedankenabbrechen oder Blockierungen des jeweiligen Gedankenganges (C.1.9 - «Fadenverlieren»), versuchen die Patienten zu begegnen, indem sie sich ihre Arbeit einteilen, sich abschirmen, ihr Arbeitstempo verlangsamen, Verrichtungen sofort erledigen, sich alles aufschreiben, ihre Tätigkeiten kontrollieren oder versuchen, durch Training die verlorengegangenen Fähigkeiten, z.B. der Konzentration oder Merkfähigkeit, wieder zu verbessern.

Ich kann mich nur noch unter ganz günstigen Bedingungen konzentrieren oder etwas erledigen und muß mich daher möglichst gegen alle anderen Eindrücke abschirmen. – Ich muß tüchtig nachdenken, sonst vergesse ich alles wieder und schreibe mir daher beim Einkaufen alles auf. Außerdem muß ich alles sofort erledigen oder aber mir aufschreiben, sonst habe ich es gleich wieder vergessen. – In der neubezogenen Wohnung kann ich mir einfach nicht behalten, was hinter den zahlreichen Türen der einzelnen Schränke ist. Ich habe mir deswegen Schildchen mit Inhaltsangabe an die Türen geklebt, das ist früher nicht nötig gewesen. – Ich habe gemerkt, daß ich die Übersicht über meine komplizierte Buchhalter- und Bürotätigkeit nicht mehr so habe wie früher und habe daher eine einfachere Tätigkeit annehmen müssen. – Ich muß ganz genau aufpassen, wenn ich etwas behalten will, weil ich immer so schnell den Faden verliere. – Nach arbeitsmäßiger Überanstrengung oder zu wenig Schlaf brauche ich für jede Überlegung viel mehr Zeit als sonst und muß immer wieder von neuem anfangen.

Bei *Störungen der rezeptiven Sprache* (C.1.10), können Worte, Wortfolgen oder Sätze beim Lesen oder Hören in ihrer Bedeutung nicht oder nur mit Mühe oder unvollständig aufgefaßt und erkannt werden (SÜLLWOLD, 1977, 1983). Die Patienten versuchen, diese Störung auszugleichen, indem sie von Anfang an langsamer lesen als früher und einkalkulieren, daß das Lesen mehr Zeit erfordert als vor der Erkrankung. Eine mehr oder weniger weitgehende Kompensation kann so durch langsames oder mehrfaches Lesen des Textes oder auch durch Mitsprechen erreicht werden.

Es bestehen u.a. auch Beziehungen zwischen kognitiven Basissymptomen und sekundären Bewältigungsreaktionen in Form von Zwangssymptomatik, zumal von Kontrollzwängen. Infolge der kognitiven Basisstörungen wird das Vertrauen des Patienten in seine Funktionstüchtigkeit beeinträchtigt. Er versucht, durch zwanghafte Kontrollen die Störungen zu bewältigen; dabei können die anankastischen Phänomene oft durch die zunehmende Stereotypie selbst Störungscharakter gewinnen (SÜLLWOLD, 1982, 1983).

Bei *Störungen der expressiven Sprache* (C.1.11), der selbstwahrgenommenen Erschwerung des Sprechens infolge defizienter Aktualisierung passender Worte, kann der Patient versuchen, diese selbsterlebte Störung durch Wiederholen eingeschliffener Redewendungen zu kompensieren (SÜLLWOLD, 1977, 1983). Mit zunehmender Stereotypie kann so der Sprachschatz verarmen. Ist dieses Symptom in stärkerer Ausprägung vorhanden, kann es zu der von ANDREASEN im SANS beschriebenen Sprachverarmung kommen. Auch das Meiden von Gesprächen mit daraus resultierendem sekundärem Autismus, das Zurückziehen auf allgemeine Sentenzen oder eine im Gegensatz zu früher bemerkbare Wortkargheit und Schweigsamkeit, kann ein Bewältigungsversuch gegenüber der beeinträchtigten sprachlichen Präzision sein.

Kognitiven Wahrnehmungsstörungen (C.2.) in Form von Verschwommensehen (C.2.1), Lichtüberempfindlichkeit oder Empfindlichkeit gegenüber visuellen Reizen überhaupt (C.2.3) oder in Form einer Veränderung der Intensität und Qualität von Gehörswahrnehmungen (C.2.7) mit Geräuschüberempfindlichkeit (C.2.8) versuchen die Patienten durch Verschreiben lassen einer neuen Brille, Tragen einer dunklen Brille oder Vermeiden von Situationen, in denen sie mit Lärm konfrontiert werden können, zu begegnen.

Die **Coenästhesien** (D. – 4. Hauptkategorie) gehören zu den häufigsten Basissymptomen. Die Coenästhesien treten überwiegend als ohne oder mit Anlaß einschießende, Sekunden, Minuten oder Stunden andauernde Paroxysmen auf. Die Koppelung von Coenästhesie, Asthenie und Dysthymie ist in allen Basisstadien häufig und typisch (HUBER, 1966). Die erstmals 1957 von G. HUBER als schizophrene Leibsensationen beschriebenen Coenästhesien gehen in der Regel mit einer vitalen Baisse einher, einem reversiblen oder irreversiblen hypergen Basisstadium und zeigen eine phänomenale Verwandtschaft mit thalamischen Spontansensationen (HUBER, 1957, 1971, 1976).

Die unter Coenästhesien leidenden Patienten versuchen, diese durch entsprechende Gegenmaßnahmen erträglicher zu machen, oder vermeiden Situationen, die Coenästhesien auslösen können. Z.B. kühlen oder erwärmen die Patienten die betroffenen Körperregionen, versuchen durch bestimmte Bewegungen und gymnastische Übungen, durch bestimmte Verhaltensmaßnahmen oder Diäten die qualitativ abnormen Leibgefühlstörungen abzumildern.

Häufig bekomme ich nachts Schmerzen im rechten Unterbauch, ganz steife Beine und Jucken und Brennen im Körper, so daß ich nur noch schlafen kann, wenn die Füße aus dem Bett heraushängen. – Bestimmte Speisen, z.B. Kartoffeln, muß ich strikt meiden, weil dadurch ein furchtbares Brennen innerlich im Leib, Oberschenkeln und Füßen und eine Anschwellung von Leber und Magen auftritt, so daß ich die ganze Nacht nicht mehr schlafen kann. Auch darf ich überhaupt keinen Alkohol trinken, weil dann die innerlichen Schmerzen äußerst heftig werden. – Wenn ich laufe, werden alle paar hundert Meter die Beine wie lahm, so eine Art Stockung innendrin, das tut furchtbar weh; habe ich mich ein Weilchen ausgeruht, geht es von selbst wieder weg. – Nach Aufregungen schmerzt meine Stirn, da ist eine richtige Kälte drin, die geht nur weg, wenn ich mir warme Umschläge mache. – Besonders bei Wetterumschlag treten Schmerzen im Magen auf, unerträgliche, stichförmige Beschwerden im Brustkasten und in den Lungenflügeln bis in den Rücken hinein, so daß ich mir ordentlich gegen den Brustkasten trommeln muß, damit die Schmerzen weggehen. – Wenn ich meine Haare gegen den Strich kämme, treten starke Schmerzen unter der Schädeldecke auf, deswegen habe ich meine Frisur verändern müssen und kämme mir jetzt die Haare nach vorne. – Besonders nach Überanstrengung bekomme ich in Muskeln und Zehenspitzen ein brennendes Gefühl, ähnlich wie Brennesseln und in Magen-, Leber- und Gallengegend einen Druck, aber mehr innen, nur manchmal auch außen. Die Beschwerden lassen sich lindern und der Druck geht nach unten weg, wenn ich eine spezielle Gymnastik mache. – Ich möchte zwar arbeiten, das kann ich aber nicht, denn wenn ich mich überanstrenge, tritt ein Steifigkeitsgefühl in Händen und Füßen und im ganzen Körper auf, so daß ich den Körper nicht mehr bewegen kann. Hab ich mich zwei Stunden ausgeruht, ist das Gefühl verschwunden. – Oft habe ich richtige Stöße an der Oberschenkelinnenseite bis in die Füße hinein und kann dann nur noch ohne Strümpfe gehen, weil diese Beschwerden durch die Socken verschlimmert werden. – Häufig habe ich so Kopfschmerzen, einen Druck mitten im Kopf, einen feststehenden Schmerz, der das Denken hemmt und bei Kopfbewegung zunimmt. Ich darf deswegen den Kopf nicht mehr bewegen, bis der Schmerz vorbei ist. – Oft sind meine Füße ganz unwahrscheinlich warm, so als ob sie dampfen würden. Ich muß dann die Füße unter dem Wasserhahn oder in einem Eimer mit kaltem Wasser kühlen.

Die Provokation **zentral-vegetativer Störungen** (E.1.), zu denen auch Schlafstörungen (E.2.) und Intoleranzen gegen Nahrungs- und/oder Genußmittel (E.3.) gehören, versuchen die Patienten z.B. durch Änderung ihrer Gewohnheiten zu umgehen. Sie vermeiden u.a. bei Intoleranzen gegen Nahrungs- und Genußmittel die unverträglichen Substanzen mit den für sie unangenehmen Folgen durch bestimmte Diäten oder Umstellung ihrer Eß- und/oder Trinkgewohnheiten.

Die Selbsterfahrung der Patienten mit ihren Störungen, die Art und Weise, mit ihnen fertig zu werden oder ihr Auftreten durch Vermeiden bestimmter auslösender Situationen zu verhindern, können Hinweise für die *Entwicklung von angemessenen Behandlungskonzepten* liefern. Diese müssen die verschiedenen Basissymptome mit ihren interindividuell unterschiedlichen Ausprägungsschwerpunkten und ihrer intraindividuellen Fluktuation berücksichtigen. Dabei sollten Situationen identifiziert werden, die erfahrungsgemäß die Basisdefizienzen verstärken oder überhaupt erst in einem störenden Ausmaß provozieren. Man kann aufgrund dieser Erkenntnisse Strategien entwickeln, die die Patienten in die Lage versetzen, derartige Situationen nach Möglichkeit zu umgehen. Die Störanfälligkeit unter bestimmten kritischen Bedingungen, z.B. arbeitsmäßiger Beanspruchung, emotionaler Stimulation oder unterschiedlichen Alltagssituationen, die die Informationsverarbeitungskapazität des Patienten überfordern, bedeutet eine Minderung der Leistungsfähigkeit des Erkrankten, ermöglicht aber auch ein Verständnis von Reaktions- und Verhaltensweisen, die zunächst für die Umgebung unverständlich und für die Patienten selbst unheimlich und bedrohlich erscheinen (Huber, 1983; Süllwold, 1977, 1983; Gross & Huber, 1985).

Die unterschiedlichen Typen von Bewältigungsmechanismen sind gerade für den Umgang mit den Patienten und für die Entwicklung therapeutischer und rehabilitativer Konzepte wichtig. Die postpsychotischen Basisstadien bedeuten stets einen mehr oder minder hohen Grad von Störanfälligkeit. Es ist eine alte Erfahrung, daß insbesondere teilremittierte schizophrene Kranke auf Schwankungen des Umfeldes besonders empfindlich reagieren. Auslösefaktoren, z.B. körperliche oder geistige Tätigkeiten und Anforderungen, emotional affizierende Ereignisse oder Alltagssituationen stellen im intraindividuellen Vergleich zu dem Zustand vor der Erkrankung und im Unterschied zu Gesunden ein Risiko dar. Die Gefahr einer Verschlimmerung und Provokation psychotischer Rezidive wird durch eine Kombination von neuroleptischer Erhaltungsmedikation und strukturierte, in Intensität und Qualität angemessene Behandlungskonzepte reduziert. Eigene Befunde sprechen dafür, daß die Langzeitprognose günstiger und Vollremissionen häufiger sind, je früher unter Einbeziehung auch der Basisdefizienzen der Prodrome eine adäquate medikamentöse Behandlung in Verbindung mit supportiver Psychotherapie und speziell entwickelten Formen der Verhaltenstherapie einsetzt (Gross et al., 1983).

Literaturverzeichnis

Andreasen, N. C.; Olsen, S.: Negative vs. positive schizophrenia. Definition and validation. Arch. Gen. Psychiat. *39,* 789–794, 1982.

Gross, G.: Prodrome und Vorpostensyndrome schizophrener Erkrankungen. In: Huber, G. (Hrsg.): Schizophrenie und Zyklothymie. Ergebnisse und Probleme. Stuttgart: Thieme, 1969.

Gross, G.: Bonner Untersuchungsinstrument zur standardisierten Erhebung und Dokumentation von Basissymptomen (BSABS). In: Huber, G. (Hrsg.): Basisstadien endogener Psychosen und das Borderline-Problem. Stuttgart, New York: Schattauer, 1985 (im Druck).

Gross, G.; Huber, G.: Die Bedeutung diagnostischer Konzepte und Kriterien für die biologisch-psychiatrische Forschung bei schizophrenen und schizo-affektiven Psychosen. In: Hopf, A.; Beckmann, H. (Hrsg.): Forschungen zur biologischen Psychiatrie. Berlin, Heidelberg, New York: Springer, 1984.

GROSS, G.; HUBER, G.: Das Konzept der Basissymptome in der klinischen Anwendung. In: JANZARIK, W. (Hrsg.): Psychopathologie und Praxis. Stuttgart: Enke, 1985.
GROSS, G.; HUBER, G.; SCHÜTTLER, R.; HASSE-SANDER, I.: Uncharakteristische Remissionstypen im Verlauf schizophrener Erkrankungen. In: HUBER, G. (Hrsg.): Ätiologie der Schizophrenien. Stuttgart, New York: Schattauer, 1971.
GROSS, G.; HUBER, G.; SCHÜTTLER, R.: Verlauf schizophrener Erkrankungen unter den gegenwärtigen Behandlungsmöglichkeiten. In: HIPPIUS, H.; KLEIN, H. E. (Hrsg.): Therapie mit Neuroleptika. Erlangen: Peri med. 1983.
HUBER, G.: Pneumencephalographische und psychopathologische Bilder bei endogenen Psychosen. Monographien aus dem Gesamtgebiete der Psychiatrie und Neurologie, H.79. Berlin, Göttingen, Heidelberg: Springer, 1957.
HUBER, G.: Die coenästhetische Schizophrenie. Fortschr. Neurol. Psychiat. *25,* 491-520, 1957.
HUBER, G.: Chronische Schizophrenie. Synopsis klinischer und neuroradiologischer Untersuchungen an defektschizophrenen Anstaltspatienten. Heidelberg, Frankfurt: Dr. Hüthig, 1961.
HUBER, G.: Reine Defektsyndrome und Basisstadien endogener Psychosen. Fortschr. Neurol. Psychiat. *34,* 409-426, 1966.
HUBER, G.: Verlaufsprobleme schizophrener Erkrankungen. Schweiz. Arch. Neurol. Neurochir. Psychiatr. *101,* 346-368, 1968.
HUBER, G.: Schlußbemerkung zum Stand der Ursachenforschung bei den Schizophrenien. In: HUBER, G. (Hrsg.): Ätiologie der Schizophrenien, Bestandesaufnahme und Zukunftsperspektiven. Stuttgart, New York: Schattauer, 1971.
HUBER, G.: Indizien für die Somatosehypothese bei den Schizophrenien. Fortschr. Neurol. Psychiat. *44,* 1976.
HUBER, G.: Das Konzept substratnaher Basissymptome und seine Bedeutung für Theorie und Therapie schizophrener Erkrankungen. Nervenarzt *54,* 23-32, 1983.
HUBER, G.; GROSS, G.; SCHÜTTLER, R.: Verlaufs- und sozialpsychiatrische Langzeituntersuchungen an den 1945 bis 1959 in Bonn hospitalisierten schizophrenen Kranken. Monographien aus dem Gesamtgebiete der Psychiatrie, Bd. 21. Berlin, Heidelberg, New York: Springer, 1979 (Nachdruck 1984).
HUBER, G.; PENIN, H.: Klinisch-elektroenzephalographische Korrelationsuntersuchungen bei Schizophrenen. Fortschr. Neurol. Psychiat. *36,* 641-659, 1968.
PENIN, H.; GROSS, G.; HUBER, G.: Elektroenzephalographisch-psychopathologische Untersuchungen in Basisstadien endogener Psychosen. In: HUBER, G. (Hrsg.): Endogene Psychosen: Diagnostik, Basissymptome und biologische Parameter. Stuttgart, New York: Schattauer, 1982.
SÜLLWOLD, L.: Symptome schizophrener Erkrankungen. Uncharakteristische Basisstörungen. Monographien aus dem Gesamtgebiet der Psychiatrie. Bd. 13. Berlin, Heidelberg, New York: Springer, 1977.
SÜLLWOLD, L.: Zwangsmechanismen und Basisstörungen. In: HUBER, G. (Hrsg.): Endogene Psychosen: Diagnostik, Basissymptome und biologische Parameter. Stuttgart, New York: Schattauer, 1982.
SÜLLWOLD, L.: Schizophrenie. Stuttgart, Berlin, Köln, Mainz: Kohlhammer, 1983.

Zur Bedeutung von Basisstörungen für Behandlung und Rehabilitation

H. D. Brenner

In bisher mehr als acht Jahrzehnten intensiver Schizophrenieforschung ist es nicht gelungen, für irgendeinen der in den verschiedenen Forschungsbereichen als wesentlich erkannten ätiologischen Faktoren nachzuweisen, daß er eine *hinreichende* oder auch nur *notwendige* Bedingung für die Entstehung einer schizophrenen Erkrankung ist. Beim heutigen Kenntnisstand läßt sich nicht einmal ausschließen, daß jeder dieser Faktoren lediglich eine *zusätzliche* Bedingung in der Schizophreniegenese darstellen könnte. Wir hätten es dann bei der Schizophrenie mit *phänomenologisch äquivalenten, in ihrer Ätiopathogenese aber unterschiedlichen psychopathologischen Erscheinungsformen* zu tun. Als Konsequenz erleben wir gegenwärtig ein zunehmendes Interesse an integrativen Schizophreniekonzepten (vgl. Zubin & Spring, 1977; Strauss & Carpenter, 1981; Ciompi, 1982). Trotz wesentlicher Unterschiede in den Ausgangspositionen, Sichtweisen und Akzentsetzungen ist eine Konvergenz auf ein *Vulnerabilitäts-Streß-Modell* festzustellen, wobei bereits früher geäußerte Annahmen in neuer Form wieder aufgenommen und weitergeführt werden (vgl. z.B. Diathesis-Streß-Modell von Rosenthal [1970]).

Der aktuelle Stand der Diskussion hierzu läßt sich stark vereinfacht wie in der Abbildung 1 dargestellt schematisieren (vgl. auch Falloon et al., 1984).

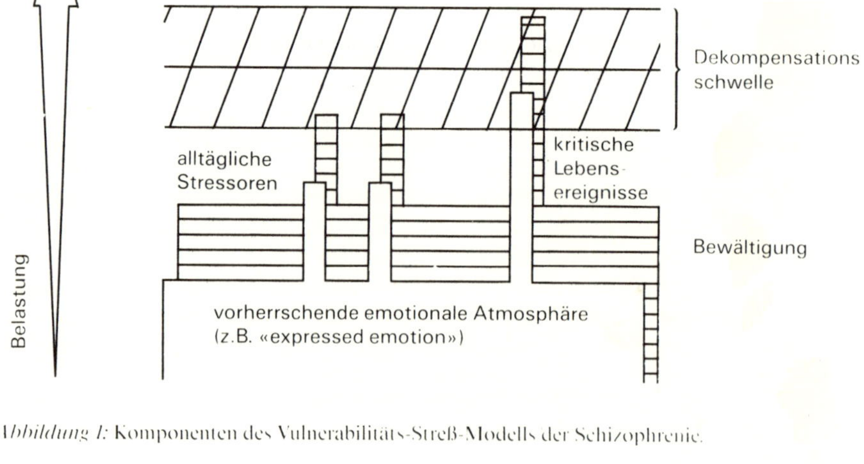

Abbildung 1: Komponenten des Vulnerabilitäts-Streß-Modells der Schizophrenie.

Als *Stressoren* sind neben *akut* auftretenden alltäglichen Belastungen vor allem sogenannte kritische Lebensereignisse («life events») von Bedeutung. Diese Belastungen sind individuell spezifisch oder unspezifisch. Sie kumulieren und interagieren in komplexer Weise mit *chronisch* wirksamen Faktoren, etwa mit der vorherrschenden emotionalen Atmosphäre, welche die Auswirkungen der akuten Belastungen verstärken oder abschwächen, oder auch selbst als Stressoren wirken können. Übersteigt die Gesamtbelastung eine individuell unterschiedlich hohe *Toleranzschwelle* im Sinne einer personenbezogenen Moderatorvariablen (vgl. BÖKER & BRENNER, 1983), wird es in Abhängigkeit von den aktuell verfügbaren *Bewältigungsmöglichkeiten* zu einem sich in psychotischen Verhaltensweisen manifestierenden Zusammenbruch der (prämorbid ohnehin nur mangelhaft erreichten) Ordnung der «seelischen Bestände» (vgl. von UEXKÜLL, 1979) kommen. Das Repertoire der Bewältigungsmöglichkeiten kann dabei auf verschiedenen Ebenen beschrieben werden: beispielsweise (1) im Hinblick auf kognitive Prozesse als subjektive Bewertungen von Belastungsfaktoren oder als Kognitionen im Sinne der Attributionstheorie, des Selbstbildes usw.; (2) mit Blick auf prodromale, präpsychotische Symptome im Sinne der auf sie gerichteten Bewältigungsreaktionen; (3) in bezug auf die soziale Kompetenz als kommunikative und soziale Fertigkeiten; (4) in Abhängigkeit vom sozialen Netzwerk als soziale Unterstützung bzw. Behinderung bei der Verarbeitung von Belastungen («social support»).

Abbildung 1 läßt auch eine schematische Einordnung der verschiedenen *psychosozialen Interventionsansätze* zu. So versuchen etwa Interventionen zur therapeutischen Beeinflussung der familiären Umwelt die vorherrschende emotionale Atmosphäre zu entspannen, während Ansätze zum Training sozialer Fertigkeiten oder zur Förderung der Selbststabilisierungsbemühungen Schizophrener auf unterschiedliche Weise darauf abzielen, über eine Verbesserung des Bewältigungsvermögens die Dekompensationsschwelle nach oben zu verschieben.

Die *Erforschung der Vulnerabilität* selbst hat eben erst begonnen. Über ihre Konzeptualisierung und Integration in ätiologische Modelle besteht noch keine Einigkeit. Auch wird sie sich nicht in allen Forschungsbereichen gleich darstellen. Beispielsweise kann sie sich bei der hier vertretenen Betrachtungsweise sowohl in einer unterschiedlichen Toleranzschwelle gegenüber den dargestellten Stressoren manifestieren (wobei sich direkte Beziehungen zu Besonderheiten in der autonomen Reagibilität und im autonomen Erregungsniveau ergeben [vgl. STRAUBE, 1979]), als auch in einer individuell spezifischen Höhe der Schwelle zur Dekompensation, sowie schließlich in Defiziten der sozialen Kompetenz und des spezifischen Bewältigungsvermögens. Nach dieser Konzeption läßt sich die Vulnerabilität also nicht eindimensional erfassen und als orthogonal auf die übrigen Komponenten des Modells bezogen beschreiben, wie dies etwa ZUBIN & SPRING (1977) in ihrem Vulnerabilitätsmodell tun.

In den Prozessen, die zur kritischen Überforderung der vulnerablen Persönlichkeit führen und als Folge psychotische Verhaltensweisen hervorrufen, ist nun aber – im Hinblick auf die *klinische Relevanz* des Vulnerabilitätsmodells – vor allem die Art und Weise der Interaktion aktuell belastender Stressoren mit vorbestehenden Vulnerabilitätscharakteristika von Interesse. Bemerkenswerterweise stimmen die verschiedenen Konzeptionen zum Vulnerabilitäts-Streß-Modell darin überein, daß in diesen Prozessen kognitive Störungen im Sinne von Störungen des Informationsverarbeitungsprozesses eine zentrale Rolle spielen, welche als Ausdruck der Vulnerabilität für Schizophrenie beziehungsweise als Ursache der erhöhten Streßanfälligkeit zu betrachten sind. Diese Annahme ist durchaus plausibel, da verschiedene dieser Störungen konstant bei Risikopopulationen, bei aktiv Schizophrenen und bei remittierten Schizophrenen gefunden wurden und als eigentliche *Vulnerabilitätsindikatoren* gelten können (NÜCHTERLEIN & DAWSON, 1984).

So ist es verständlich, daß zunehmend auf die Bedeutung von Störungen der Informationsverarbeitung für die Behandlung und Rehabilitation schizophrener Patienten hingewiesen wird. In keiner aktuellen Konzeption des Vulnerabilitäts-Streß-Modells sind aber die wesentlichen Störungen des Informationsverarbeitungsprozesses in differenzierter Weise einbezogen. Damit fehlt bisher jedes weitergehende Verständnis der gelegentlich recht anschaulich als «runaway's» charakterisierten intermediären Prozesse zwischen vorbestehenden Vulnerabilitätscharakteristika und manifesten Verhaltensstörungen. Die diesbezüglichen therapeutischen Empfehlungen bleiben entsprechend allgemein und vage: Reizabschirmung, Verringung der Informationsmenge, klare und eindeutige Informationen, Strukturierung, Vereinfachung und Klärung des Umgangs mit dem Patienten und des gesamten Behandlungsmilieus: alles unspezifische Maßnahmen, die günstigstenfalls zur Erleichterung der Informationsverarbeitung führen können, jedoch keinerlei gezielte Einflußnahme auf die grundlegenden Störungen selbst darstellen. Diese Situation ist unbefriedigend und verdient größere Aufmerksamkeit in Forschung und Klinik.

Mit dem aus der Kognitionspsychologie stammenden Begriff der **Informationsverarbeitung** werden alle Prozesse der Zuordnung, Verknüpfung und Bewertung von Informationen zusammengefaßt, die dem Erleben und Verhalten zugrunde liegen. Theorien der menschlichen Informationsverarbeitung versuchen, den Informationsfluß von der Aufnahme über die Verarbeitung bis zur Umsetzung in beobachtbares Verhalten zu verfolgen, wobei der menschliche Organismus als ein offenes kybernetisches System aufgefaßt wird. Die Abbildung 2 soll in diesem Zusammenhang nicht ein bestimmtes Modell der menschlichen Informationsverarbeitung repräsentieren, sondern im Vergleich mit der klinisch-phänomenologisch orientierten Forschung lediglich deren Prinzip und hypothesengenerierendes Potential verdeutlichen.

Die Untersuchungen über spezifische Störungen der Informationsverarbeitung als Vulnerabilitätscharakteristika Schizophrener sind bereits außerordentlich zahlreich. Sie wurden vor kurzem von NÜCHTERLEIN & DAWSON (1984) in einer ausgezeichneten Übersicht referiert und basieren wesentlich auf der vor allem experimentalpsychologisch und psychophysiologisch ausgerichteten angloamerikanischen Forschung über eine *psychologische Grundstörung («core psychological deficit»)* der Schizophrenie (vgl. BRENNER et al., 1983).

Als Grunddefizienzen Schizophrener in diesem Sinne werden vor allem Schwierigkeiten in folgenden Bereichen der Informationsverarbeitung beschrieben: Selektion relevanter und Hemmung irrelevanter Reize, Aufrechterhaltung oder flexible Verlagerung einer fokussierten Verarbeitungsbereitschaft, Reizerkennung, -identifikation, -integration und -speicherung, sowie Verfügbarkeit

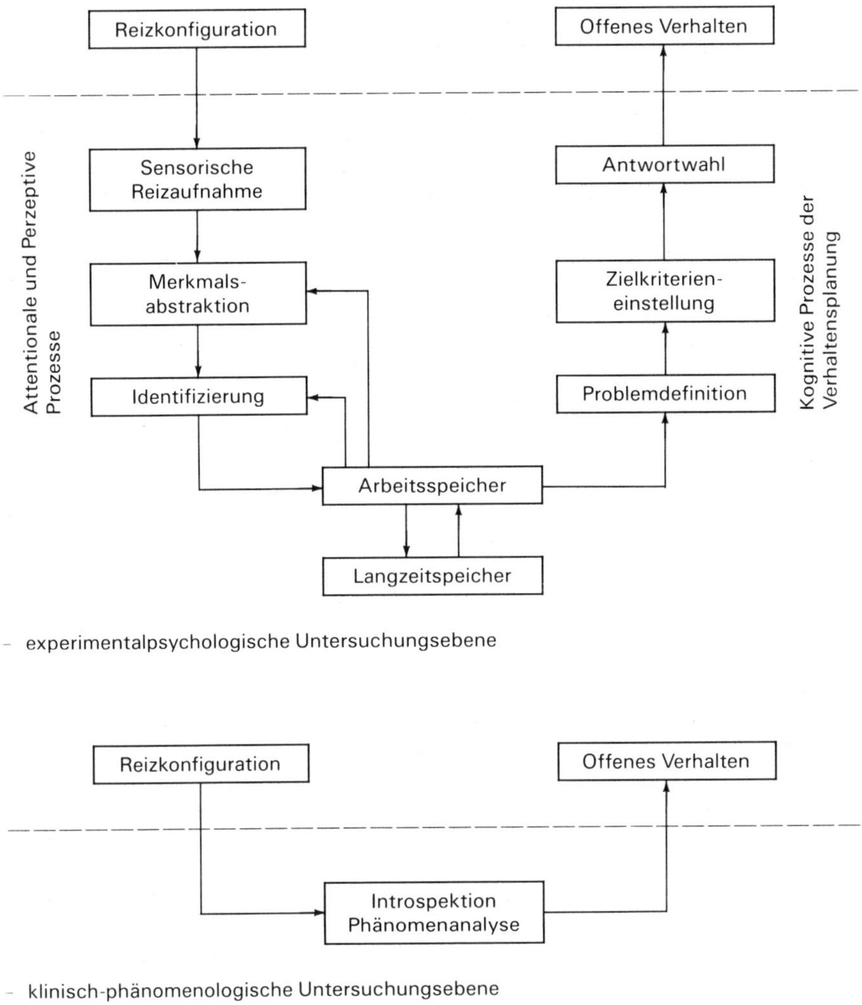

Abbildung 2: Kognitive Prozesse der Verarbeitung von Informationen.

früherer Erfahrungen für Vergleichsprozesse. Ältere Auffassungen, wonach spezifische Störungen elementarer kognitiver Operationen oder Dysfunktionen in bestimmten Stadien der Informationsverarbeitung eine Grundlage und Erklärung aller schizophrener Phänomene bereitstellen könnten, lassen sich nicht mehr aufrecht erhalten. Vielmehr dürften höhere integrierende, bewertende und steuernde Prozesse beeinträchtigt sein. Wesentliche Fortschritte in Richtung auf ein solch integratives Verständnis dieser Störungen brachten einerseits neuere Auffassungen zur Aufmerksamkeit als einer begrenzten, unspezifischen Verarbeitungskapazität, welche normalerweise flexibel nach den jeweiligen Anforderungscharakteristika auf spezifische Informationsaufgaben verlagert werden kann, sowie andererseits die Konzepte der simultanen oder parallelen versus serialen Informationsverarbeitung. Während sich die simultane Verarbeitung quasi automatischer Prozesse bedient, die im wesentlichen auf fixen Abfolgen mentaler Operationen mit direkten Zugriff auf den Langzeitspeicher beruhen und nur wenig Verarbeitungskapazität erfordern, beansprucht die seriale Informationsverarbeitung sehr viel kontrollierende und steuernde Verarbeitungskapazität und begrenzt damit die gleichzeitigen Verarbeitungsmöglichkeiten für andere kognitive Operationen. Diese Konzepte führten in den letzten Jahren insbesondere auch zu einer Relativierung der traditionellen Trennung zwischen Aufmerksamkeit und Gedächtnis und zu einem wachsenden Interesse an überdauernden Dispositionen oder Regeln der unwillkürlichen Aufmerksamkeitszuwendung. In den Vordergrund traten abnorme Zuteilungsstrategien, die von Störungen der automatischen Verarbeitung, von der Kontextwahrscheinlichkeit, von den momentanen Absichten oder von anderen Anforderungscharakteristika abhängen.

Daß basale Störungen der Informationsverarbeitung höhere mentale Funktionen wie etwa die Urteilsbildung ebenso beeinträchtigen müssen wie Emotionen und das offene Verhalten, ist in der Kognitionspsychologie unbestritten. In der Schizophrenieforschung hat bekanntlich schon Bleuler (1911) die Auffassung vertreten, daß primäre Störungen elementarer kognitiver Prozesse wesentlich zu den sogenannten Denkstörungen Schizophrener beitragen. Im Zuge der angloamerikanischen Untersuchungen über eine psychologische Grundstörung der Schizophrenie wurden die Beziehungen zwischen kognitiven Störungen im Sinne von Störungen der Informationsverarbeitung und schizophrenen Krankheitssymptomen erheblich ausgeweitet, insbesondere auch auf schizophrenietypische Sprachphänomene, auf Wahn und Halluzinationen, sowie auf Störungen der Ich-Abgrenzung. Beispielsweise muß eine mangelhafte Verfügbarkeit von Informationen aus der langfristigen Informationsspeicherung dazu führen, daß Gedanken, Vorstellungen und Wahrnehmungsinhalte nicht mehr ausreichend koordiniert werden können. Unter Umständen mag dies so weit gehen, daß sie als fremd, eventuell als von außen gemacht, erlebt werden (vgl. Broen & Storms, 1967; Hemsley, 1977).

Im deutschsprachigen Raum haben Huber und Mitarbeiter, aus der Grundstörungsdiskussion der deutschsprachigen Psychopathologie kommend, in ihrem **Basisstörungskonzept** die angloamerikanischen Untersuchungen über eine kognitive Kerndefizienz (besser Kerndefizienzen) aufgegriffen, allerdings ohne Einbezug der aktuellen Diskussion über kognitive Vulnerabilitätscharakteristika (vgl. Huber, 1983; Gross, Beitrag in diesem Band). Nach ihrem Konzept «führt eine neurochemische Störung im transphänomenalen Bereich zu einer Störung der Verarbeitung von Informationen mit Nivellierung der Erfahrungshierarchien und einigen wenigen Basisstörungen, die als gemeinsame Zwischenglieder mit unterschiedlichen Anteilen in den vielfältigen, von den Patienten erlebten, relativ substratnahen Basissymptomen und den durch Amalgamierung mit der anthropologischen Matrix entstehenden schizophrenietypischen End- und Überbauphänomenen enthalten sind» (Huber, 1983, S. 23). Kennzeichnend für dieses Konzept ist also, daß es im transphänomenalen Bereich eine gemeinsame kognitive Grundstörung als arbeitshypothetischen Anschluß an die präphänomenalen

Normabweichungen der somatischen, zumal neurochemischen und neurophysiologischen Hirnforschung unterstellt.

Es ist das Verdienst von L. SÜLLWOLD, daß sie die klinisch-phänomenologisch erfaßten Basissymptome auf der erlebnispsychologischen Ebene systematisch untersucht und mit ihrem Frankfurter-Beschwerdefragebogen als sogenannte «*uncharakteristische Basisstörungen*» in standardisierter Weise erfaßt hat (SÜLLWOLD, 1977). Auf dieser Grundlage konnte sie vier faktorenanalytisch erarbeitete Störungsdimensionen beschreiben: Störung automatisierter Abläufe, Wahrnehmungsstörungen, Depressivität und Anhedonie, sowie Reizüberflutung. Nicht zuletzt haben ihre Untersuchungen aufgezeigt, daß die eigentlich primären Symptombildungen bei schizophrenen Erkrankungen weitgehend im Subjektiven bleiben. Was im Verhalten erscheint, ist oft schon ein Kompensations- und Bewältigungsverhalten (vgl. auch SÜLLWOLD, Beitrag in diesem Band).

Gegenüber dem Basisstörungskonzept von HUBER und Mitarbeitern scheint mir in zweifacher Hinsicht Kritik berechtigt. Unbefriedigend ist einmal, daß dieses Konzept letztlich unidirektional von neurobiochemischen Funktionsstörungen über eine Störung der Informationsverarbeitung zu substratnahen Basissymptomen und schließlich zur manifesten Psychose führt und damit den systemischen Ansatz anderer aktueller Schizophreniekonzeptionen nicht berücksichtigt. Zum anderen entspricht der direkte Sprung von den Basissymptomen zum transphänomenalen Konstrukt der Nivellierung der Reaktionshierarchien, das global zur Erklärung möglichst vieler kognitiver Störungen dienen soll, nicht dem Stand der experimentellen Schizophrenieforschung. Er erscheint als ein vorschnelles Ausweichen auf die metapsychologische Ebene, was nur unter Berücksichtigung des von HUBER nachdrücklich vertretenen Somatogenesepostulats und des Bestrebens nach einem möglichst nahtlosen Anschluß der Basissymptome an das somatische Substrat verständlich wird. Mit der direkten Rückverweisung auf neurophysiologische Erklärungsmodelle müssen aber wesentliche Fragen zu intermediären Vorgängen offen bleiben. Dem Basistörungskonzept fehlt damit letztlich eine über den Bereich des subjektiven Erlebens hinausgehende psychologische Fundierung.

Eine solche Fundierung kann nach meiner Überzeugung nur durch einen Untersuchungsansatz geleistet werden, der die Mittlerposition von Störungen der Informationsverarbeitung an der kritischen Übergangsstelle von vorbestehenden Vulnerabilitätscharakteristika zu manifesten Krankheitssymptomen, d.h. also die Beziehungen zwischen spezifischen Komponenten des kognitiven Systems und spezifischen Symptomen und Symptommustern, zur zentralen Frage macht. Die als Vulnerabilitätscharakteristika diskutierten Störungen der Informationsverarbeitung müssen dabei in die **Analyse der Entwicklung und Organisation des Verhaltens Schizophrener** einbezogen werden. Damit meine ich eine hierarchische Betrachtung der Verhaltensorganisation, wobei relativ molekulare Funktionen in zunehmend komplexeres molares Verhalten integriert sind. Eine solche Analyse hat kürzlich SPAULDING (im Druck) unabhängig davon für schwere Verhaltensstörungen bei Erwachsenen vorgeschlagen. Diesen Ansatz soll die Abbildung 3 veranschaulichen. Er beruht auf drei Hauptannahmen:

1. Schizophrene Patienten haben Defizienzen auf *verschiedenen Funktionsebenen.*

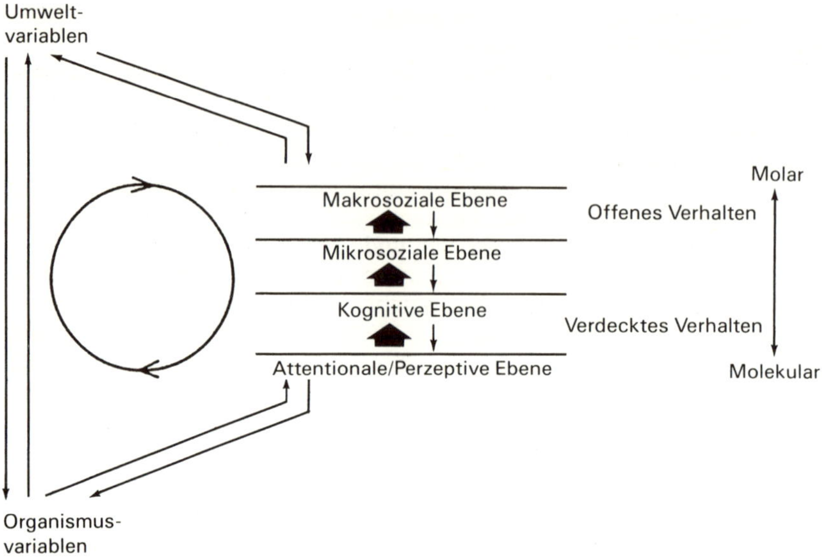

Abbildung 3: Schematische Darstellung der hierarchischen Entwicklung und Organisation defizienten Verhaltens.

2. Die verschiedenen Funktionsebenen stehen in einer *hierarchischen Beziehung* zueinander.
3. Defizienzen auf *molekularen* Ebenen führen zu Funktionsstörungen auf *molaren* Ebenen.

Mit dem Begriff *Basisstörungen* sind bei diesem Ansatz spezifische Defizienzen Schizophrener auf den mehr molekularen Funktionsebenen der Verhaltensorganisation gemeint.

Die unterschiedlichen Funktionsebenen lassen sich bei dieser Betrachtungsweise schematisch in vier Kategorien konzeptualisieren:

1. *attentional/perzeptive* Ebene (dieser Ebene sind die meisten der als Vulnerabilitätscharakteristika beschriebenen Störungen der Informationsverarbeitung zuzuordnen)
2. *kognitive* Ebene (hierher gehören z.B. Störungen von Konzeptbildung und Konzeptmodulation sowie von prälinguistischen assoziativen Prozessen oder von Attributionen)
3. *mikrosoziale* Ebene (dies ist im wesentlichen die Ebene der sogenannten sozialen Fertigkeiten, also der offenen Verhaltensfunktionen, die sich im sozialen Kontext abspielen und direkt beobachtbar sind)
4. *makrosoziale* Ebene (damit ist hauptsächlich die Erfüllung komplexer Aufgaben im Sinne der Ausübung spezifischer sozialer Rollen gemeint).

Auf jeder der hierarchisch nachgeordneten Ebenen kennen wir aus der experimentellen Schizophrenieforschung zahlreiche meßbare Defizienzen, welche die

Funktionsfähigkeit auf der nächsthöheren Ebene beeinträchtigen können. Allerdings dürften auch mehr molare Funktionsweisen auf elementare Funktionen zurückwirken. Beispielsweise könnten spezifische attentionale Störungen erst bei einem Versagen in einer sozialen Situation auftreten, oder Verbesserungen mikrosozialer und makrosozialer Fähigkeiten könnten zu einer Normalisierung unangemessener Attributionen führen. Solche Überlegungen machen deutlich, mit welch komplexen Prozessen bei der Manifestation von vulnerabilitätsverbundenen Defizienzen zu rechnen ist. Diese Manifestation wird von einer Vielzahl kontinuierlicher Faktoren über intermediäre Störungen vermittelt, wobei eine spezifische Defizienz zu verschiedenen Verhaltensmustern führen und ein spezifisches Verhaltensmuster durch unterschiedliche Defizienzen hervorgerufen werden kann. Bei der von verschiedenen Autoren betonten Trennung zwischen vulnerabilitätsverbundenen und symptomverbundenen Defizienzen (Cromwell & Spaulding, 1978; Nüchterlein & Dawson, 1984; Spaulding, im Druck) haben wir es deshalb wohl eher mit verschiedenen Entwicklungsstadien von defizienten Prozessen als mit prinzipiell unterschiedlichen Störungen zu tun, ebenso dürften die auf der Ebene instrumenteller und sozialer Fähigkeiten und Bewältigungsstrategien als Vulnerabilitätsindikatoren beschriebenen Besonderheiten eher Resultate elementarer Dysfunktionen als separate Faktoren darstellen.

Die Abbildung 3 veranschaulicht darüber hinaus, daß zur Erklärung des Varianzanteils defizienten Verhaltens auf einer bestimmten Ebene, der sich nicht durch molekulare Defizite erklären läßt, *Umwelt-* und/oder *Organismusvariablen* beigezogen werden müssen, die in Wechselbeziehungen zu jeder einzelnen der beschriebenen Funktionsebenen stehen und außerdem auch untereinander interagieren. Auf Seiten der Organismusvariablen sind in erster Linie spezifische psychophysiologische Besonderheiten von Bedeutung, welche nach den Ergebnissen von Untersuchungen hauptsächlich der elektrodermalen Aktivität mit experimentalpsychologisch definierten Störungen der Informationsverarbeitung, aber auch mit Auffälligkeiten des beobachtbaren Verhaltens zumindest korrelativ verbunden sind. Sie haben ihrerseits direkte Beziehungen zu regulatorischen Dysfunktionen der Neurotransmittersysteme und zu Störungen der strukturellen Integration im limbischen System, Hippocampus und Kleinhirn (vgl. auch Straube, 1983). Bei den Umweltfaktoren sind es vor allem diskrete diskriminative Reize und soziale Kontingenzen, situationale Stressoren bzw. Mediatoren, wie etwa die vorherrschende emotionale Atmosphäre oder das Netz sozialer Unterstützung, sowie schließlich kritische Lebensereignisse, welche in spezifischer Weise mit auf den verschiedenen Funktionsebenen beschriebenen Defizienzen interagieren können.

Das *Vulnerabilitäts-Streß-Modell* ist also in diesem Untersuchungsansatz voll repräsentiert. Im Bereich der hierarchischen Entwicklung und Organisation des Verhaltens führen qualitativ und quantitativ faßbare Störeinflüsse aus multiplen Quellen in wechselnder Kombination zu Defizienzen auf den mikro- und makrosozialen Funktionsebenen. Einige dieser Störeinflüsse können selbstsuffizient sein, andere nicht oder nur in gegenseitiger Akkumulation und Wechselbeziehung. Über den begrenzten Verhaltensaspekt hinaus betrachtet wird ein Mensch, der Schwierigkeiten mit der Kontrolle der Intensität und der Verarbeitung von Informationen hat, eine verminderte Toleranz für interpersonale Belastungen aufweisen. Da wir alle unsere intensivsten Erfahrungen in der Regel in familiären Beziehungen machen, gilt dies besonders für intensive, mehrdeutige oder ambivalente Kommunikationen in der Familie. Solche Situationen werden aufgrund der attentionalen und perzeptiven Störungen noch komplexer erlebt als bei einer geordneten Informationsverarbeitung. Zwischen Wahrnehmung und Vorstellung auftretende Diskrepanzen verhindern die erforderliche Integration, was die kognitiven Defizienzen direkt verstärkt. Eine indirekte Verstärkung kann beispielsweise erfolgen, wenn die Umwelt darauf mit Irritation oder Ablehnung antwortet. Schaukeln sich diese Wechselwirkungen auf, dürfte die Informationsverarbeitung schließlich völlig zusammenbrechen.

Im Gegensatz zum zu sehr an nomothetischen Trait-Theorien und diagnostischen Modellen orientierten Basisstörungskonzept von HUBER und Mitarbeitern eröffnet dieser Ansatz der psychopathologischen Forschung einen Weg zur Konzeptualisierung von weiterführenden Untersuchungen über die Entwicklungsprozesse der psychotischen Symptome aus den vorbestehenden Vulnerabilitätscharakteristika. Allein auf der empirischen Grundlage subjektiv erlebter Basisstörungen, die bestenfalls Indikatoren für das Wirksamwerden vulnerabilitätsverbundener Störungen sind, ist dies nicht möglich, da das subjektive Erleben keine eindeutige Trennung von primärer Störung, Verarbeitung und Bewältigungsreaktion mehr zuläßt.

Obwohl also die Lücke zwischen spezifischen Störungen der Informationsverarbeitung und manifester Psychose hinsichtlich der pathogenetisch relevanten intermediären Prozesse noch breit ist, lassen sich aus der gegenwärtigen Kenntnis vulnerabilitäts- oder symptomverbundener Defizienzen auf den verschiedenen Funktionsebenen des Verhaltens bereits wesentliche **Konsequenzen für therapeutische Interventionen** ziehen:

1. Möglichkeiten und Effizienz therapeutischer Interventionen auf einer bestimmten Funktionsebene werden beeinflußt von den gleichzeitig bestehenden Defizienzen auf anderen Funktionsebenen. Insbesondere dürften Interventionen auf molekularen Ebenen die Behandlungsmöglichkeiten auf den molaren verbessern.
2. Therapeutische Interventionen sollten sich deshalb grundsätzlich nicht auf einzelne Funktionsebenen beschränken, und Interventionen auf den verschiedenen Ebenen sollten nicht unabhängig voneinander konzipiert, durchgeführt und evaluiert werden.
3. Auf den molekularen Funktionsebenen können vulnerabilitätsverbundene Defizienzen erfaßt werden, die für den Krankheitsverlauf von besonderer Bedeutung sind, weil sie einen längerdauernden, basaleren Einfluß ausüben als die Störungen auf den mehr molaren Ebenen des offenen Verhaltens. Sie erfordern daher auch dann Beachtung, wenn sie sich gegenwärtig nicht auf die mikro- und makrosozialen Funktionen auswirken.

Diese Feststellungen werden bekräftigt durch wiederholte Beobachtungen, daß Verbesserungen auf den Funktionsebenen des offenen Verhaltens begleitet sein können von Verschlechterungen auf anderen Funktionsebenen, speziell von Exazerbationen attentionaler, perzeptiver und kognitiver Defizienzen (vgl.

Hemsley, 1977; Schooler & Spohn, 1982). Außerdem erklären sie zumindest teilweise die Ineffektivität mancher auf die Ebenen des offenen Verhaltens gerichteter Therapieprogramme oder die häufige, rasche Einbuße einmal erreichter Verbesserungen. Zu letzterem dürften aber zusätzlich Probleme bei der Generalisierung und der Vermittlung sozialer Kontingenzen beitragen.

Im Hinblick auf die Bedeutung von Basisstörungen für Behandlung und Rehabilitation lassen sich schematisch *drei Phasen* unterscheiden. Die *akute psychotische Dekompensation* ist gekennzeichnet durch einen Zusammenbruch jeglicher geordneter Informationsverarbeitung, was sich auf das offene Verhalten im Sinne einer Desorganisation auswirkt. Der betroffene Patient versucht, Verhaltensstrategien einzusetzen, welche die damit verbundene Übererregung durch Begrenzung der Reizaufnahme oder durch Reorganisation attentionaler, perzeptiver und kognitiver Prozesse vermindern sollen. Verhaltensziel ist in erster Linie Erregungsreduktion, nicht Aufgabenbewältigung. Hier ist zweifellos die Behandlung mit Neuroleptika vorrangig. Daneben bieten aber auch die von verschiedenen Autoren vorgeschlagenen und bereits genannten unspezifischen Maßnahmen zur Vereinfachung und Strukturierung der von außen zugeführten Information eine Hilfe. Allerdings könnten bei einem besseren Verständnis der vorliegenden Störungen der Informationsverarbeitung konkretere Empfehlungen gegeben werden (vgl. Chapman, 1966; Plaum, 1982; Brenner, in Vorbereitung). Beispielsweise lassen sich für die Gesprächsführung folgende Empfehlungen geben: grundsätzlich Verwendung indirekter Explorationstechniken; weitestgehende Akzeptierung disruptiver Verhaltensweisen; frontal dem Patient gegenübersitzen; Beschränkung der Rede auf das Notwendigste; ruhiges, langsames und nicht zu lautes Sprechen, erforderlichenfalls Wiederholung des Gesagten mit gleichem Wortlaut und Tonfall; bei Störung der auditiven Wahrnehmung spärliche, prägnante Gesten zur Verdeutlichung; ansonsten striktes Unterlassen von ausholenden Gesten, von Spielen mit Gegenständen, ausgeprägter Sprachmodulation usw.

In einer *zweiten Phase* ist der Patient trotz der weiterbestehenden produktiven Symptomatik ausreichend reorganisiert, um Verhaltensstrategien zu benützen, welche einen erneuten völligen Zusammenbruch der Informationsverarbeitung vermeiden helfen sollen. Diese Strategien können teilweise selbst als psychotische Symptome imponieren. Die Informationsverarbeitung ist weiterhin ausgesprochen labil, ihre Störungen werden subjektiv eindrücklich erlebt. In dieser Phase ist nach unserer Erfahrung das Ansprechen von zunächst aktuell vermuteten, später mit Blick auf die Vorgeschichte der Dekompensation erfragten subjektiven Basisstörungen und das Aufzeigen von Kompensations- oder Bewältigungsmöglichkeiten hilfreich. Die Patienten fühlen sich dadurch in bisher nie verbalisierten, unbegreiflich und unheimlich gebliebenen Erfahrungen verstanden. Oft bewirkt allein das Ansprechen dieser Störungen und das Aufzeigen effektiver Bewältigungsmöglichkeiten eine nachhaltige Beruhigung und unmittelbare Reduktion der bestehenden psychotischen Symptomatik. Obwohl systematische Untersuchungen noch fehlen, ist nach unseren Erfahrungen in dieser Krankheitsphase das Erkennen und Kompensieren oder Bewältigen von subjektiv erlebten Basisstörungen nicht weniger bedeutsam als im Vorfeld einer drohenden Dekompensation (vgl. Brenner et al., 1985; Böker, Beitrag in diesem Band).

Schließlich sind in einer *dritten Phase* nur noch diskrete psychotische Symptome oder unspezifische Anzeichen einer Desorganisation des Verhaltens vorhanden. Unabhängig davon, ob der vorangeganene Verlust effektiver Abwehr- und Bewältigungsmechanismen funktionaler Natur war oder ob bereits Strukturverformungen vorliegen, müssen sich die Behandlungsbemühungen nunmehr ganz auf die Rückfallprophylaxe sowie auf die Auffüllung unzureichend entwickelter oder verlorengegangener Verhaltensprogramme richten. In dieser Phase dürfte also unter dem Aspekt der hierarchischen Entwicklung und Organisation der Verhaltensdefizienzen von spezifischen elementaren Dysfunktionen bis zu Auffälligkeiten des offenen Verhaltens die Berücksichtigung der vorhandenen Basisstörungen ihre grösste therapeutische Bedeutung haben.

Unabhängig von diesen verschiedenen Phasen könnte schließlich bei einer beträchtlichen Zahl von Patienten, speziell jenen mit häufigen psychotischen Dekompensationen bei jeweils guter sozialer Remission, allein eine besonders ausgeprägte Störanfälligkeit informationsverarbeitender Prozesse – trotz ungestörter Funktionen auf den molaren Ebenen – die Toleranz für Belastungen bis zu einem für den psychotischen Zusammenbruch kritischen Ausmaß verringern. Bei diesen Patienten wären therapeutische Interventionen ausschließlich auf den Funktionsebenen des offenen Verhaltens nutzlos.

Während Therapieprogramme für Defizienzen des offenen Verhaltens – etwa im Sinne des Trianings sozialer Fertigkeiten oder der Vermittlung von Problemlösungsstrategien – zahlreich, differenziert und gut dokumentiert sind (vgl. WALLACE & BOONE, 1984), werden auf der kognitiven Ebene viel weniger Therapiensätze beschrieben. Neben dem Selbstinstruktionstraining von MEICHENBAUM & CAMERON (1974, 1975) sind hier vor allem Ansätze zur Bewältigung und Reduktion klinisch manifester Symptome zu nennen (vgl. FALLOON & TALBOT, 1981; FALLOON, Beitrag in diesem Band). Nur selten werden die Beziehungen zwischen den verschiedenen Funktionsebenen in diese Therapieprogramme ausdrücklich einbezogen, wie dies etwa in der kognitiven Analyse des Erwerbs sozialer Fertigkeiten von WALLACE & BOONE 1984) oder des Problemlösens von SIEGEL & SPIVACK (1976) vorgeschlagen wurde. Ausgesprochen gering ist schließlich die Zahl der Arbeiten über eine gezielte therapeutische Beeinflussung spezifischer Defizienzen auf der attentional/perzeptiven Funktionsebene. SPAULDING et al. (in press) berichteten vor kurzem über direkte Beeinflussungsversuche mittels operanter Verstärkung attentiven Verhaltens oder mittels eines Selbstinstruktionstrainings.

Aus der Überzeugung, daß therapeutische Interventionen mit schizophrenen Patienten auf den molaren Ebenen, d.h. also ohne Einbezug ihrer basalen attentional/perzeptiven und kognitiven Defizienzen, fundamentale Störungen außer acht lassen, haben wir in einer kleineren Arbeitsgruppe seit 1976 zunächst in Mannheim, später in Bern, schrittweise ein **Therapieprogramm zum integrierten Training kognitiver, kommunikativer und sozialer Fertigkeiten** entwickelt. Seither wurde immer wieder versucht, neue Forschungsergebnisse und Erfahrungen zu berücksichtigen und zu integrieren (BRENNER et al., 1980; STRAMKE & BRENNER, 1983; RODER et al., 1985; BRENNER et al., 1984).

Wie die Abbildung 4 zeigt, besteht dieses Therapieprogramm aus fünf Unterprogrammen, wobei zunächst mehr attentional/perzeptive und kognitive Funktionen, später mehr soziale Fertigkeiten und Problemlösefähigkeiten in Gruppen geübt werden. Die fünf einzelnen Therapieprogramme sind: *Training der kognitiven Differenzierung, Training der sozialen Wahrnehmung, Kommunikationstraining, soziales Verhaltenstraining* und *Problemlösetraining.* Aus der Abbildung ist auch ersichtlich, daß sich der Schwerpunkt der therapeutischen Arbeit von einer anfänglich größeren Gewichtung kognitiver Prozesse langsam in Richtung einer zunehmenden Betonung der allgemeinen sozialen Kompetenz und aller damit zusammenhängenden sozialen Fertigkeiten verlagert. Beide Dimensionen sind aber in der praktischen Therapie bei jedem einzelnen Therapieschritt untrennbar miteinander verbunden. Mit fortlaufender Therapie werden außerdem vermehrt emotional belastende Therapiematerialien bzw. Themen eingeführt und die Gruppenprozesse verstärkt.

Aufgrund der untrennbaren Verknüpfung der kognitiven und sozialen Dimension eignen sich experimentalpsychologisch orientierte Lernprogramme mit ihrem abstrakten Reizmaterial und ihren meist sinnentleerten Aufgabenstellungen nicht für den therapeutischen Gebrauch. Entsprechend sind – anders als dies bei auf pathogenetische Prozesse gerichteten Untersuchungen nötig wäre – die Therapieinhalte auf den mehr molekularen Funktionsebenen nicht über einzelne Störungen formuliert, sondern über spezifische Aufgabenstellungen, bei denen schizophrene Patienten unter wechselnden Anforderungsbedingungen und Meßmethoden regelmäßig Defizienzen zeigen.

Alle Trainingsprogramme erfordern das ständige Üben kognitiver Grundfunktionen, wie etwa selektive Aufmerksamkeit oder Aufmerksamkeitsverlagerung, fokussierte Aufmerksamkeit über längere Zeit, Aufrechterhaltung einer gezielten Reaktionsbereitschaft usw. Im speziellen geht es beim ersten Unterprogramm zur kognitiven Differenzierung um Funktionen wie Konzeptbildung (defizitär sind hier Klassen- und Begriffsbildung nach unwesentlichen Merkmalen, die zu ungewöhnlichen und übergeneralisierten Zusammenfassungen führen), Abstraktionsfähigkeit und Konzeptmodulation (defizitär sind hier Fixierung an konkretes Denken, z.B. wörtliche Auffassung von Sprichwörtern), Merkfähigkeit sowie Bildung und Verwertung von assoziativ verknüpften Begriffshierarchien. Das

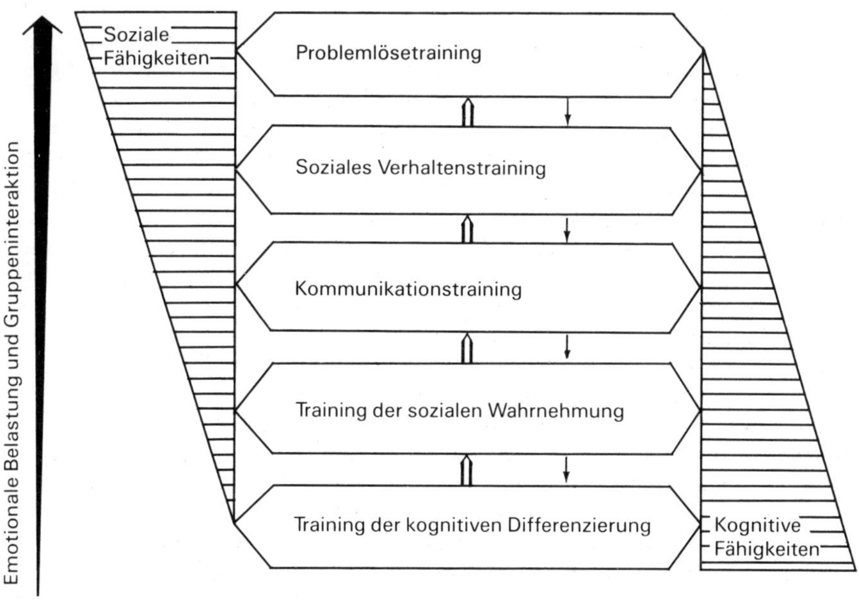

Abbildung 4: Schematische Darstellung der Therapieprogramme

zweite Unterprogramm zur sozialen Wahrnehmung zielt vor allem auf Störungen im Ablauf des Prozesses der Reizerkennung (z.B. Größenkonstanz, Tiefenwahrnehmung, Figur-Grund-Differenzierungen, Kontrastwahrnehmungen) und der Reizinterpretation (z.B. Kontextwahrscheinlichkeit, Geläufigkeit, usw.) bei der Wahrnehmung und Einschätzung sozialer Interaktionen. Das Kommunikationstraining ist an den zahlreichen Befunden über die Belastungen der Kommunikation in Familien Schizophrener durch unklare oder widersprüchliche Informationen, durch aneinander Vorbeireden, durch Abqualifizieren anderer Meinungen usw. orientiert. Sie treten hauptsächlich bei einer affektiven Aufladung der Gesprächssituation auf. Die Ziele dieses Trainings sind somit vor allem das Achten auf Beiträge anderer Gruppenmitglieder, das Erfassen der Gedankengänge anderer unter Absehen von den eigenen, das Herstellen von Verbindungen zwischen eigenen und fremden Gedankengängen, sowie das Training assoziativer semantischer Prozesse der Sprachproduktion. Das soziale Verhaltenstraining läßt sich am besten durch seine wesentlichen Unterschiede zu den aus Rollenspiel und Selbstbehauptungstraining bekannten Techniken der Verhaltensmodifikation charakterisieren, wie beispielsweise: ausführliche kognitive Vorstrukturierung und Ausarbeitung; nur allmählicher Übergang zum Prinzip des Lernens am Modell; zunächst ausschließlich informative, erst später motivationale Verstärkung; direkte Beeinflussung interner Prozesse der Selbststeuerung wie Selbstwahrnehmung oder Selbstbewertung usw. Im Problemlösetraining wird schließlich versucht, effektivere Möglichkeiten der Bewältigung von potentiellen Stressoren zu vermitteln, wobei sich die therapeutischen Einzelschritte eng an der kognitiven Analyse des Erwerbs von Problemlösungsstrategien orientieren.

Für eine detaillierte Beschreibung des Therapieprogramms und eine ausführliche, kritische Diskussion der bisherigen eigenen Evaluationsstudien sei auf Stramke et al. (1983a und b) sowie auf Brenner (in Vorbereitung) verwiesen. In seinen Grundzügen wurde dieses Therapieprogramm in den letzten Jahren von mehreren anderen Arbeitsgruppen aufgenommen, zum Teil modifiziert und in eigenen evaluativen Studien mit vergleichbaren Ergebnissen überprüft (vgl. Krämer et al., 1985; Schmid, 1984; Hermanutz & Gestrich, 1985). Obwohl die verschiedenen Untersuchungen noch einige methodische Probleme aufwerfen, läßt sich ein vorsichtiges *Gesamtergebnis* formulieren: (1) Entsprechende psychologische Therapieprogramme bei schizophrenen Basisstörungen scheinen geeignet, bei mittelchronischen, aber auch bei langjährig hospitalisierten Patienten Verbesserungen folgender, mit den jeweiligen Kontrollmitteln erfaßter Leistungen herbeizuführen: visuelle Perzeption, Kurzzeitgedächtnis, Aufmerksamkeitsfunktionen, nonverbale Abstraktionsfähigkeit, verbales und kognitives Differenzierungsvermögen sowie soziale Wahrnehmung und Problemlösefähigkeit. (2) Die Daten von 18 Monate nach Behandlungsende durchgeführten katamnestischen Untersuchungen, bei denen mit der Beurteilung des psychosozialen Funktionsniveaus und der Ermittlung der Wiederaufnahmeraten die wichtigsten angezielten Veränderungen wenigstens summarisch erfaßt wurden, sprechen für eine allgemeine Relevanz dieser Verbesserungen in der Behandlung und Rehabilitation, d.h. für ihre Generalisierung bis auf die makrosoziale Funktionsebene. (3) Unklar bleibt vorläufig, ob diese Therapieeffekte auf einer *Reduzierung von Basisstörungen* oder eher auf der *Vermittlung und dem Training effektiver Kompensationsstrategien* beruhen. Wahrscheinlich verbinden sich diese beiden Ebenen durch ständige, zirkuläre Wechselwirkungsprozesse.

Zwei weitere Feststellungen beruhen mehr auf jahrelangen praktischen Therapieerfahrungen als auf quantitativen Daten: (1) In der Therapie (und vermutlich auch in der psychopathologischen Forschung) können die Besonderheiten des informationsverarbeitenden Systems nur im Kontext der Entwicklung und der gegenwärtigen sozialen Umgebung eines Menschen verstanden werden. Spezifische Defizienzen stehen häufig in einem Zusammenhang mit Faktoren, die außerhalb der Betrachtung der hierarchischen Organisation dieser Defizienzen liegen. Ursache-Wirkungsbeziehungen lassen sich daher nur in den seltensten Fällen ausschließlich durch experimentell und klinisch erfaßbare Besonderheiten auf den verschiedenen Funktionsebenen des Verhaltens bestimmen. Man sollte auch nicht damit rechnen, daß Verbesserungen auf einer bestimmten Funktionsebene ohne weiteres auf andere Ebenen weiterwirken. Ebensowenig darf man erwarten, daß Veränderungen des offenen Verhaltens, die z.B. durch ein Problemlösetraining oder ein Training sozialer Fertigkeiten erreicht wurden, ohne eine Übertragung von Hinweisreizen, Instruktionen und Verstärkungen auf das natürliche Umfeld generalisieren. Eine solche Übertragung läßt sich am besten erreichen, wenn wichtige Bezugspersonen als soziale Vermittler einbezogen werden. (2) Defizienzen auf den verschiedenen Funktionsebenen weisen kaum *interindividuell* stabile Interrelationen auf. Bei Patienten, welche anscheinend gleichartige Verhaltensauffälligkeiten zeigen, lassen sich auf den attentional/perzeptiven und kognitiven Funktionsebenen nicht selten ganz unterschiedliche Defizienzen finden.

Ich ziehe aus den bisherigen Untersuchungsergebnissen und praktischen Erfahrungen in der Therapie von Basisstörungen folgende *Schlußfolgerungen* für die weitere wissenschaftliche und therapeutische Arbeit auf diesem Gebiet: Die erfahrungsgeleitete, durch zwischengeschaltete Evaluationsstudien mit Gruppenversuchsplänen gekennzeichnete Entwicklung und Ausdifferenzierung des Therapieprogramms hat sich insgesamt bewährt. Im Hinblick auf die noch offenen Probleme – wie etwa genaueres Verständnis der Therapiewirkungen, damit verbunden bessere Spezifität der therapeutischen Interventionen in bezug auf die vorliegenden Basisstörungen, Fragen der differentiellen Indikatonsstellung für das Gesamtprogramm und die einzelnen Unterprogramme usw. – ist aber eine *engere Verbindung von experimenteller Psychopathologie und hypothesengeleiteter* Therapie erforderlich. Diese scheint mir nur erreichbar, wenn auf der Grundlage von Einzelfallstudien theoretische Konzepte und Behandlungsprogramme für den Übergangsbereich von vorbestehenden Vulnerabilitätscharakteristika in Form basaler kognitiver Störungen zu Defizienzen des offenen Verhaltens integriert werden. Dabei sollte eine multiple Einschätzung der bei einem Patienten auf den verschiedenen Funktionsebenen vorhandenen Defizienzen über deduktiv abgeleitete, testbare Hypothesen hinsichtlich ihrer hierarchischen Verknüpfungen und Außenbeziehungen zu hypothesengeleiteten Interventionsprogrammen führen. Die zugrundeliegenden theoretischen Annahmen hätten dann soweit Aussicht, breiter validiert, modifiziert oder aber aufgegeben zu werden, wie diese hypothesengestützten Behandlungen Erfolg haben oder versagen. Meiner Meinung nach ist dies auch der erfolgversprechendste Weg zu einer weiteren Klärung der Natur der intermediären Prozesse zwischen vorbestehenden Vulnerabilitätscharakteristika und Defizienzen des offenen Verhaltens. Pathogenetische und therapeutische Forschung würden dabei eine vielversprechende Verbindung eingehen.

Bleuler, E.: Dementia praecox oder die Gruppe der Schizophrenien. Leipzig: Deuticke, 1911.

Böker, W.; Brenner, H. D.: Selbstheilungsversuche Schizophrener: Psychopathologische Befunde und Folgerungen für Forschung und Therapie. Nervenarzt *54*, 578–589, 1983.

Brenner, H. D. (Hrsg.): Therapieprogramm bei Basisstörungen in der Behandlung und Rehabilitation schizophrener Menschen. Therapiemanual. In Vorbereitung.

Brenner, H. D.; Stramke, W. G.; Mewes, J.; Liese, F.; Seeger, G.: Erfahrungen mit einem spezifischen Therapieprogramm zum Training kognitiver und kommunikativer Fähigkeiten in der Rehabilitation chronisch schizophrener Patienten. Nervenarzt *51*, 106–112, 1980.

Brenner, H. D.; Rey, E.-R.; Stramke, W. G. (Hrsg.): Empirische Schizophrenieforschung. Experimentalpsychologische Ergebnisse und Beispiele ihrer Anwendung in Behandlung und Rehabilitation. Bern, Stuttgart, Wien: Huber, 1983.

Brenner, H. D.; Hodel, B.; Roder, V.; Kube, G.; Stramke, W. G.; Studer, K.: Psychologische Therapieprogramme bei schizophrenen Basisstörungen: Ergebnisse evaluativer Studien und Folgerungen für die Rehabilitation chronisch schizophrener Menschen. Vortrag an der 18. Jahrestagung der Deutschen Gesellschaft für Psychiatrie und Nervenheilkunde, Tübingen, 5.–6.10.1984.

Brenner, H. D.; Böker, W.; Andres, K.; Stramke, W.G.: Efforts at compensation with regard to basic disorders among schizophrenics. In: Laaser, U.; Senault, R.; Viehhues, H. (eds.): Primary health care in the making. Berlin, Heidelberg: Springer, 1985.

Broen, W. E.; Storms, L. H.: A theory of response-interference in schizophrenia. In: Maher, B. A. (ed.): Progress in experimental personality research. New York, London: Academic Press, 1967.

Chapman, J.: The early symptoms of schizophrenia. Brit. J. Psychiat. *112*, 225–251, 1966.

Ciompi, L.: Affektlogik: Über die Struktur der Psyche und ihre Entwicklung: Stuttgart: Klett-Cotta, 1982.

Cromwell, R.: Attention and information processing: A foundation for understanding schizophrenia? In: Wynne, L.; Cromwell, R.; Matthysse, S. (eds.): The nature of schizophrenia. New York: John Wiley & Sons, 1978.

Cromwell, R. L.; Spaulding, W.: How schizophrenics handle information. In: Fann, W. E.; Karacan, I.; Dokorny, A. D.; Williams, R. L. (eds.): The phenomenology and treatment of schizophrenia. New York: Spectrum Press, 1978.

Falloon, I. R. H.; Talbot, R.: Persistent auditory hallucinations: Coping mechanism and implication for management. Psychol. Med. *11*, 329–339, 1981.

Falloon, I. R. H.; Boyd, J. L.; McGill, C. W.: Family care of schizophrenia. A problem-solving approach to the treatment of mental illness. New York: Guilford Press, 1984.

Hemsley, D. R.: What have cognitive deficits to do with schizophrenic symptoms? Brit. J. Psychiat. *130*, 167–173, 1977.

Hermanutz, M.; Gestrich, J.: Cognitive training and short-term outcome. Vortrag an der 15. Jahrestagung der Europäischen Gesellschaft für Verhaltenstherapie, München, 29. August bis 1. September 1985. (Publikation in Vorbereitung.)

Huber, G.: Das Konzept substratnaher Basissymptome und seine Bedeutung für Theorie und Therapie schizophrener Erkrankungen. Nervenarzt *54*, 23–32, 1983.

Krämer, S.; Sulz, S. K. D.; Schmid, R.; Lässle, E.: Kognitive Therapie bei chronisch schizophrenen Patienten. Vortrag an der 15. Jahrestagung der Europäischen Gesellschaft für Verhaltenstherapie, München, 29. August bis 1. September 1985. (Publikation in Vorbereitung.)

Meichenbaum, D.; Cameron, R.: The clinical potential of modifying what clients say to themselves. In: Mahoney, M.; Thoresen, C. (eds.): Self-control: Power to the person. Monterey, California: Brookscole, 263–290, 1974.

Meichenbaum, D.; Cameron, R.: Training schizophrenics to talk to themselves: A means of developing self-controls. Behav. Ther. *4*, 515–534, 1975.

Nüchterlein, K. H.; Dawson, M. E.: A heuristic vulnerability/stress model of schizophrenic episodes. Schizophr. Bull. *10*, 300–312, 1984.

Plaum, E.: Zum Leistungsverhalten schizophren Erkrankter. Psychiat. Praxis. *9*, 35–41, 1982.

Roder, V.; Studer, K.; Brenner, H. D.: Erfahrungen mit einem integrierten psychologischen Therapieprogramm zum Training kommunikativer und kognitiver Fähigkeiten in der Rehabilitation schwer chronisch schizophrener Patienten. Schw. Arch. Neurol. Psychiat., im Druck.

Rosenthal, D.: Genetic theory and abnormal behavior. New York: McGraw Hill, 1970.

SCHMID, R.: Psychotherapeutische Zusatzbehandlung zur Verbesserung kognitiver Basisstörungen schizophrener Patienten: Eine Pilotstudie. Unveröffentlichte Diplom-Arbeit an der Ludwig-Maximilians-Universität, München, 1984.
SCHOOLER, C.; SPOHN, H.: Social dysfunction and treatment failure in schizophrenia. Schizophr. Bull. *8,* 85–98, 1982.
SIEGEL, J. M.; SPIVACK, G.: Problem-solving therapy: The description of a new program for chronic psychiatric patients. Psychotherapy: Theory, Research and Practice *13,* 368–373, 1976.
SPAULDING, W.: Assessment of adult-onset pervasive behaviour disorders. In: CIMINERO, A.; CALHOUN, K.; ADAMS, H. (eds.): Handbook of behavioral assessment (2nd ed.). New York: Wiley, in press.
SPAULDING, W.; CANNELL, J. E.; HARGROVE, D. S.: Etiological hypotheses in a time series case study of multiple behavior problems. In press.
STRAMKE, W. G.; BRENNER, H. D.: Psychologische Trainingsprogramme zur Minderung defizitärer kognitiver Störungen in der Rehabilitation chronisch schizophrener Patienten. In: BRENNER, H. D.; REY, E.-R.; STRAMKE, W. G. (Hrsg.): Empirische Schizophrenieforschung. S.o. (a).
STRAMKE, W. G.; HODEL, B.; BRAUCHLI, B.: Untersuchungen zur Wirksamkeit psychologischer Therapieprogramme in der Rehabilitation chronisch schizophrener Patienten. In: BRENNER, H. D.; REY, E.-R.; STRAMKE, W. G. (Hrsg.): Empirische Schizophrenieforschung. S.o. (b).
STRAUBE, E. R.: On the meaning of electrodermal nonresponding in schizophrenia. J. Nerv. Ment. Dis. *167,* 601–611, 1979.
STRAUBE, E. R.: Kann die psychologisch-physiologische Grundlagenforschung einen Beitrag zur Therapie und Prognoseforschung liefern? In: BRENNER, H. D.; REY, E.-R.; STRAMKE, W. G. (Hrsg.): Empirische Schizophrenieforschung. S.o.
STRAUSS, J. S.; CARPENTER, W. T., Jr.: Schizophrenia. New York: Plenum, 1981.
SÜLLWOLD, L.: Symptome schizophrener Erkrankungen. Berlin: Springer, 1977.
UEXKÜLL von, Th.: Lehrbuch der psychosomatischen Medizin. München, Wien, Baltimore: Urban & Schwarzenberg, 1979.
WALLACE, C. J.; BOONE, S. E.: Cognitive factors in the social skills of schizophrenic patients: Implications for treatment. In: SPAULDING, W. D.; COLE, J. K. (eds.): Theories of schizophrenia and psychosis. Lincoln, London: University of Nebraska Press, p. 283–317, 1984.
ZUBIN, J.; SPRING, B.: Vulnerability – a new view of schizophrenia. J. Abnorm. Psych. *86,* 103–126, 1977.

Diskussionsbeitrag:

M. HERMANUTZ, J. GESTRICH. Kognitives Training mit Schizophrenen

Wir haben ein Trainingsprogramm, das von BRENNER et al. (1983) zur Verringerung der kognitiven Störungen Schizophrener entwickelt wurde, mit 32 schizophrenen Patienten im postakuten Stadium auf den Aufnahmestationen des Psychiatrischen Krankenhauses Rottenmünster durchgeführt. Mit den Patienten wurde dreimal pro Woche, jeweils eine halbe Stunde lang, innerhalb von sechs bis zehn Wochen in Kleingruppen geübt. Wir versuchten

1. die Fokussierung der Aufmerksamkeit mit Reaktionsübungen und einfachen schriftlichen Konzentrationsaufgaben,
2. sprachliche Defizite mit Kommunikationsübungen,
3. selektive Aufmerksamkeitsstörungen mit akustischen und visuellen Wahrnehmungsübungen,
4. Merkfähigkeitsstörungen durch Gedächtnisübungen und die Vermittlung von Merkfähigkeitsstrategien

zu verbessern.

Die Therapieeffekte erfaßten wir durch die Skalen BPRS, GAS und NOSIE sowie den Aufmerksamkeitsbelastungstest d2 und zwei Untertests aus dem HAWIE. Bei 32 Kontrollpersonen wurden im selben Zeitraum keine kognitiven Trainingsprogramme, jedoch dieselben Messungen durchgeführt.

Signifikant größere Verbesserungen der Trainingsgruppe gegenüber der Kontrollgruppe waren in drei der 19 geprüften Merkmale nachweisbar:

Die Patienten der Trainingsgruppe werden nach dem Training auf der GAS-Skala in ihren sozialen, beruflichen und familiären Fähigkeiten besser eingeschätzt als die Patienten der Kontrollgruppe. Sie werden ausserdem auf den BPRS-Skalen nach dem Training als signifikant weniger gespannt und paranoid beurteilt als die Patienten der Kontrollgruppe.

In sechs der geprüften Merkmale verbesserten sich sowohl die Trainings- als auch die Kontrollgruppe. Beide Gruppen weisen nach sechs bis zehn Wochen signifikant weniger Denkstörungen auf, sie werden als weniger affektiv eingeengt und motorisch verlangsamt beurteilt als zum ersten Meßzeitpunkt. Im Aufmerksamkeitsbelastungstest d2 erhöht sich bei beiden Gruppen die Gesamtleistungsmenge, die Leistungsfähigkeit beim Bilderordnen und beim Bilderergänzen verbessert sich ebenfalls bei beiden Gruppen signifikant (vgl. auch HERMANUTZ & GESTRICH, 1985).

Neben diesen Ergebnissen zeigte sich, daß sich die regelmäßig durchgeführten Übungen insgesamt positiv auf den therapeutischen Umgang mit den Patienten auswirken, weil sich daraus viele Informationen über vorhandene Defizite und Fähigkeiten ergeben, die auch außerhalb des Trainings nützlich eingesetzt werden können.

Literatur

BRENNER, H. D.; REY, E.-R.; STRAMKE, W. G. (Hrsg.): Empirische Schizophrenieforschung. Bern: Huber, 1983.

HERMANUTZ, M.; GESTRICH, J.: Cognitive training and short-term outcome. Paper presented at the 15th Annual Meeting European Association for Behavior Therapy, München, 26.8–1.9.1985 (Publikation in Vorbereitung).

Beurteilung der Wirkung psychosozialer Behandlungen schizophrener Patienten: Reliabilität, Validität, Verantwortbarkeit

R. M. TURNER

Das fundamentale Problem in der Beurteilung der Wirkung psychosozialer Therapien für schizophrene Patienten liegt in der Entwicklung und Anwendung adäquater empirischer Meßkriterien für das abstrakte Konzept der psychosozialen Funktionsfähigkeit. Dieses grundlegende Problem aller empirischen Wissenschaften stellt sich den Sozialwissenschaften auf ganz besondere Weise. BLALOCK (1968) und SULLIVAN & FELDMAN (1979) nannten das Problem der Gewinnung sinnvoller Indikatoren für psychologische und soziologische Konstrukte *das Meßproblem.* Der Weg zur Lösung des Meßproblems bei der Evaluation psychosozialer Behandlungen für schizophrene Patienten ist alles andere als gradlinig und logisch. Es stellt sich sogleich die Frage: Wie können wir bei schizophrenen Patienten sowohl adäquates psychosoziales Funktionieren als auch dessen Veränderungen am besten messen?

Historisch gesehen ging die psychometrische Theorie das Meßproblem über die Frage der Reliabilität und Validität psychosozialer Messungen an. Das Ziel des psychometrischen Ansatzes ist die Entwicklung empirischer Indikatoren, welche die abstrakten Konstrukte (z.B. adaptive psychosoziale Funktionsfähigkeit) genau messen. Die sich ergänzenden Begriffe der Reliabilität und Validität dienen uns zur Beantwortung der Frage, ob ein empirischer Indikator das abstrakte Konstrukt genau mißt.

Die Reliabilitätsbestimmung zielt darauf ab, das Ausmaß abzuschätzen, in dem der zufällige oder nichtsystematische Meßfehler den Indikator der psychosozialen Funktionsfähigkeit beeinflußt. Wäre ein Indikator völlig reliabel, würde ein Individuum – unter konstanten Bedingungen – bei jeder Meßwiederholung den gleichen Wert erzielen. Doch keine Messung ist fehlerfrei. Selbst wenn die physikalische Masse eines Körpers mit einer Waage gemessen wird können durch Reibung, Höhenmeter und Unzulänglichkeiten der Waage selber unsystematische Variationen auftreten. Dementsprechend gibt es letztlich keinen völlig reliablen Indikator der psychosozialen Funktionsfähigkeit. Um diesen Aspekt *des Meßproblems* zu lösen, hilft es, das zulässige Ausmaß des Zufallsfehlers einer Messung unter spezifischen Bedingungen festzulegen.

Die zweite Komponente der psychometrischen Lösung des Meßproblems ist die Validität. Diese versucht zu ermitteln, ob ein Indikator das, und nur genau das Konstrukt mißt, das er zu messen vorgibt, ohne «Kontamination» durch andere Konstrukte. Wenn ein Meßfehler nicht zufällig, d.h. systematisch ist, liegt eine reduzierte Validität des Indikators vor.

Vom Standpunkt der psychometrischen Theorie aus gesehen, ist *das Meßproblem* also gelöst, wenn ein Indikator mißt, was er zu messen vorgibt, und Patienten unter konstanten Bedingungen regelmäßig ähnliche Werte erzielen.

Es existiert indessen eine Komponente *des Meßproblems,* die in der engen psychometrischen Sicht außer acht gelassen wird. Diese Komponente heißt Verantwortbarkeit («responsibility»). Verantwortbarkeit wem gegenüber und für was? In Anbetracht der weitreichenden sozialen Implikationen der psychosozialen Behandlung meine ich die Verantwortung dem schizophrenen Patienten und der Gesellschaft gegenüber. Das Ziel der Therapieprogramme zum Training von Verhalten und sozialen Fertigkeiten bestand darin, verschiedene Fähigkeiten des Patienten zu verbessern. Er sollte lernen, Gespräche zu beginnen, zu führen und zu beenden, Probleme zu lösen, weniger gestörte Beziehungen zu Familienangehörigen zu unterhalten und Verständnis für die Bedeutung der Medikamenteneinnahme aufzubringen. Entsprechend diesen therapeutischen Schwerpunkten konzentrierte sich die Beurteilung meist auf die Feststellung, ob eine spezifische Veränderung in diesen Fähigkeiten aufgetreten sei. KENDALL & NORTON-FORD (1982) nannten diese Meßebene die spezifizierende Ebene («specifying level»). Messungen auf dieser Ebene sind zentral, weil wir ja wissen wollen, ob die Behandlung das Zielverhalten verändert hat. Demgegenüber betont das Konzept der Verantwortbarkeit, daß es nicht ausreicht, lediglich zu erfahren, daß ein Patient mehr Gespräche initiieren kann. Vielmehr müssen wir die Bedeutung der Verhaltensänderung sowohl hinsichtlich seiner Interaktionen mit Familie und Freunden, als auch in bezug auf die Gesamtheit seiner Symptomatik kennen. KENDALL & NORTON-FORD (1982) sprechen bei dieser Meßebene von der Wirkungsebene der Behandlung («impact level»).

Verantwortungsvolles Messen heißt also, daß wir versuchen sollten, Verbesserungen von abweichenden, unangepaßten und gefährlichen Verhaltensweisen festzustellen, bis der Patient zu einem glücklicheren, symptomfreien, entwicklungsorientierten Lebensstil fähig ist. Dazu müssen wir auf der Wirkungsebene zusätzlich die Fähigkeit zum Leben in der Gemeinde beurteilen.

Verantwortungsbewußtes Messen heißt auch, daß von verschiedenen Beurteilern Daten über den Patienten erhoben werden (STRUPP & HADLEY, 1977). So ist es notwendig, das Ergebnis psychosozialer Behandlungen schizophrener Patienten aus der Perspektive des Patienten, des Betreuers sowie der Gemeinschaft einzuschätzen.

Das Meßproblem ist also nur dann effektiv gelöst, wenn die Indikatoren den Kriterien der Reliabilität, Validität und Verantwortbarkeit genügen. Im folgenden konzentriert sich dieser Beitrag auf die Beschreibung von einigen nützlichen Indikatoren auf der Wirkungsebene schizophrener Symptome und der Fähigkeit zum Leben in der Gemeinde und berichtet über deren Reliabilität und Validität bei Anwendung durch den Patienten, den Kliniker und unabhängige Beurteiler.

Instrumente zur Erfassung der Wirkungsebene

Als Instrumente zur Erfassung der Wirkungsebene wurden in der vorliegenden Untersuchung die Symptom Checklist 90 (SCL-90), der Denver Community

Mental Health Questionnaire (DCMHQ) und die Personal Adjustment and Role Skills Scale (PARS) verwendet. Es existieren viele diskussionswürdige Meßinstrumente zur Erfassung der Wirkungsebene, aber wir wollen uns auf die drei erwähnten beschränken. HARGREAVES et al. (1975) geben einen umfassenden Überblick der Indikatoren zur Erfassung der Wirkungsebene. Die genannten drei Verfahren decken ein breites Spektrum individueller, familiärer und gemeindebezogener Dimensionen ab. Außerdem wurde jedes einzelne Meßmittel für Patienten, wichtige Bezugspersonen und Therapeuten, bzw. Beurteiler konstruiert und üblicherweise auch durch sie verwendet. In der vorliegenden Studie wandte je ein Individuum der drei verschiedenen Perspektiven alle drei Meßinstrumente an, d.h. jeder Patient wurde durch sich selbst, durch einen Therapeuten und durch einen unabhängigen Beurteiler evaluiert. Auf diese Weise sind Meßinstrumente und Perspektiven vollständig miteinander gekreuzt.

SCL-90 (DEROGATIS, 1977)

Beim SCL-90 handelt es sich um ein 90 Items umfassendes Selbstbericht-Inventar, das zur Erhebung der symptombezogenen psychischen Befindlichkeitsstörungen entwickelt wurde. Der Proband gibt auf einer fünfstufigen, von «überhaupt nicht» (0) bis zu «sehr stark» (4) reichenden Skala zu jeder «Beschwerde» an, wie sehr er unter ihr litt. Ein Item lautet z.B.: «Ruheloser oder gestörter Schlaf...». Es existieren neun primäre Symptomdimensionen: Somatisierung, Zwanghaftigkeit, Empfindlichkeit im zwischenmenschlichen Bereich, Depression, Angst, Wut-Feindseligkeit, phobische Angst, paranoide Ideen und Psychotizismus. Ferner gibt es einen Gesamtwert, den sogenannten generellen Schwere-Index («General Severity Index», GSI) der durch den Mittelwert des Symptomschweregrades über alle 90 Items definiert ist. Bezüglich psychometrischer Eigenschaften des SCL-90 wurden für die 9 primären Symptomdimensionen durchschnittliche Alpha-Koeffizienten von .84 (DEROGATIS et al., 1976) und durchschnittliche Re-Testkoeffizienten von .84 angegeben (DEROGATIS, 1977). Der SCL-90-Fragebogen eignet sich als Meßmittel für den ganzen Bereich zwischen Normalität und schwerer Gestörtheit und wurde in psychopathologischen Studien und solchen über Therapieergebnisse zur Erhebung der Symptomatik oft verwendet (z.B. HAGEDORN et al., 1976; WEISSMAN et al., 1977).

DCMHQ (CIARLO & REIHMAN, 1977)

Der DCMHQ ist ein 71 Items umfassender multidimensionaler Fragebogen, der für die Anwendung in einem strukturierten, von einem Kliniker oder Beurteiler geführten Interview entwickelt wurde. Der Untersucher gibt auf einer vierstufigen, von «niemals» (0) bis «dauernd» (3) reichenden Skala die Häufigkeit spezifischer Verhaltensereignisse an. Ein Item lautet z.B.: «Wie häufig streiten Sie sich mit Ihrer Familie, wenn Sie mit ihr zusammen sind?» 13 Unterskalen richten sich auf die folgenden Dimensionen: Psychisches Leiden, zwischenmenschliche Isolation von Familie und Freunden, zwischenmenschliche Aggression, Produktivität am Arbeitsplatz und zu Hause, Schwierigkeiten mit dem Gesetz, Abhängigkeit von staatlicher Hilfe, Alkohol- und Drogenabusus sowie Zufriedenheit des

Probanden. Hinsichtlich der psychometrischen Eigenschaften der DCMHQ-Merkmale bewegen sich die Alpha-Werte zwischen .52 und .70 (CIARLO & REIHMAN, 1977; BUTTERS et al., 1977), die Interrater-Übereinstimmung zwischen .85 und 1.00 und die Re-Testkoeffizienten zwischen .60 und .83 (EDWARDS et al., 1978). Der DCMHQ-Fragebogen eignet sich als Meßmittel zur Erfassung des Spektrums zwischen Normalität und schwerer Gestörtheit und wurde eigentlich für ambulante und stationäre Patienten städtischer Community Mental Health-Zentren entwickelt. Er mißt die Anpassung an das Leben in der Gemeinde und die Abhängigkeit von staatlicher Hilfe in einer Vielzahl von Bereichen.

PARS (ELLWORTH, 1975)

Mit dem PARS-Fragebogen werden Angaben eines Informanten (wichtige Bezugspersonen) über das Verhalten in der Gemeinschaft und die soziale Anpassung erwachsener Psychiatriepatienten erhoben. Der PARS umfaßt 57 Items, für welche die betreffende Person auf einer fünfstufigen Skala von «niemals» (1) bis «immer» (5) die Häufigkeit bestimmter Ereignisse angibt (z.B. «...übermäßig getrunken...»). Folgende Anpassungsdimensionen werden beurteilt: Zwischenmenschliches Engagement, Angst/Depression, Verwirrung, Drogen-Mißbrauch, Haushaltführung, Beziehung zu den Kindern, Sozialverhalten gegen außen sowie Arbeit/Beruf. Psychometrische Studien berichten über Alpha-Koeffizienten von .65 bis .93, Interrater-Korrelationen von .70 bis .90 und 1-Wochen Re-Testreliabilitäten von durchschnittlich .88 (ELLSWORTH, 1975). Der PARS eignet sich sowohl für unauffällige wie auch für schwer gestörte Patientenpopulationen und wurde häufig zur Einschätzung der Anpassung und der Behandlungsergebnisse von Patienten durch wichtige Bezugspersonen verwendet (HARGREAVES et al., 1975; ELLSWORTH, 1978; PENK et al., 1980). Der PARS erfaßt weniger Bereiche der Lebensbewältigung als der DCMHQ, ist aber nicht ausschließlich auf psychiatrische Symptome ausgerichtet wie der SCL-90. Er konzentriert sich eher auf die Häufigkeit von Ereignissen als auf deren Schweregrad.

Reliabilität und Validität der Meßmittel für Verantwortbarkeit

Um sowohl die Reliabilität der verschiedenen Kategorien von Beurteilern, als auch die Konvergenzvalidität dieser, die Wirkungsebene erfassenden Meßmittel beurteilen zu können, führten wir die Analyse nach dem Multi-Merkmal/ Multi-Methoden-Prozedere von CAMPBELL & FISKE (1959) durch. Der Multi-Merkmal/Multi-Methoden-Ansatz hat zwei Komponenten. Erstens braucht es für dieses Vorgehen mehrere, zum selben Zeitpunkt erhobene Messungen desselben abstrakten Konstruktes, um die Konvergenzvalidität der verschiedenen Meßinstrumente zu bestimmen. Das Verfahren ist der Split-Half-Reliabilitätsmessung der traditionellen psychometrischen Theorie sehr ähnlich. Zwei verschiedene Messungen desselben abstrakten Konstruktes sollten signifikant miteinander korrelieren und sich in einem einheitlichen Ergebnis zusammenfinden. Zweitens verwendet das Multi-Merkmal/Multi-Methoden-Verfahren das Konzept der Diskriminanzvalidität. Die Diskriminanzvalidität impliziert, daß die Messungen eines abstrakten Konstruktes nur dann valide sind, wenn sie nicht gleichzeitig hoch mit Messungen vergleichbarer Konstrukte korrelieren. Will zum Beispiel ein Ängstlichkeitsmaß als valide gelten, sollte es nicht hoch mit einem Intelligenzmaß korrelieren. Zusammengenommen bringen die Konzepte der Konvergenz- und Diskriminanzvalidität von CAMPELL & FISKE (1959) Aspekte der methodischen Strenge experimenteller Designs in die multivariate statistische Analyse ein. Die plausible Alternativhypothese, daß ein gegebenes Maß kein valider Index eines Konstruktes ist, wird überprüft durch den Einbezug von Maßen gegenteiliger, konkurrierender Konstrukte in die Analyse. Ergeben sich signifikante Korrelationen zwischen diesen inhaltlich unterschiedlichen Konstrukten, ist die Hypothese der angeblichen Verschiedenheit widerlegt.

Die Untersuchung machte innovativen Gebrauch vom Multi-Merkmal/Multi-Methoden-Ansatz. Es handelt sich hier um multiple Perspektiven und multiple Meßmethoden. In diesem Fall bedeutet Konvergenzvalidität, daß die verschiedenen Meßmittel innerhalb einer bestimmten Perspektive beim Messen der Konzeptebene der Funktionsfähigkeit ähnliche Resultate hervorbringen sollten. Die Reliabilitätsprüfung in dieser Analyse erfolgte durch den Vergleich der Übereinstimmungsrate der Indikatoren über alle Perspektiven hinweg.

Die Stichprobe bestand aus zufällig ausgewählten Patienten von vier teilstationären Programmen der Region von Philadelphia. Drei dieser teilstationären Programme wurden in relativ verarmten Gebieten der Innenstadt durchgeführt, das vierte in einem ländlichen Vorort. Die Probanden wurden nach dem Zufallsprinzip von den Leitern der Tagesprogramme der vier Kliniken ausgewählt, wodurch die reguläre Patientenpopulation der jeweiligen Klinik vollständig repräsentiert war. Insgesamt wurden 146 Patienten aus den vier Programmen ausgewählt. Das Durchschnittsalter der Patienten betrug 44.8 Jahre; der jüngste war 19 und der älteste 80 Jahre alt. 56% der Stichprobe waren Männer; 42% aller Patienten waren Schwarze und 58% waren Kaukasier. Der durchschnittliche Bildungsgrad entsprach 9.6 Schuljahren, wobei der größere Anteil (26%) 12 Schuljahre erreichte. Die Mehrheit der Patienten (63%) war nie verheiratet, und 49% der Probanden waren ungelernte Arbeiter. 11% hatten nie eine feste Arbeit. Die meisten Patienten (78,3%) wurden durch den öffentlichen medizinischen Dienst versorgt, während eine kleine Anzahl Patienten (11,6%) krankenversichert war. 42% der Patienten lebten in Pensionen, was für die Patientenpopulation der teilstationären Programme repräsentativ ist. 61% dieser Patienten wiederum lebten in großen Pensionen (10 und mehr Pensionäre). Nur 35% aller Patienten lebten bei Angehörigen.

In allen vier Kliniken ging die Beurteilung der Patienten gleich vor sich. Zuerst fand eine eineinhalbstündige Sitzung der Ärzte der Abteilungen und der unabhängigen Beurteiler statt, um die Ziele der Untersuchung, die zu verwendenden Meßinstrumente und das Prozedere zu besprechen. Das Hauptziel dieser Sitzung war, sicherzustellen, daß die Patienten ihre Selbst-Beurteilungen, die Therapeuten und unabhängigen Beurteiler ihre klinischen Einschätzungen der Symptome der Patienten und des Niveaus über Rollenausübung alle etwa am selben Tag vornehmen würden. Dabei wurde die Wichtigkeit der Koordination der Messungen für das Erzielen reliabler Resultate betont.

Als nächstes wies der jeweilige Leiter der Klinik den unabhängigen Beurteilern nach dem Zufallsprinzip Patienten zu. Die Beurteiler erhielten keine Informationen über Diagnose, Krankengeschichte usw. der Patienten. Ihre einzigen verfügbaren Informationen mußten sie aus einem eineinviertelstündigen Interview mit dem Patienten beziehen. Die Beurteiler folgten alle einer standardisierten, von der «Social Adjustment Scale II» und dem «Denver Community Mental Health Questionnaire» abgeleiteten Interview-Vorlage. WEISSMAN und Mitarbeiter (SCHOOLER et al., 1980) haben die «Social Adjustment Scale II» für die Anwendung bei schizophrenen Patienten entwickelt. Ihre Reliabilität und Validität als Interview-Vorlage ist gut belegt (WEISSMAN, 1975; WEISSMAN & BOTHWELL, 1976).

Unmittelbar nach dem Interview mit dem Patienten füllte der unabhängige Beurteiler die Fragebogen DCMHQ, SCL-90 und PARS aus.

Nach dem Interview mit dem unabhängigen Beurteiler mußten die Patienten den SCL-90, den DCMHQ und PARS ausfüllen. Jeder Patient wurde von seinem Betreuer angewiesen, die Fragebogen noch am selben Tag, vor Verlassen der Klinik, zu beantworten.

Schließlich beurteilten noch die behandelnden Ärzte die Symptome ihrer Patienten und das Niveau ihrer Anpassung an das Leben in der Gemeinde anhand der Fragebogen DCMHQ, SCL-90 und PARS. Den Klinikern war es dabei erlaubt, beim Ausfüllen der Fragebogen auf ihre eigenen Notizen und andere Berichte über den jeweiligen Patienten zurückzugreifen.

Zwischen allen Kombinationen von Meßinstrumenten und Perspektiven wurden kanonische Korrelationen berechnet. In Tabelle 1 ist die Multi-Perspektiven/Multi-Meßinstrumente-Matrix der geschätzten gemeinsamen Varianz jeder möglichen Perspektiven-Instrument-Kombination wiedergegeben.

Die Werte in den offenen Diagonalen der verschiedenen Untermatrizen «unterschiedliche Perspektive – gleiches Meßinstrument» zeigen, wie stark sich die verschiedenen Perspektiven in ein und demselben Meßinstrument überschneiden. Sieben der neun Schätzungen der konkordanten Varianz sind signifikant, und die durchschnittliche gemeinsame Varianz der Perspektiven beträgt .68. Dies läßt vermuten, daß die drei in dieser Untersuchung verwendeten Meßinstrumente über die verschiedenen Perspektiven hinweg reliabel sind. Diese Übereinstimmung ist für alle drei hier untersuchten Meßinstrumente einheitlich hoch, obwohl die quadrierten Korrelationen über die Perspektiven für den PARS niedriger sind, als diejenigen für die anderen Meßinstrumente. Der DCMHQ weist die höchsten Koeffizienten über die Perspektiven hinweg auf.

Die drei Diagonalmatrizen entlang der Diagonalen der Gesamtmatrix enthalten die quadrierten Korrelationskoeffizienten für «gleiche Perspektive – verschiedene Meßinstrumente». Die Schätzwerte der gemeinsamen Varianz zwischen Paaren von Meßinstrumenten innerhalb derselben Perspektive liegen zwischen .54 und .85. Sieben der neun quadrierten kanonischen Korrelationen sind signifikant. Dies zeigt, daß die drei verwendeten Meßinstrumente zur Beurteilung des Behandlungsergebnisses ein gemeinsames Phänomen messen, was ihre Validität bekräftigt. Der PARS und der SCL-90 weisen den geringsten Anteil einer gemeinsamen Varianz auf, und würden demzufolge, in einer Batterie von Meßinstrumenten verwendet, einen sehr breiten Bereich abdecken.

Tabelle 1: Multi-Perspektiven/Multi-Meßinstrumente-Analyse

Perspektiven	Instrument	Beurteiler			Therapeut			Patient		
		SCL-90	DCMHQ	PARS	SCL-90	DCMHQ	PARS	SCL-90	DCMHQ	PARS
	SCL-90	(–)								
Beurteiler	DCMHQ	.65***	(–)							
	PARS	.54***	.85***	(–)						
	SCL-90	.52***	.55	.35*	(–)					
Therapeut	DCMHQ	.48	.81***	.67***	<u>.64</u>	(–)				
	PARS	.43	.52***	.45***	.63***	.78***	(–)			
	SCL-90	.67*	.59	.51	.85	.98***	.76**	(–)		
Patient	DCMHQ	.73	.76*	.56	.93	.93**	.78*	.71	(–)	
	PARS	.81***	<u>.69</u>	.55**	.58	.89	.60	.65	.69***	(–)

Bei allen Angaben handelt es sich um kanonische Korrelationen. Die Beurteiler-Untermatrix basiert auf 146 Fällen. Die Therapeuten-Untermatrizen basieren auf 71 Fällen. Die drei Patienten-Untermatrizen basieren auf 42 Fällen.

____ $p \leq .10$
* $p \leq .05$
** $p \leq .01$
*** $p \leq .001$

Als Schlußfolgerung ist festzuhalten, daß die Beurteilung der Wirkung psychosozialer Therapieprogramme bei Schizophrenie reliable, valide und die Verantwortbarkeit erfassende Indikatoren erfordert. Lediglich Veränderungen von Fertigkeiten zu messen genügt nicht. Es ist von entscheidender Wichtigkeit, die umfassendere Bedeutung der psychosozialen Funktionsfähigkeit zu erfassen. Ich habe hier sowohl einige Indikatoren für die Verantwortbarkeit der Veränderungen psychosozialer Funktionen vorgestellt, als auch über deren Reliabilität und Validität berichtet.

Literaturverzeichnis

Blalock, H. M.: The measurement problem: A gap between the languages of theory and research. In: Blalock, H. M.; Blalock, A. B. (eds.): Methodology in social research. New York: McGraw-Hill, 1968.

Butters, E.; Lobb, J.; Ciarlo, J. A.: The Denver Community Mental Health Questionnaire: Replication of the psychometric analysis and addition of the home productivity scale. Unpublished paper. Mental health systems evaluation project. University of Denver, 1977.

Campbell, D. T.; Fiske, D. W.: Convergent and discriminant validation by the multitrait-multimethod matrix. Psychol. Bull. *56,* 81–105, 1959.

Ciarlo, J. A.; Reihman, J.: The Denver Community Mental Health Questionnaire: Development of a multi-dimensional program evaluation instrument. In: Coursey, R.; Spector, G.; Murrel, S.; Hunt, B. (eds.): Program evaluation for mental health: Methods, strategies and participants. New York: Grune and Stratton, 131–167, 1977.

Derogatis, L. R.: SCL-90: Administration, scoring and procedures Manual-I. Baltimore: Clinical Psychometrics Research, 1977.

Derogatis, L. R.; Rickels, K.; Rock, A. F.: The SCL-90 and the MMPI: A step in the validation of a new self-report scale. Brit. J. Psychiat. *128,* 280–289, 1976.

Edwards, D. W.; Marvis, R. M.; Müller, D. P.; Zingale, H. C.; Wagner, W. J.: Test-taking and the stability of adjustment scales. Evaluation Quarterly *2,* 275–289, 1978.

Ellsworth, R. B.: Consumer feedback in measuring the effectiveness of mental health programs. In: Guttentag, M.; Struening, E. L. (eds.): Handbook of evaluation research, Vol. 2. Beverly Hills, California: Sage, 1975.

Ellsworth, R. B.: The comparative effectiveness of community clinic and psychiatric hospital treatment. J. Comm. Psychol. *6,* 103–111, 1978.

Hagedorn, H. J.; Beck, K.; Neubert, S. F.; Werlin, S. H.: A working manual of simple program evaluation techniques for community mental health centers. Rockville, Md.: NIMH, 1976.

Hargreaves, W. A.; Attkisson, C. C.; Siegel, L. J.; McIntrye, M. H.; Sorenson, J. E. (eds.): Resource materials for community mental health program evaluation: Vol. IV. Evaluating the effectiveness of services. N.T.I.S. Evaluation Study Report No. PB-249-046. Springfield, Va.: N.T.I.S., 1975.

Kendall, P. C.; Norton-Ford, J.: Therapy outcome research methods. In: Kendall, P. C.; Butcher, J. N. (eds.): Handbook of research methods in clinical psychology. New York: John Wiley and Sons, 1982.

Penk, W. E.; Übersax, J. S.; Andrews, R. H.; Charles, H. L.: Client correlates of community informant adjustment ratings. J. Person. Assessm. *44,* (2), 157–166, 1980.

Schooler, N. R.; Levine, J.; Severe, J. B.; Brauzer, B.; DiMascio, A.; Klerman, G. L.; Tuason, V. B.: Prevention of relapse in schizophrenia. Arch. Gen. Psychiat. *37,* 16–26, 1980.

Strupp, H. H.; Hadley, S. W.: A tripartite model of mental health and therapeutic outcomes: With a special reference to negative effects in psychotherapy. Am. Psychologist *32,* 187–196, 1977.

Sullivan, J. L.; Feldman, S.: Multiple indicators: An introduction. Beverly Hills: Sage Publications, 1979.

Weissman, M. M.; Bothwell, S.: Assessment of social adjustment by patient self-report. Arch. Gen. Psychiat. *33,* 1111–1115, 1976.

Weissman, M. M.: The assessment of social adjustment: A review of techniques. Arch. Gen. Psychiat. *32,* 357–365, 1975.

Weissman, M. M.; Sholomskas, D.; Pottenger, M.; Prusoff, B. A.; Locke, B. Z.: Assessing depressive symptoms in five psychiatric populations: A validation study. Am. J. Epidemiology *106,* 204-214, 1977.

Die Rolle des Patienten bei der Genesung von einer Psychose*

J. S. Strauss, C. M. Harding, H. Hafez, P. Lieberman

Beim Versuch, wissenschaftliche, politische oder künstlerische Phänomene zu verstehen, scheint man, historisch gesehen, immer von einem Extrem ins andere zu wechseln. Die Einstellung zu Geisteskrankheiten bildet da keine Ausnahme.

In gewissen Epochen sah man psychische Störungen als unter der Kontrolle der betroffenen Person stehend, ja sogar als von dieser verschuldet. Es wurde ihr unterstellt, daß sie gemeinsames Werk mit dem Teufel mache, daß ihr ein Sinn für Moral fehle, oder daß sie ihre Verarbeitungsfähigkeiten vernachlässigt habe (Millon, 1969). Im extremen Gegensatz dazu wurden psychische Störungen zu anderen Zeiten als ein gänzlich von der Person getrenntes Phänomen aufgefaßt und der Kranke damit als hilfloses Opfer einer exogenen Verursachung wie einer «Krankheit», einer pathogenetischen Familie oder eines Familienmitglieds betrachtet. Sowohl die Krankheit (z.B. im naturgeschichtlichen Modell, Kraepelin, 1902) als auch die Familie (z.B. in der Theorie der schizophrenogenen Mutter, Fromm-Reichmann, 1948) wurden dabei als unabhängig vom Erkrankten wirkende Faktoren betrachtet: Dieser hatte keine Möglichkeiten, sie zu beeinflussen. Die Macht dieser beiden polaren Orientierungen des Eigen- oder Fremdverschuldens war während der Zeiten, in denen sie jeweils vorherrschten, so groß, daß sie eher universellen Wahrheiten als unterschiedlichen Sichtweisen entsprachen. Für den Erkrankten führten jedoch beide Thesen zum gleichen Ergebnis einer Lähmung, da ihm entweder volle Verantwortung oder Hilflosigkeit unterstellt wurde.

Gegenwärtig scheint man gemeinhin zu glauben, daß ein psychotischer Patient seiner Krankheit hilflos ausgeliefert sei. Diese Sichtweise und die Tatsache, daß eine gegen den Willen des Patienten verordnete Medikation gleichwohl oft wirksam ist, bilden die Grundlage üblicher Behandlungsstrategien. Zum Beispiel werden oft «Medikationskliniken» eingerichtet, um eine große Anzahl psychotischer Patienten effizient und kostensparend «managen» zu können. Die unter solchen Bedingungen nur begrenzt möglichen Interaktionen mit dem Personal bringen es mit sich, daß Patienten kaum noch über ihre Krankheit informiert werden.

In der gegenwärtigen krankheitsorientierten Periode versuchen viele Kliniker und Forscher eine gewisse Balance zwischen den beiden Standpunkten der Hilflosigkeit einerseits und des Selbstverschuldens andererseits herzustellen. Dies spiegelt sich zum Beispiel in Überlegungen darüber, auf welche Art und Weise Pa-

* Dieser Bericht wurde teilweise durch die NIMH-Kredite Nrn: MH 34365, MH 00340 und 40607 unterstützt. Die Autoren möchten Laura Rogers für ihre hilfreichen Anregungen danken.

tient und Krankheit koexistieren, wie sie sich gegenseitig limitieren oder beeinflussen. Ein weiterer Versuch der Balance zwischen den beiden Sichtweisen zeigt sich in den jeweiligen Diskussionen darüber, daß der «ganze Mensch» behandelt werden müsse, daß sowohl die Krankheit als solche, als auch die Gefühle und Bewältigungsmöglichkeiten der betroffenen Person in Betracht zu ziehen seien. Oft ist jedoch nicht klar, was «Behandlung des ganzen Menschen» genauer heißen soll, und es gibt nur wenige Modelle dafür, diesem Anspruch gerecht zu werden.

Tatsächlich existiert praktisch kein gutes Datenmaterial über die Vielfalt möglicher Rollen, die ein Patient in der Gesundung von einer Psychose einnehmen kann. Sogar konzeptuelle Modelle und explorative Untersuchungen, die solchem Datenmaterial vorausgehen müssen, fehlen. Seit kurzer Zeit gibt es allerdings zunehmend Informationen, welche als Grundlage systematischer Überlegungen zur Rolle des Patienten bei seiner Genesung dienen können. Diese Quellen umfassen autobiographische Schilderungen, Einzelfall-Berichte, Längsschnittstudien an Patienten mit schweren psychischen Störungen sowie systematische klinische Beschreibungen (Bockes, 1985; Sechehaye, 1951; Breier & Strauss, 1983; Böker et al., 1984; Cohen, 1985; Chamberlin, 1979; Feder, 1982; Brundage, 1983; Lovejoy, 1984; Kaplan, 1964; Harding et al., in press).

Unter Einbezug dieser Informationsquellen versucht die vorliegende Arbeit aufzuzeigen, wie der psychotische Patient selber den Verlauf seiner Krankheit beeinflussen kann. Zudem wird ein Modell vorgeschlagen, das weitere Untersuchungen ermöglichen und den Einsatz der aktiven Beteiligung des Patienten in der Behandlung durch den Kliniker verbessern soll.

Stufen der Beteiligung auf einem Kontinuum

Stufe 1: Compliance. Konzeptuell ist es wohl am besten, potentiell mögliche Patientenrollen bei der Genesung von einer Psychose auf einem Kontinuum von null bis «total» anzusiedeln. Am gegen null tendierenden Pol mag der Patient aktiv nur sehr wenig zum Wiederherstellungsprozeß beitragen, ausgenommen, daß er sich an die Verordnungen des Arztes hält, also seine Medikamente einnimmt und vielleicht übermäßigen Streß vermeidet.

Aus dem Blickwinkel einer engen Version des medizinischen Modells wird die Wirksamkeit psychotroper Medikation und der negative Einfluß bestimmter Umweltfaktoren manchmal dazu benützt, die Validität der Ansicht über die minimale Rolle des Patienten zu belegen. Gewiß sind die Informationen über den Nutzen (wenn auch nicht Heilkraft) von Medikamenten viel eindrücklicher als Daten, die den Patienten in einer aktiven Hauptrolle bei der Beeinflussung seiner Krankheit zeigen. Auf den schädigenden Einfluß bestimmter Familienkonstellationen und belastender Lebensereignisse ist ebenfalls hingewiesen worden (z.B. Vaughn & Leff, 1976; Brown & Birley, 1968).

Selbstverständlich bedeuten für viele Patienten weder der nützliche Einfluß einer Medikation, noch die schädliche Auswirkung bestimmter Lebenssituationen, daß der Patient als Person nicht auch eine aktive Rolle im Verlauf seiner Krankheit spielen kann. Daß der Patient Verordnungen befolgt, also Medikamente einnimmt und belastende Situation vermeidet, kann vielmehr gerade zeigen, daß er sich dazu entschlossen hat, die Lösungsvorschläge des Klinikers zu prüfen.

Stufe 2: Training von Bewältigungsfähigkeiten. Die nächste Stufe im Kontinuum zwischen völliger Hilflosigkeit und gänzlicher Kontrolle ist eine Zwischenposition: Der Patient vermag in einem mittleren Ausmaß an seiner Genesung mitzuhelfen. Es könnte sein, daß es in der Psychose ein psychosoziales Äquivalent etwa zu Übungen nach Knieoperationen gibt, die Stärke aufbauen und Rückfälle vermeiden helfen. Daten, welche auf Psychosen folgende Prozesse dieser Art beschreiben, sind zumindest für einige Aspekte der Störungen und des Funktionierens recht überzeugend. PAUL & LENTZ (1977) haben z.B. darauf hingewiesen, daß ein Verstärker-Programm, bei dem der Patient Verhaltensweisen und neue Rollen übt, sogar sehr schwere Störungen auf seinen Funktionsebenen verbessern kann.

Auf dieser Stufe der Beteiligung des Patienten am Genesungsprozeß beziehen sich die Ergebnisse hauptsächlich auf Funktionsverbesserungen, weniger auf Symptomlinderung. Aus der Sicht der bisher geleisteten Forschung erscheinen Patienten noch immer als relativ passive Empfänger von Behandlungen, in diesem Fall von psychosozialen Therapien. In einem gewissen Sinne werden diese Behandlungen so angewendet wie Medikamente oder Anweisungen zur Streßvermeidung auf der niedrigsten Stufe des Kontinuums, jedoch muß auch hier der Patient zumindest einverstanden sein und seine Anstrengungen auf die Ziele des Therapeuten ausrichten. Wenn diese nicht mit den Zielen des Patienten übereinstimmen, kann es sein, daß er den Prozeß untergräbt. Versuche einer kollaborativen Behandlung, die dem Patienten mehr Initiative zugesteht, stehen zur Prüfung noch aus.

Stufe 3: Der Patient als Mitarbeiter und Gestalter. Somit bleibt noch eine dritte Stufe auf dem Kontinuum der Beteiligung des Patienten. Sie ist sicher die umstrittenste, könnte aber bezüglich der Rolle des Patienten im Genesungsprozeß das meiste Potential enthalten. Ein Mensch ist zu viel mehr fähig, als nur injizierbare Medikamente zu empfangen, Anweisungen zu befolgen oder trainiert zu werden. Er besitzt Fähigkeiten, die ihn von einem gewöhnlichen Labortier unterscheiden. Es könnte sein, daß die Möglichkeit, Ziele zu setzen, Probleme schöpferisch zu lösen, Zusammenarbeit mitzugestalten und Bedeutungen zu erarbeiten, bei der Genesung eine wichtige Rolle spielen. Vielleicht wird der Prozeß sogar durch so flüchtige Begriffe wie Mut, Hoffnung und Motivation in Gang gehalten. Daten von Langzeitstudien und zusammenhängende anekdotische Berichte weisen darauf hin, daß eine Person bei der Genesung von einer Psychose eine breite Palette von Einflußmöglichkeiten hat. Diese Faktoren sind in der bisherigen systematischen Psychoseforschung fast vollständig ignoriert worden. Die Gründe dafür liegen vielleicht einerseits in der nur schwer durchführbaren, systematischen Erfassung solcher Funktionen und anderseits in den unüberprüften Annahmen darüber, wie eine Person von der Psychose beeinflußt wird.

Eine der besten Quellen, aus denen sich Informationen schöpfen lassen, die uns auf diesem Gebiet weiterhelfen, sind autobiographische Berichte. Trotz ihrer Einschränkungen in bezug auf den Inhalt und der besonderen Auswahl der Patienten, die solche Berichte schreiben, sind sie eine besonders reiche Quelle zur

Entwicklung von Hypothesen (Strauss & Carpenter, 1981). Sie beschreiben Patientenerfahrungen auf einzigartige Weise und sind nicht durch die Fragestellungen begrenzt, welche Forscher und Kliniker traditionellerweise beachten oder ignorieren.

Es besteht offensichtlich die etwas peinliche Tatsache, daß die Initiative des Patienten (ob effizient oder nicht) durchgehend außer acht gelassen wird. Diese Initiative findet sich sogar bei Menschen in der Psychose (z.B. Breier & Strauss, 1983; Böker et al., 1984; Cohen & Berk, 1985; Chamberlin, 1979; Feder, 1982; Brundage, 1982; Lovejoy, 1984; Kaplan, 1964). Psychotische Patienten versuchen viel mehr zu tun, als nur den Behandlungsvorschriften zu gehorchen oder nicht. Eigentlich stammt unser Interesse an der Möglichkeit des Kranken, seine Störung in dieser Art zu beeinflussen, nicht aus unserem theoretischen Denken oder unserer klinischen Erfahrung, sondern wurde durch eine unserer Versuchspersonen geweckt, welche schon mehrmals psychotisch gewesen war und die Initiative, die Einsicht und den Mut aufbrachte, unser halbstrukturiertes Interview zum Einfluß der Umwelt auf die Störung zu durchbrechen. Sie fragte uns, warum wir uns nie für ihre eigenen Versuche zur Beeinflussung der Krankheit, interessierten. Der Interviewer (JSS) stellte ihr also die entsprechende Frage, die wir in der Folge allen unseren Versuchspersonen vorlegten. Und fast alle antworteten uns, daß sie Strategien entwickelt hatten, die ihnen bei der Kontrolle psychotischer Symptome behilflich waren. Unsere Versuchspersonen waren überrascht, daß wir uns für solche Möglichkeiten interessierten, denn nie zuvor hatte jemand danach gefragt. Ähnliche Befunde ergaben sich bei einer katamnestischen Langzeitstudie zur Schizophrenie (Harding et al., in press).

Welche Informationen liefern uns Quellen wie Anekdoten, Forschungsarbeiten und klinische Interviews über die komplexeren Aspekte einer Beeinflussung durch den Patienten? Auf einer Stufe, die die Bereitschaft zum Befolgen von Verordnungen und die Trainierbarkeit überschreitet, gilt, daß Personen mit psychotischen Störungen Situationen, Orte und Aufgaben gezielt aufsuchen oder vermeiden. Menschen in der Psychose beeinflussen das Zusammentreffen bzw. Nicht-Zusammentreffen mit andern Menschen. In dem Ausmaß als Umweltfaktoren auf den Krankheitsverlauf überhaupt einwirken, hat auch die Tatsache, daß Patienten Umweltbedingungen modulieren und auswählen, einen Einfluß auf die Störung.

Die Daten aus einer unserer Studien lassen vermuten, daß Patienten auf einer autonomeren und komplexeren Ebene von Initiative noch andere Wege wählen, um ihre psychotischen Symptome kontrollieren zu können. 17 der 22 untersuchten Patienten erzählten uns von Maßnahmen, die ihnen ihrem Gefühl nach oft bei der Kontrolle dieser Symptome halfen. Sie beschrieben drei diesem Zwecke dienende Mechanismen: Selbst-Instruktion, reduzierte Teilnahme an Aktivitäten bzw. erhöhte Teilnahme an Aktivitäten (Breier & Strauss, 1983). Jeder einzelne schien genau diejenige der Methoden zu verwenden, welche für ihn von Nutzen war, machte aber auch die Erfahrung, daß er Symptome, die einen bestimmten Schweregrad überstiegen hatten, damit nicht mehr zu beeinflussen vermochte.

Allem Anschein nach gibt es im Verlauf des Genesungsprozesses eine noch komplexere Ebene von Patienteninitiative. Das Problem der Initiative selber wirft die Frage auf, wer diese ergreift, wer die Quelle dieser Anstrengung ist. Die Fragen nach dem Ursprung menschlicher Handlungen und nach der Natur des «ICH» und des freien Willens sind komplexe philosophische Probleme (WITTGENSTEIN, 1961). Um jedoch die Rolle des Patienten bei der Genesung von der Psychose weiter zu erhellen, ist es am besten, die Frage der Initiative aus dem Blickwinkel von Patientenberichten aufzurollen. In unserer Untersuchung erwähnten die Patienten oft Erlebnisse, die mit ihrem Gefühl von sich selbst als integrierten, selbst-gesteuerten Menschen in Zusammenhang standen. Sie beschrieben (wie fast alle Patienten) Gefühle des «Auseinanderbrechens» oder des «Zusammenbringens» oder des «Überwältigtseins». Bei all diesen Beschreibungen, wie auch bei dem gebräuchlichen Ausdruck «Nervenzusammenbruch», sind Gefühle der Integration und Kontrolle zentrale Faktoren.

KRAEPELIN (1902) und BLEULER (1950) wie auch andere Psychiater und Psychologen vieler Schulen, die verschiedene Typen psychiatrischer und psychologischer Probleme diskutierten (z.B. MASLOW, 1968; ERIKSON, 1963), schrieben über Probleme der Integration des Selbst bei der Schizophrenie. Sogar Kurt SCHNEIDERS Symptome ersten Ranges (SCHNEIDER, 1959) könnten als Beispiele dafür angesehen werden, wie das Selbstgefühl geschädigt wird. Dies äußert sich im Wahn, durch äußere Kräfte kontrolliert zu werden oder ohne Grenzen zu sein. Erstaunlicherweise wird jedoch der Begriff des Selbst in vielen gegenwärtigen Konzeptualisierungen von Psychose und Genesung ziemlich außer acht gelassen und in der Forschung fast völlig vernachlässigt.

Was können wir lernen aus den (wenn ihnen die Möglichkeit dafür gegeben wird) häufigen Kommentaren von Patienten, wie z.B. «Ich fühlte, daß ich mich nur zusammennehmen mußte» oder «Das war der letzte Strohhalm, und ich fiel auseinander»? Einesteils reflektieren Patientenbeschreibungen solcher relativ plötzlich auftretenden Veränderungen eine nicht-lineare Entwicklung der Störung, ein klinisch oft bemerktes Phänomen, das wir in einer unserer jüngsten Studien mit reliablen Instrumenten dokumentiert haben, das aber in Forschung und Theorie allgemein ignoriert wird und unerklärt ist (STRAUSS et al., 1985).

Wiederspiegeln solche Prozesse wichtige Abläufe oder deren Disruption im «Selbst» des Patienten? Oder interpretiert der Patient in solchen Fällen das Gefühl, sich zusammenzunehmen oder auseinanderzufallen irrtümlicherweise als Ursache eines Phänomens, welches primär biologischer Natur ist? Es wäre auch möglich, daß psychologische Schlüsselsequenzen, einschließlich der Integration oder Desintegration des Selbst, selber die primären Faktoren mit erheblichen biologischen Korrelaten sind. Nicht einmal über die Phänomenologie solcher Erfahrungen sind bisher Studien durchgeführt worden, welche diese Alternativen zu klären beginnen könnten.

Wenn das Gefühl des Selbst, die Fähigkeit des sich Zusammenzunehmens, das Gefühl des Überwältigtwerdens tatsächlich wichtige Determinanten des Genesungsprozesses oder dessen Versagens sind, dann werden viele andere, darauf Einfluß nehmende Faktoren und deren Determinanten ebenfalls bedeutsam. Diese anderen Faktoren reichen von Schlaf zu Hoffnung, von körperlicher Gesundheit zu Mut, von materiellen Ressourcen zu psychologischer Energie und Antriebskraft, und zu allen Faktoren, welche sie beeinflussen.

Durch die Auswahl seiner Umgebung und dem Maß seiner Beteiligung an ihr, vielleicht durch den Entschluß, Symptome zu kontrollieren oder eben gerade nicht, vielleicht sogar durch eine von Mut und Hoffnung beeinflußte Willensanstrengung mag der Patient eine erhebliche Rolle im Genesungsprozeß der Psychose spielen.

Wie verläßlich sind nun die Daten, von welchen sich diese Hypothesen ableiten? Bei Betrachtung einiger Informationsquellen stellt sich die von Psychoanalytikern und deskriptiven Psychiatern gleicherweise aufgeworfene alte Frage: «Ist die Sichtweise des Patienten wirklich valide?». Der deskriptive Psychiater neigt dazu, zwar die Validität von Berichten über Symptome, selbst bizarrer Symptome wie Halluzinationen und Wahnbildungen zu beachten und zu akzeptieren, nicht aber jene über Erfahrungen mit bewußt eingesetzten Bewältigungsversuchen. Der Psychoanalytiker mag die Validität von Erinnerungen und Phantasien anerkennen, zeigt aber die Tendenz, den genannten anderen Erlebnissen wenig Gewicht beizumessen. Professionelle dieser beiden Richtungen dürften sich tatsächlich darüber einig sein, daß die Kontrolle der eigenen Symptomatik und damit verbundenen Dinge wie Mut, Hoffnung, Motivation und kreatives Problemlösen für das Verständnis der Entwicklung einer Störung nicht nützlich seien.

Speziell bezüglich der komplexeren Aspekte von Patienteninitiative ist das Datenmaterial absolut nicht definitiv, könnte aber möglicherweise wichtige Prozesse wiederspiegeln. Es liefert einige Erklärungen für dokumentierte, anderweitig nicht erklärbare Phänomene, und es besteht kein haltbarer wissenschaftlicher Grund, diese für völlig falsch zu erklären. Um mit Osler zu sprechen: Wir sollten auf die Patienten hören, sie könnten uns etwas über die Krankheit mitteilen.

Welches sind die Implikationen einer solchen Betrachtungsweise? Um auf die eingangs dargestellten gegensätzlichen Auffassungen zurückzukommen: Würde dies bedeuten, daß ein «auf die Zähne beißen» oder angemessene Courage und Entschlossenheit ausreichen, um die Schizophrenie zu heilen, oder daß das Krankbleiben mit Charakterschwäche gleichzusetzen wäre? Derartige Schlußfolgerungen erscheinen höchst ungerechtfertigt. Wahrscheinlicher ist es, daß der Patient als Person auf mehreren Ebenen eine aktive Rolle im Genesungsprozeß übernimmt oder übernehmen kann. Es ist auch möglich, daß der Patient bei der Verschlechterung der Krankheit auf vielen Ebenen aktiv mitwirkt. Wir wissen sehr wenig über diese Prozesse oder darüber, wie wichtig sie sein könnten, da die Mitglieder unseres Berufsfeldes schwanken zwischen Geringschätzung solcher Möglichkeiten einerseits oder ihrer vorbehaltlosen Akzeptierung andererseits. Die schwierige Aufgabe ihrer systematischen Erforschung und der Entwicklung von Konzepten und Theorien blieb deshalb ganz vernachlässigt.

Wenn der Patient als Person wirklich eine Rolle im Genesungsprozeß spielt, ist dies von großer klinischer Tragweite. Eine sehr wichtige Aufgabe des Klinikers wäre dann, den Patienten über die Störung zu informieren, ihm eine realistische Menge an Mut, Hoffnung und Entschlossenheit zu vermitteln sowie ihm zu helfen, seinen eigenen Stil im Umgang mit den Symptomen zu finden. Keinen Kliniker zur Verfügung zu haben, der dem Patienten in diesen Dingen beistehen kann, wäre eine inadäquate Behandlung.

Wir fangen an zu lernen, wie wir Patienten und ihre Familien über schwere psychische Störungen unterrichten können (Anderson, 1977), wissen aber praktisch nichts darüber, welche Menge an Hoffnung, Mut und Entschlossenheit für ein bestimmtes Individuum hilfreich ist, oder welche verschiedenen Möglichkeiten existieren, diese Dinge einzusetzen, geschweige denn, wie sie festzulegen oder hervorzubringen sind. Ein Versuch, uns adäquater mit diesem Thema zu beschäftigen, wird uns sowohl neue Gebiete eröffnen, als uns auch Probleme wie Bedeutung, Identität und Zielsetzung neu überdenken lassen.

Es hat die oft hilfreiche Tendenz bestanden, psychische Störungen mit Hilfe einer engen Version des Krankheitsmodells oder einer bestimmten psychodynamischen Theorie auf simple Konzepte zu reduzieren. Aber in beiden Fällen herrschte die bedauerliche Gewohnheit vor, ein Phänomen zu ignorieren, das die ganze Zeit sichtbar vor uns lag, nämlich die möglichen, vielfältigen Ebenen, auf welchen der Patient als Person im Prozeß der Genesung von einer Psychose eine aktive Rolle einnehmen kann.

Literatur

ANDERSON, C. M.: Family intervention with severely disturbed inpatients. Arch. Gen. Psychiat. *34,* 697–702, 1977.

BLEULER, E.: Dementia praecox or the group of schizophrenias. New York: International Universities Press, 1950.

BOCKES, Z.: Freedom means knowing you have a choice. Schizophr. Bull. *11,* 487–489, 1985.

BÖKER, W.; BRENNER, H. D.; GERSTNER, G.; KELLER, F.; MÜLLER, J.; SPICHTIG, L.: Self-healing strategies among schizophrenics: Attempts at compensation for basic disorders. Acta Psychiatr. Scand. *69,* 373–378, 1984.

BREIER, A.; STRAUSS, J. S.: Self-control in psychotic disorders. Arch. Gen. Psychiat. *40,* 1141–1145, 1983.

BROWN, G. W.; BIRLEY, J. L. T.: Crises and life changes and the onset of schizophrenia. J. Health Soc. Behav. *9,* 203, 1968.

BRUNDAGE, B. E.: First person account: What I wanted to know but was afraid to ask. Schizophr. Bull. *9,* 583–585, 1983.

CHAMBERLIN, J.: On our own. New York: McGraw-Hill, 1979.

COHEN, C. I.; BERK, L. A.: Personal coping styles of schizophrenic outpatients. Hosp. Comm. Psychiat. *36,* 407–410, 1985.

ERIKSON, E. H.: Childhood and society. New York: Norton, 1963.

FEDER, R.: Auditory hallucinations treated by radio headphones. Am. J. Psychiat. *139,* 1188–1190, 1982.

FROMM-REICHMANN, F.: Notes on the development of treatment of schizophrenia by psychoanalytic psychotherapy. Psychiatry *11,* 263–273, 1948.

HARDING, C. M.; BROOKS, G. W.; ASHIKAGA, T.; STRAUSS, J. S.; LANDERL, P. D.: Aging and social functioning in once-chronic schizophrenic patients 21–58 years after first admission: The Vermont Story. In: HUDGINS; MILLER (eds.): Schizophrenia, paranoia and schizophreniform disorders in later life. New York: Guilford Press, in press.

KAPLAN, B. (ed.): The inner world of mental illness. New York: Harper & Row, 1964.

KRAEPELIN, E.: Dementia praecox. In: KRAEPELIN, E.: Clinical psychiatry – A textbook for students and physicians. 6th ed. of Lehrbuch der Psychiatrie. New York: Macmillan, 1902.

LOVEJOY, M.: Recovery from schizophrenia: A personal odyssey. Hosp. Comm. Psychiat. *35,* 809–812, 1984.

MASLOW, A.: Toward a psychology of being. New York: VanNostrand, 1968.

MILLON, T.: Modern psychopathology: A biosocial approach to maladaptive learning and functioning. Philadelphia: W.B. Saunders Co., 1969.

PAUL, G.; LENTZ, R.: Psychosocial treatment of chronic mental patients. Cambridge, MA: Harvard, 1977.

SCHNEIDER, K.: Clinical psychopathology. New York: Grune & Stratton, 1959.

SECHEHAYE, M.: Autobiography of a schizophrenic girl. New York: Grune & Stratton, 1951.

STRAUSS, J. S.; CARPENTER, W. T., Jr.: Schizophrenia. New York: Plenum, 1981.

STRAUSS, J. S.; HAFEZ, H.; LIEBERMAN, P.; HARDING, C. M.: The course of psychiatric disorders: III. Longitudinal principles. Am. J. Psychiat. *142,* 289-296, 1985.

VAUGHN, C. E.; LEFF, J. P.: The influence of family and social factors on the course of psychiatric illness: A comparison of schizophrenic and depressed neurotic patients. Br. J. Psychiat. *129,* 125-137, 1976.

WITTGENSTEIN, L.: The Tractatus Logico-Philosophicus. New York: Routledge & Kegan Paul, 1961.

Zur Selbsthilfe Schizophrener: Problemanalyse und eigene empirische Untersuchungen

W. Böker

Seit einigen Jahren ist eine wachsende Sensibilität für das bisher kaum wahrgenommene, geschweige denn erforschte Selbsthilfepotential Schizophrener festzustellen.

Verstreute kasuistische Mitteilungen der älteren Psychiatrie über Bewältigungsversuche Schizophrener stoßen auf neues Interesse, autobiographische Krankheitsschilderungen werden nach Selbsthilfebemühungen durchmustert und erste systematisch-empirische Untersuchungen zum Thema erscheinen, an denen auch die Berner Klinik beteiligt ist. An der Existenz eines solchen Potentials kann heute kein Zweifel bestehen.

Historische Hinweise

Schon E. Bleuler (1911) hatte die symptombildende und symptomumformende Auseinandersetzung dieser Kranken mit ihrer Psychose als teilweise geglückte oder mißlingende «Anpassungsversuche» aufgefaßt. Am Fall Schreber interpretierte Freud (1913) erstmals paranoide Produktion als «Heilungsversuch»; Kläsi (1922) faßte auch schizophrene Stereotypien als abgewandelte, erstarrte «Selbstheilungsversuche» auf. Binder (1926) unterschied «Störungs-» von «Abwehrpsychismen»; in Analogie zur Neurose beschrieb M. Müller (1930) Absperrung, Verdrängung, Umdeutung, Isolierung und Inaktivierung psychotischer Erlebnisse als «schizophrene Heilungsmechanismen». Janzarik sprach 1959 von einer «stabilisierenden Intentionalität», Kisker (1960) von «Rückordnungsversuchen» Schizophrener.

Publizierte Selbstschilderungen Schizophrener, wie sie z.B. Freedman (1974), Wing (1977, 1978), Falloon & Talbot (1981) u.a. zusammengestellt haben, sind eine Fundgrube für unser Thema. Lange (1981) fand bei der Durchsicht von 616 Krankengeschichten schizophrener Patienten in rund 20% Hinweise auf «Anpassungsstrategien, Bewältigungsreaktionen und Selbstheilversuche»; 97 vom Autor diesbezüglich explorierte Schizophrene hatten alle wenigstens zeitweise Selbsthilfeanstrengungen unternommen. Böker & Brenner haben 1983 eine Literaturübersicht zum Thema zusammengestellt und Folgerungen für Forschung und Therapie diskutiert.

Abgrenzung und Formen

Versucht man, die verschiedenartigen Selbsthilfephänomene zu analysieren, dann stößt man zunächst auf die Schwierigkeit, sie von Krankheitsäußerungen abzugrenzen. Die am Patienten beobachtete Störung ist häufig die Resultante eines Krankheitssymptoms und einer Bewältigungsreaktion, die eng miteinander verquickt sind.

LANGE zieht das psychopathologische Beispiel der «Sperrung» heran: Ein Patient erlebt sein Denken zunehmend als verwirrt, er hält im Sprechen inne, um seine Gedanken neu zu ordnen. Der Selbsthilfeversuch präsentiert sich in diesem Falle als manifestes Symptom der Denkstörung. SÜLLWOLD (1983) vermutet hinter den bei Schizophrenen häufigen, umständlichen, repetitiven Verhaltensweisen und in den oft quälend verlangsamten Bewegungs- und Arbeitsabläufen Selbstordnungsversuche, die als Zwangssymptome bzw. als Einbuße von Spannkraft und Initiative auffallen.

Selbsthilfeversuche lassen sich z.B. nach der Situation, in der sie auftreten, dem Grade ihrer Komplexität und ihrer Wirksamkeit oder danach einteilen, ob der Patient sie willentlich einzusetzen gelernt hat, oder ob sie eher der Ausdruck unreflektierter, kaum bewußter Anstrengungen sind.

Dementsprechend finden sich in der verstreuten Literatur unterschiedlich weit gefaßte Begriffe zur Beschreibung dieser Phänomene. Sieht man davon ab, die produktiven Symptome der Psychose selbst bereits als «mehr oder weniger mißglückte oder auch geglückte Anpassungsversuche» (E. BLEULER, 1911) an eine hypostasierte Grundstörung zu interpretieren, als «schöpferische Abwehr» (M. MÜLLER, 1930) und damit vielleicht schon als (vermutlich überwiegend unbewußte) «Selbstrettungsversuche erster Ordnung» anzusehen, dann steht vor allem die bewußte Auseinandersetzung des Kranken mit dem Erlebnis seiner Psychose und die Bewältigung einzelner Symptome im Mittelpunkt des Interesses.

Die Auseinandersetzung mit der Krankheit insgesamt kann in Form von «globalen Strategien» (LANGE, 1981) erfolgen: Versuche zur Selbstanalyse, Zuflucht zu philosophisch-religiösen Systemen, Erstellung von Lebensregeln, Anwendung von Meditationstechniken, Beizug von Lehrbüchern, Malen und Werken, literarische Produktionen, Selbstbehandlung mit Medikamenten, Alkohol oder diätetischen Maßnahmen. Besonders häufig sind vielfältige Rückzugs- und Vermeidungsstrategien beschrieben worden: Eine Neigung zu pedantischer, reizarmer Lebensführung, offenbar aus der resignierten Einsicht, mit komplexen und anspruchsvollen Aufgaben nicht fertig zu werden.

Versuche, einzelne Symptome zu bewältigen, erstrecken sich über die ganze Palette psychotischer Störungen. Halluzinationen, Wahnideen, Ichstörungen, Beeinträchtigungen automatisierter Handlungsabläufe, affektive Störungen, können zum Ziel von Kontroll- und Abwehranstrengungen gemacht werden. Diese nutzen eine Vielzahl von Copingformen, die von einer Beeinflussung des Aktivitätsniveaus über kognitive Umstrukturierungsversuche und aktive Auseinandersetzungen bis zum passiven Rückzug reichen. Im Bemühen, Symptome vor der Umwelt geheimzuhalten, kommt es gelegentlich zu einer Art von «forcierter Normalisierung».

Wirksame Selbsthilfeformen lassen sich am ehesten dort studieren, wo der Kranke mit abgrenzbaren Einzelstörungen umzugehen sucht. Globale Strategien sind schwieriger zu untersuchen und zu interpretieren, da sie als komplexe Reaktion auf ein Geflecht aus prämorbiden Handicaps, direkt krankheitsabhängigen Beeinträchtigungen und sekundären Verarbeitungen mehrfach determiniert sein dürften.

Selbsthilfe - ein Lernprozeß

Zahlreiche Fallschilderungen legen die Vermutung nahe, daß Schizophrene erst nach Ablauf mehrerer Krankheitsepisoden spontane Selbsthilfemöglichkeiten entdecken. In der beginnenden Schizophrenie sind sie von den erstmals hereinbrechenden Erlebnissen der psychotischen Realitätsabwandlung so in den Bann geschlagen, daß die Möglichkeit einer kritischen Reflexion und Distanzierung zunächst fehlt. Erst die wiederholte Erfahrung, daß Erregungssteigerung, Schlafstörung und Konzentrationsschwäche, verzerrte Wahrnehmungen, Zweifel an der Möglichkeit des Zufalls oder mißtrauische Grübeleien über Kleinigkeiten einen Rückfall in die Psychose ankündigen können , verleiht diesen vorauslaufenden Initialsymptomen Signalcharakter.

Breier & Strauss (1983) haben Fälle von Selbstkontrolle psychotischer Störungen genauer analysiert und drei Phasen des Kontrollprozesses unterschieden: In der ersten Phase merkt der Betreffende, daß etwas in seinem Erleben und Verhalten «nicht mehr stimmt» (self-monitoring); in der zweiten Phase wird die Abwandlung als Symptom der Krankheit identifiziert (self-evaluation), wobei sich manche Kranke der Hilfe anderer, gesunder Personen bedienen, denen sie die Störung gleichsam zur Begutachtung vorlegen. In der dritten Phase setzen dann Abwehranstrengungen ein, die z.B. in Selbstinstruktion, Verminderung oder Steigerung der Eigenaktivität bestehen.

Für den Kranken hängt offensichtlich viel davon ab, nicht sofort in den Strudel psychotischer Erlebnisse hineingezogen zu werden, sondern innehalten und Distanz gewinnen zu können. Süllwold (1983) empfiehlt dementsprechend, der Patient müsse lernen, «kritische Bedingungen zu erkennen und diese als Auslöser für Störungen zu identifizieren». Unter Hinweis auf Simco (1980), der schon in der Selbstreflexion eine wichtige Kompensationsmöglichkeit erblickt, sieht Süllwold (1983) die Aufgabe, unbewußte «automatische Vermeidungsreaktionen» in «bewußte Selbstschutzmaßnahmen» umzuwandeln.

Das bisher Gesagte läßt sich schlagwortartig in Form von aufeinanderfolgenden Entwicklungsschritten schematisieren:

1. Erste psychotische Episode - Überwältigung
2. Erlebnis phasenhafter Rückfälle - Erfahrung mit Prodromen
3. Bewußte Wahrnehmung einer neuen «Störung»
4. Distanzierung und Reflexion
5. Bewertung der Störung als «Rückfallsignal»
6. Selbsthilfeversuch.

Hier bietet sich in zweierlei Richtung ein fruchtbarer Einstieg für die Forschung:

1. Die Suche nach solchen «kritischen Bedingungen» unter deren Einfluß das psychische Gleichgewicht aus der Balance gerät;
2. Die Analyse psychischer «Störungen» im Vorfeld einer psychotischen Dekompensation.

Damit gewinnen die symptomarmen oder noch symptomfreien Vor- und Zwischenstadien akuter Psychose-Episoden neues Interesse und werden zum Suchfeld für Selbsthilfeformen.

Gross et al. (1982) glauben, daß «über Jahre und Jahrzehnte latent oder im Uncharakteristischen bleibende (larvierte) schizophrene Erkrankungen nicht selten sind, vermutlich sogar zu den häufigsten Erscheinungsformen schizophrener Erkrankung gerechnet werden müssen». Die «erlebnismäßigen und phänomenalen Aspekte von Vorpostensyndromen, Prodromen, Basisstadien und reinen Residualzuständen» würden sich weitgehend überschneiden. Das Bild solcher Zustände werde durch «individuell variable Kompensations- und Bewältigungsmechanismen mitbestimmt».

Wir sind überzeugt, daß manche schizophrenie-gefährdete Individuen mit psychotischen «Miniepisoden» durch bewußt oder halbbewußt eingesetzte Selbsthilfeanstrengungen fertig werden, so daß die Krankheit wieder in die Latenzphase gedrängt wird. Sie lassen sich, wie erwähnt, am ehesten dort studieren, wo der Kranke abgrenzbare Einzelstörungen zu bewältigen sucht. Dazu benötigen wir zunächst ein empirisch brauchbares *Störungsmodell.*

Operationalisierbare Ansätze dazu lassen sich aus dem von Huber und Mitarbeitern entfalteten Konzept der «Basisstörungen» (vgl. Huber, 1983) und dem «Vulnerabilitäts-Konzept» von Zubin & Spring (1977) gewinnen.

Erlebte «Basisstörungen» als Risikoindikatoren

Über das Vorfeld solcher Miniepisoden und damit über die Natur der oben erwähnten «kritischen Bedingungen» ist heute einiges bekannt. Die experimentalpsychologische Schizophrenieforschung hat in den letzten Jahren nachweisen können, daß Schizophrene kognitive Beeinträchtigungen aufweisen, die unter experimentellen Bedingungen auch außerhalb klinisch manifester Krankheitsepisoden beobachtbar sind. Es handelt sich um in ihrer Intensität fluktuierende Störungen der Aufmerksamkeit, der Informationsverarbeitung und des Gedächtnisses, die der klinisch-manifesten Symptomatik vorausgehen und sie auch überdauern. Sie werden als leidlich tolerable Defizienzen bezeichnet, aus denen z.B. unter Bedingungen streßhafter Überforderung schizophrenie-charakteristische Psychosesymptome entstehen können. Da sie also gleichsam als grundlegende, länger andauernde Störungen aufgefaßt werden, hat man sie «Basisstörungen» genannt (Huber, 1966, 1983; Süllwold, 1977, 1980), wenngleich es sich bei genauer Betrachtung auch hier um z.T. komplexe, von «Sekundärreaktionen» (Süllwold, 1982) überformte Störungen zu handeln scheint.

Nach den Untersuchungen von McGhie & Chapman (1961), Chapman (1966) und namentlich von Süllwold (1977) werden solche Störungen von den Patienten auch subjektiv wahrgenommen. Sie berichten über grundlegende Beeinträchtigungserlebnisse im kognitiven, psychomotorischen und affektiven Bereich und leiden darunter.

Damit wächst die Wahrscheinlichkeit, daß einige Betroffene im Laufe der Zeit lernen, diese Störungen als Risikoindikatoren zu erkennen und von einer gewissen Intensitätsschwelle ab in einem zweiten Schritt als «Gefahrensignale» drohender psychotischer Krise zu bewerten. Dieser evaluative Schritt würde erst den Weg zu bewußten Selbsthilfeanstrengungen freigeben, die dann gezielt eingesetzt und durch Übung möglicherweise in ihrer Wirksamkeit verbessert werden könnten.

Das Vulnerabilitäts-Konzept und Störungen der Aufmerksamkeit

Zubin & Spring (1977) sehen als primäres Merkmal Schizophrener eine schon in der Kindheit festzustellende Vulnerabilität für Sinnesreize und nicht mehr einen obskuren, endogenen, prozeßhaft fortschreitenden Morbus im traditionellen Sinn. Die Vulnerabilität wird als relativ stabile, den Zeitablauf überdauernde Disponiertheit (trait) von den eigentlich psychotischen Episoden schizophrener Erkrankung als instabilen wechselnden Zuständen (states) unterschieden.

Sie ist als Resultante vielfältiger genetischer und frühkindlicher Beeinträchtigungen des ZNS zu denken, deren Auswirkungen durch psychosoziale Faktoren, Reifungs- und Lernprozesse überformt werden. Die erwähnten «Basisstörungen», die eine enge Beziehung zu den von Lempp (1979) herausgearbeiteten «Teilleistungsstörungen», bzw. früh erworbenen, minimalen, zerebralen Dysfunktionen haben, sind experimentalpsychologisch untersuchbare und auch auf der subjektiven Ebene fassbare Auswirkungen der bezüglich des Phänotypus Schizophrenie noch weitgehend unspezifischen Vulnerabilität. In Phasen streßhafter Überforderung des kognitiven Systems können die leidlich tolerablen Basisstörungen vermutlich nicht mehr ausbalanciert werden, das psychische Gleichgewicht geht verloren, die Psychose bricht aus.

Wie schnell eine vulnerable Person unter Belastungssituationen Gefahr läuft, psychotisch zu entgleisen, hängt neben dem Ausmaß der Stressoren und neben der Effizienz der bis dahin zur Verfügung stehenden Coping-Verfahren wesentlich vom Ausprägungsgrad der Vulnerabilität ab.

Gewisse kognitive Leistungsdefizite, z.B. die besonders gut untersuchten Aufmerksamkeitsstörungen, lassen sich als operationalisierbare Indikatoren für eine vermutlich wichtige Komponente der Vulnerabilität gegenüber Schizophrenie heranziehen (Spring & Zubin, 1978; Cromwell et al., 1979; Nüchterlein & Dawson, 1984).

Aus dem oben Gesagten läßt sich ein empirischer Untersuchungsansatz ableiten, mit dem sich einerseits ein bedeutsamer Aspekt der individuellen Vulnerabilität auf experimental-psychologische Weise (zu einem bestimmten Zeitpunkt) prüfen läßt, andererseits Beziehungen zu subjektiv erlebten Basisstörungen und zu autoprotektiven Anstrengungen der Betroffenen aufdecken lassen könnten. Inwieweit zwischen den Begriffen Basisstörungen und Vulnerabilitätsindikatoren enge Beziehungen bestehen, ist noch unklar. Keinesfalls darf die Untersuchungsanordnung so verstanden werden, als ob von einer Gleichsetzung dieser Begriffe ausgegangen würde.

Eigene empirische Untersuchungen

Auf der Basis dieser Überlegungen haben wir in Bern seit 1983 insgesamt 60 Schizophrene, 30 Neurotiker und 30 gesunde Kontrollpersonen untersucht (Böker et al., 1984; Brenner et al., 1984).

Wir gingen der Frage nach, ob zwischen objektivierbaren Aufmerksamkeitsdefiziten, subjektiv erlebten Basisstörungen und autoprotektiven Kompensationsversuchen solcher Störungen gesetzmäßige Korrelationen bestehen. Besonders interessierte uns die Art und die Häufigkeit allfälliger Selbsthilfeversuche, die sich bewußt und willentlich mit basalen Leistungseinbußen auseinandersetzen. Werden von Schizophrenen eher Vermeidungsstrategien oder auch zielgerichtete Bewältigungs-(Problemlösung-)Versuche eingesetzt? Zeigen sie spezifische Kompensationsmuster im Vergleich zu Neurotikern und Gesunden, sofern diese ebenfalls Aufmerksamkeitsdefizienzen aufweisen und Basisstörungen registrieren?

Untersuchte Personen

60 Schizophrene (39 Männer, 21 Frauen, durchschnittliches Alter 31,1 Jahre, durchschnittliche Krankheitsdauer 91,3 Monate, durchschnittliche Anzahl stationärer Behandlungen 4,5) wurden in der Remissionsphase nach einer akuten psychotischen Episode untersucht.

30 Neurotiker (12 Männer, 18 Frauen, durchschnittliches Alter 29,6 Jahre).

30 gesunde Personen (17 Männer, 13 Frauen, durchschnittliches Alter 32 Jahre).

Methodik

Bei allen Personen wurden Reaktionszeitmessungen mit optischen und akustischen Stimuli auf der Basis einer Kombination des «cross-over» und des «cross-modality-shift»-Paradigmas (Sutton & Zubin, 1965; Shakow, 1965, 1979; Gerstner, 1981) sowie der «Span of apprehension»-Test (Neale, 1971; Asarnov et al., 1978) durchgeführt. Subjektiv erlebte Basisstörungen wurden mittels des «Frankfurter Beschwerde-Fragebogens (FBF, ursprüngliche Fassung, Süllwold, 1977) ermittelt. Ein etwa eineinhalbstündiges, halbstandardisiertes Interview fragte nach bewußt durchgeführten Kompensationsversuchen gegenüber diesen Störungen. Sie wurden in problemlösungsorientierte Bewältigungsformen und nicht-problemlösungsorientierte Vermeidungsreaktionen aufgeteilt und auf vier von Süllwold und Mitarbeitern (Süllwold, 1983; Schünemann-Wurmthaler, 1983) faktorenanalytisch gewonnene Störungsdimensionen bezogen.

Ergebnisse

Erwartungsgemäß unterscheiden sich die Schizophrenen durch schlechtere Leistungen bei den Reaktionszeitmessungen und im span-of-apprehension-Test signifikant von Gesunden und Neurotikern. Dies gilt auch für die Zahl positiver Antworten im FBF.

Tabelle 1: Untersuchte Variable und angewandte Methoden

Variable	Indikatoren der Vulnerabilität	Subjektiv erlebte Basisstörungen	Kompensationsverhalten in bezug auf Basisstörungen
Meßmethoden	Reaktionszeit: Methode extremer Bedingungen (GERSTNER, 1981) Span of Apprehension Test (NEALE, 1971; ASARNOW & McGRIMMON, 1978)	Frankfurter Beschwerdefragebogen (SÜLLWOLD, 1977)	Halbstandisiertes Interview - Störungen automatisierter Fertigkeiten - Wahrnehmungsstörungen - Depression und Unlust - Reizüberflutung

Tabelle 2: Varianzanalyse von Reaktionszeit, Span of Apprehension-Test und subjektiv erlebten Basisstörungen (FBF) bei schizophrenen Patienten (N = 60), neurotischen Patienten (N = 30) und der Kontrollgruppe Gesunder (N = 30)

Variable / Gruppen	Schizophrene		Neurotiker		Kontrollgruppe			
	D	SA	D	SA	D	SA	F	p
Reaktionszeitmessungen (in msec.)	77	50	30	18	30	19	21,34	< 0,001
Span of Apprehension Test (Fehler)	4,7	3,2	2,4	1,5	2,0	1,7	14,83	< 0,001
FBF (Anzahl Ja-Antworten)	39,2	21,5	11,9	15,1	3,6	4,9	59,82	< 0,001

D = Durchschnitt SA = Standardabweichung

Gegenüber mehr als zwei Dritteln aller berichteten Basisstörungen wurden von den Schizophrenen Kompensationsversuche angegeben. Entgegen unserer Erwartung überwogen dabei die problemlösungsorientierten Bewältigungsversuche massiv die Vermeidungsreaktionen. Dieses Überwiegen wird besonders in den Stördimensionen «Störung automatisierter Abläufe» und «Depressivität/Anhedonie» deutlich, während es in der Dimension «Reizüberflutung» am geringsten ausgeprägt ist. Bei der Stördimension «Wahrnehmungsstörungen» wurden die wenigsten Kompensationsversuche berichtet.

Die problemlösungsorientierten Reaktionen haben wir mit Begriffen wie «Uminterpretation» und «Umstrukturierung», Realitätstestung», «Handlungsverlagerung» oder «Suche nach Handlungschablonen» charakterisiert (Beispiele s. BÖKER & BRENNER, 1984).

Auch Neurotiker und Gesunde erleben Basisstörungen und suchen sie zu kompensieren. Interessanterweise neigen Gesunde eher zu Vermeidungsverhalten als zu gezielter Bewältigung einzelner Störungserlebnisse (Verhältnis 60:40%), während bei Neurotikern das Verhältnis problemlösungsorientiertes zu nicht-problemlösungsorientiertem Verhalten mit 59:41% eher demjenigen bei den Schizophrenen (68,4:31,6%) ähnelt.

Mit steigender Anzahl berichteter Basisstörungen einerseits und steigender Anzahl von Kompensationsversuchen anderseits schieben sich bei den Schizo-

Tabelle 3: Übersicht mitgeteilter Basisstörungen und damit assoziierter Kompensationsversuche in bezug auf die vier Störungsdimensionen des FBF

Störungsdimensionen / Kompensationsversuche	Störungen automatisierter Fertigkeiten	Wahrnehmungsstörungen	Depression und Unlust	Reizüberflutung	Total
Kompensationsversuche insgesamt	121	70	117	140	448
Problemlösungsorientierte Kompensationsversuche	93	54	92	93	332
Nicht-problemlösungsorientierte Kompensationsversuche	28	16	25	47	116
Quotient $\frac{\text{Kompensationsversuche}}{\text{mitgeteilte Basisstörungen}}$	$\frac{121}{149}$	$\frac{70}{121}$	$\frac{117}{157}$	$\frac{140}{172}$	$\frac{448}{599}$

Tabelle 4: Varianzanalyse (Kruskal-Wallis) von Kompensationsversuchen mitgeteilter Basisstörungen bei Schizophrenen (N = 60), Neurotikern (N = 30) und Gesunden (N = 30)

Gruppe / Variable	Schizophrene D	Schizophrene SA	Neurotiker D	Neurotiker SA	Kontrollgruppe D	Kontrollgruppe SA	X^2	p
Kompensationsversuche insgesamt	7.5	3.1	3.6	2.4	1.6	2.3	58.6	< .001
Anteil Basisstörungen mit Kompensationsversuchen an Basisstörungen insgesamt	69.9%		83.6%		70.1%		7.40	< .05
Problemlösungsorientierte Kompensationsversuche	5.5	3.1	2.4	1.9	1.0	1.4	47.1	< .001
Anteil Problemlösungsorientierte Kompensationsversuche an Kompensationsversuchen insgesamt	68.4%		58.8%		39.8%		7.89	< .05
Nicht-problemlösungsorientierte Kompensationsversuche	2.0	1.3	1.2	1.2	0.6	1.3	27.4	< .001
Anteil Nicht-problemlösungsorientierte Kompensationsversuche an Kompensationsversuchen insgesamt	31.6%		41.2%		60.2%		7.89	< .05

D = Durchschnitt SA = Standardabweichung

phrenen die problemlösungsorientierten Selbsthilfeanstrengungen gegenüber den nicht-problemlösungsorientierten Versuchen deutlicher nach vorn ($r = 0,43$, p kleiner als 0,001).

Entgegen unserer Erwartung zeigte sich zwischen dem experimentalpsychologisch gemessenen Ausmaß von Aufmerksamkeitsstörungen und der Anzahl subjektiver Basisstörungen kein signifikanter Zusammenhang. Er fehlte auch in bezug auf die Anzahl berichteter Kompensationsversuche.

Tabelle 5: Korrelationen (r = Spearman's Korrelations-Koeffizient) zwischen subjektiv erlebten Basisstörungen (FBF) und Kompensationsversuchen sowie Vulnerabilitätsindikatoren (Reaktionszeit-Messungen, Span of Apprehension-Test) bei Schizophrenen, Neurotikern und der Kontrollgruppe Gesunder

Gruppen	Schizophrene		Neurotiker		Kontrollgruppe	
Variable	r	p	r	p	r	p
Problemlösungsorientierte Kompensationsversuche	.44	< .001	.61	< .001	.86	< .001
Nicht-problemlösungsorientierte Kompensationsversuche	-.07	n.s.	.38	< .05	.70	< .001
Reaktionszeit-Messungen (msec.)	-.12	n.s.	.17	n.s.	.10	n.s.
Span of Apprehension-Test (Fehler)	.18	n.s.	.11	n.s.	-.04	n.s.

Selbst als wir die Patienten mit den höchsten Reaktionszeitwerten und den schlechtesten Leistungen bei den tachistoskopischen Messungen, als Extremgruppe zusammengefaßt, denjenigen Schizophrenen gegenüberstellten, die im FBF die meisten Beeinträchtigungen im Bereich der Aufmerksamkeitsfunktion[1] angaben, ließ sich zwischen beiden Gruppen keine signifikante Beziehung erkennen. Immerhin fand sich besonders bei den auf «Reizüberflutung» bezogenen Antworten des FBF eine hohe Anzahl nicht-problemlösungsorientierter, also mit passiven Vermeidungsreaktionen verbundener Kompensationsversuche.

Diskussion

Die verwendeten experimentalpsychologischen Methoden und der FBF haben in dieser Studie die klinisch-diagnostizierten Schizophrenen signifikant von Neurotikern und Gesunden abgegrenzt. Allerdings kommen Basisstörungen auch bei Gesunden und, deutlich häufiger als dort, auch bei Neurotikern vor, sind also, qualitativ betrachtet, keine streng schizophrenie-spezifischen Phänomene.

1 Wir bildeten hierfür eine Subskala, die alle Fragen zusammenfaßte, die nach Meinung mehrerer Beurteiler mit der Aufrechterhaltung einer (Aufmerksamkeits-)Einstellung zu tun haben.

Es stellt sich die Frage, warum jene Schizophrene mit den objektiv schlechtesten Aufmerksamkeitsleistungen nicht auch über die meisten subjektiven Störungen in der diesbezüglichen Subskala des FBF berichteten. Hier hatten wir anfänglich eine signifikante Proportionalität erwartet, die sich nicht herausstellte. Berücksichtigt man das oben im Abschnitt «Selbsthilfe – ein Lernprozeß» Gesagte, dann läßt sich der Befund vielleicht mit folgenden Überlegungen interpretieren.

Die in den FBF-Antworten zu Tage tretende Erkenntnis, subjektiv unter bestimmten Beeinträchtigungen zu leiden, setzt zweifellos eine gewisse Fähigkeit zu distanzierter Selbstwahrnehmung und kritischer Bewertung der eigenen Leistungsfähigkeit voraus. Könnte es sein, daß die in ihrer Aufmerksamkeit sehr schwer gestörten Individuen diesen Akt der Selbsterkenntnis schlechter vollbringen und deshalb auch über ein geringer ausgebildetes subjektives Störungsbewußtsein verfügen als andere? Trotz ausgeprägterer Aufmerksamkeitsstörungen würden sie dann nicht notwendigerweise mehr Basisstörungen registrieren und wären, konsequenterweise, dann auch weniger in der Lage, sich mit ihren Leistungsdefiziten aktiv kompensierend auseinanderzusetzen. Dies würde wieder auf die Bedeutung des «self-monitoring» verweisen, von dem Breier & Strauss (1983) sprachen.

Experimentalpsychologisch nachweisbare Aufmerksamkeitsstörungen als Indikatoren der Vulnerabilität und subjektiv erlebte «Basisstörungen» stehen, unseren Befunden zufolge, also in keiner unmittelbaren Beziehung zueinander. Die Bedeutung zwischengeschalteter kognitiver Prozesse wird evident. Erst ihre Berücksichtigung dürfte weiteren Aufschluß über das Kompensationsverhalten bringen.

Selbsthilfeanstrengungen *Schizophrener* sind insgesamt häufiger als erwartet. Subjektiv wahrgenommene basale Leistungsstörungen werden offensichtlich als «kritische Bedingungen» bzw. als emotionale «Gefahrensignale» empfunden und bewertet (vgl. Brenner et al., 1985). Ausgeprägter und gezielter als früher angenommen setzen sich die Kompensationsversuche Schizophrener mit der Quelle der Beunruhigung aktiv auseinander. Vermeidungsreaktionen sind in der Minderzahl.

Süllwold (1982), die mit einer Modifikation des FBF, (Zusatz-Skala mit 8 Items unter der Überschrift «Was mir hilft und meinen Zustand bessert») 20 Schizophrene untersuchte, fand folgende bewußt eingesetzte Hilfsmaßnahmen:

1. Wenn ich Unruhe um mich herum meide
2. Wenn ich langsam arbeite
3. Wenn ich mich auf wenig Aktivitäten konzentriere und alles andere weglasse

Die globale Aussage «Wenn ich mich viel zurückziehe» wurde, übereinstimmend mit unseren Ergebnissen, «weit überwiegend» verneint.

Die *gesunden Kontrollpersonen* scheinen durch Basisstörungen kaum beeinträchtigt zu werden. Sie fassen sie als vertraute Begleiterscheinungen alltäglicher Vorkommnisse, z.B. von Ermüdung, Uninteressiertheit oder Unsicherheit bei der Arbeit auf. Dementsprechend werden in erster Linie Ruhepausen, Stärkungsmaßnahmen, Umschalten auf eine andere Tätigkeit (Handlungsverlagerung) als Kompensationsmittel verwendet. Vermeidungsverhalten überwiegt.

Die *Vergleichsgruppe der Neurotiker* nimmt eine Mittelstellung ein. Basisstörungen wurden vor allem als Begleiterscheinung der neurotischen Kernsymptomatik aufgefaßt. Das Kompensationsverhalten besteht weniger in Vermeidung und Rückzug - wie bei den Gesunden - sondern eher im Versuch, Konflikte zu bewältigen, z.B. durch Diskussionen mit Konfliktpartnern. Umschriebene Bewältigungsversuche einzelner Störungen, wie bei den Schizophrenen, sind dagegen seltener. Nur selten schien das Erlebnis einer Basisstörung von starker emotionaler Spannung begleitet zu sein.

Unsere Untersuchungen haben zwar die Existenz von Selbsthilfeversuchen bei einer großen Anzahl Schizophrener nachgewiesen, indessen noch nichts über die quantitative Wirksamkeit dieser Versuche in Erfahrung gebracht. Viele Kompensationsanstrengungen scheinen immerhin eine kurze Beruhigung und Strukturierung angsterregender Abwandlungen des Erlebnisfeldes zu bewirken. Vermutlich gelingt es einzelnen Kranken auf diese Weise, Risikosituationen zu entschärfen und psychotische Rezidive zu vermeiden.

Bedenkenswert ist der Befund, wonach mit steigender Zahl subjektiver Basisstörungen die Zahl umschriebener problemlösungsorientierter Bewältigungsversuche zunimmt. Es stellt sich die Frage, ob dies dem Schizophrenen zum Vorteil gereicht. Anhaltende Kontroll- und Bewältigungsversuche häufig perzipierter Leistungsstörungen kosten Energie. Während der Gesunde bei vergleichbaren Störungserlebnissen viel häufiger Ruhepausen einschaltet oder auf eine andere Tätigkeit ausweicht, scheinen sich viele Schizophrene in die Bewältigung der Defizienzen gleichsam zu verbeißen. Dies könnte manche Formen schizophrener «Adynamie» und die «Reduktion des energetischen Potentials» plausibel machen.

Da offenbar der Mehrzahl psychotischer Episoden Prodromal-Symptome während Tagen bis Wochen vorangehen (Conrad, 1958; Herz & Melville, 1980) und wahrscheinlich viele vulnerable Personen lange Zeit in psychosenahen labilen Zuständen im Grenzbereich manifester Erkrankung leben, ohne zu dekompensieren (Gross et al., 1982), kommt der rechtzeitigen Wahrnehmung und Bewertung jener Störungen eine präventive Bedeutung zu, die mit der größten Wahrscheinlichkeit Frühsymptome einer psychotischen Krise sind und nicht «banale» Befindensschwankungen anzeigen.

Wenn z.B. ein leidlich stabilisierter Patient allmählich wieder an der Existenz des Zufalls zu zweifeln beginnt, und daraus erste paranoide Verarbeitungen entspringen, dürfte dies eine andere Wertigkeit haben, als das unspezifische Erlebnis allgemeiner Reizempfindlichkeit oder von Konzentrationsschwäche.

Je mehr wir über die individuell wahrscheinlich unterschiedlichen, in zirkulären Reiz-Reaktionsspiralen sich aufbauenden und verstärkenden Erlebnisabwandlungen wissen, die zur psychotischen Krise führen, um so eher können wir aus den vom Patienten bisher versuchten autoprotektiven Maßnahmen jene auslesen und verstärken helfen, die den circulus vitiosus am wirksamsten und ökonomischsten unterbrechen. Wenn der Patient seine Kraft auf die effektiven Maßnahmen zu konzentrieren vermag, dürfte das Erlebnis erfolgreicher Selbststabilisierungen seine Autonomie und Selbstachtung stärken, die durch jahrelange Krankheit massiv geschädigt werden.

Hier zeichnen sich zukünftige Therapieprogramme ab, die das verfügbare Wissen von Risikofaktoren und Kontroll- oder Gegensteuerungsmaßnahmen im Sinne eines präventiven Trainings fruchtbar machen könnten. Über die Spezifität und die Effektivität solcher Programme ist jedoch noch wenig bekannt.

Literaturverzeichnis

ASARNOW, R. F.; MACCRIMMON, D. J.: Residual performance deficit in clinically remitted schizophrenics: a marker of schizophrenia? J. Abn. Psychol. *87,* 597-608, 1978.

BINDER, H.: Zur Psychopathologie der Zwangsvorgänge. Berlin, 1929.

BLEULER, E.: Dementia praecox oder Gruppe der Schizophrenien. Leipzig: Deuticke, 1911.

BÖKER, W.; BRENNER, H. D.: Selbstheilungsversuche Schizophrener: psychopathologische Befunde und Folgerungen für Forschung und Therapie. Nervenarzt *54,* 578-589, 1983.

BÖKER, W.; BRENNER, H. D.: Über Selbstheilungsversuche Schizophrener. Schweiz. Archiv f. Neurologie, Neurochirurgie und Psychiatrie 135, *1,* 123-133, 1984.

BÖKER, W.; BRENNER, H. D.; GERSTNER, G.; KELLER, F.; MÜLLER, J.; SPICHTIG, L.: Self-healing strategies among schizophrenics: Attempts at compensation for basic disorders. Acta psychiatr. scand. *69,* 373-378, 1984.

BREIER, A.; STRAUSS, J. S.: Self-control in psychotic disorders. Arch. Gen. Psychiatry *40,* 1141-1145, 1983.

BRENNER, H. D.; BÖKER, W.; SPICHTIG, L.; KELLER, F.; HUMMELSHEIM, U.: On selfstabilization among schizophrenics: Investigations about compensation for basic disorders. Paper presented at the World Psychiatric Association Regional Symposium, June 18-21, Helsinki, Finnland, 1984.

BRENNER, H.D.; BÖKER, W.; ANDRES, K.; STRAMKE, W.G: Efforts at compensation with regard to basic disorders among schizophrenics. In: LAASER, U.; SENAULT, R.; VIEFHUES, H. (eds.): Primary health care in the making. Berlin, Heidelberg: Springer, 1985.

CHAPMAN, J.: The early symptoms of schizophrenia. Brit. J. Psychiat. *112,* 225-251, 1966.

CONRAD, K.: Die beginnende Schizophrenie: Versuch einer Gestaltsanalyse des Wahns. Stuttgart: Thieme, 1971.

CROMWELL, R.L.; DE AMICS, L.; HAYES, T.; BRIGGS, D.: Reaction time crossover, a vulnerability index: mean reaction time, a symptom severity index. Psychopharmacol. Bull. *15,* 24-25, 1979.

FALLOON, I.R.H.; TALBOT, T.: Persistent auditory hallucinations: coping mechanisms and implications for management. Psycholog. Med. *30,* 329-339, 1974.

FREEDMAN, B. J.: The subjective experience of perceptual and cognitive disturbances in schizophrenia. Arch. Gen. Psychiat. *30, 333-340, 1974.*

FREUD, S.: Psychoanalytische Bemerkungen über einen autobiographisch beschriebenen Fall von Paranoia (Dementia paranoides) (1909-1913). Ges. Werke Bd. VIII, 4. Aufl., Frankfurt: Fischer, 1964.

GERSTNER, G.: Eine experimentalpsychologische Untersuchung zur beeinträchtigten Aufmerksamkeit bei Schizophrenen am Beispiel von Reaktionszeiten. Diplomarbeit (unveröffentlicht) am Psychologischen Institut der Universität Mannheim, 1981.

GROSS, G.; HUBER, G.; SCHÜTTLER, R.: Larvierte Schizoprenie? In: HEINRICH, K. (Hrsg.): Der Schizophrene außerhalb der Klinik. Bern, Stuttgart, Wien: Huber, 1982.

HERZ, M. I.; MELVILLE, Ch.: Relapse in schizophrenia. Am. J. Psychiatry *137:* 7, 801-805, 1980.

HUBER, G.: Reine Defektsyndrome und Basis-Stadien endogener Psychosen. Fortschr. Neurol. Psychiat. *34,* 409-426, 1966.

HUBER, G.: Das Konzept substratnaher Basissymptome und seine Bedeutung für Theorie und Therapie schizophrener Erkrankungen. Nervenarzt *54,* 23-32, 1983.

JANZARIK, W.: Dynamische Grundkonstellationen in endogenen Psychosen. Berlin, Göttingen, Heidelberg: Springer, 1951.

KISKER, K. P.: Der Erlebniswandel der Schizophrenen. Berlin, Göttingen, Heidelberg: Springer, 1960.

KLÄSI, J.: Über die Bedeutung und Entstehung der Stereotypien. Berlin: Karger, 1922.

LANGE, H. U.: Anpassungsstrategien, Bewältigungsreaktionen und Selbstheilungsversuche bei Schizophrenen. Fortschr. Neurol. Psychiat. *49,* 275-285, 1981.

LEMPP, R. (Hrsg.): Teilleistungsstörungen im Kindesalter. Bern, Stuttgart, Wien: Huber, 1979.

Müller, M.: Über Heilungsmechanismen in der Schizophrenie. Berlin: Karger, 1930.
McGhie, A.; Chapman, J.: Disorders of attention and perception in early schizophrenia. Brit. J. Med. Psychol. *34*, 103–116, 1961.
Neale, J. M.: Perceptual span in schizophrenia. J. Abnorm. Psychol. *77*, 196–204, 1971.
Nüchterlein, K. H.; Dawson, M. E.: Information processing and attentional functioning in the developmental course of schizophrenia disorders. Schizophrenia Bull. *10*, 2, 160–203, 1984.
Schaub, A.: Bewältigungsstrategien bei schizophrenen Patienten. Diplomarbeit, Bonn, 1984.
Schünemann-Wurmthaler, S.: Empirische Untersuchungen zum Frankfurter Beschwerde-Fragebogen. Inaugural Diss. Univ. Frankfurt a.M., 1983.
Shakow, D.: Mental set in schizophrenia, studied in a discrimination reaction setting. J. Personality and Social Psychol. *1*, 88–95, 1965.
Shakow, D.: Adaptation in schizophrenia. The theory of segmental set. New York: Wiley, 1979.
Simko, A.: Reflexiv-kompensierend verarbeitete Residualsymptome in schizophrenen Defektpsychosen. In: Huber, G. (Hrsg.): Schizophrenie – Stand und Entwicklungstendenzen der Forschung. 4. Weissenauer Schizophrenie-Symposium, 59–67, 1980. Stuttgart, New York: Schattauer, 1981.
Spring, B. J.; Zubin, J.: Attention and information processing as indicators of vulnerability to schizophrenic episodes. J. Psychiatr. Res. *14*, 289–301, 1978.
Süllwold, L.: Symptome schizophrener Erkrankungen – Uncharakteristische Basisstörungen. Monographien aus dem Gesamtgebiet der Psychiatrie, Bd. 13. Berlin, Heidelberg, New York: Springer, 1977.
Süllwold, L.: Basis-Störungen: Ergebnisse und offene Fragen. In: Huber, G. (Hrsg.): Schizophrenie. Stand und Entwicklungstendenzen der Forschung. Stuttgart: Schattauer, 1981.
Süllwold, L.: Zum Einfluß von Sekundärreaktionen auf die Langzeitentwicklung schizophrener Psychosen. In: Beckmann, H. (Hrsg.): Biologische Psychiatrie. Stuttgart, New York: Thieme, 1982.
Süllwold, L.: Subjektive defizitäre Störungen bei schizophrenen Erkrankten. In: Brenner, H. D.; Rey, E.-R.; Stramke, W. G. (Hrsg.): Empirische Schizophrenieforschung. Bern, Stuttgart, Wien: Huber, 1983.
Süllwold, L.: Schizophrenie. Stuttgart, Berlin, Köln, Mainz: Kohlhammer, 1983.
Sutton, S.; Zubin, J.: Effect of sequence on reaction time in Schizophrenia. In: Welford, A. T.; Biren, J. E. (eds.): Behavior, aging and the nervous system. Springfield, III. Charles C. Thomas, Publishers, 562–597, 1965.
Wing, J. K.: Schizophrenie in Selbstzeugnissen. In: Katschnig, H. (Hrsg.): Die andere Seite der Schizophrenie – Patienten zu Hause. München, Wien, Baltimore: Urban & Schwarzenberg, 1977.
Wing, J. K.: Schizophrenia – towards a new synthesis. London: Academic Press / New York: Grune and Stratton, 1978.
Zubin, J.; Spring, B.: Vulnerability – a new view of schizophrenia. J. Abn. Psychol. *86*, 103–126, 1977.

Kognitive und verhaltenstherapeutische Beeinflussungsmöglichkeiten der Selbstkontrolle Schizophrener

I. R. H. FALLOON

Neuere Fortschritte im Management florider schizophrener Episoden haben zur Auffassung geführt, die meisten an dieser Krankheit leidenden Personen würden sich relativ rasch soweit erholen, daß eine ausreichende Wiederherstellung ihrer gesellschaftlichen Funktionsfähigkeiten möglich ist. Indessen haben sorgfältige Langzeitkatamnesen von Kohorten Schizophrener ergeben, daß eine vollkommene Genesung von floriden Wahnerscheinungen und Halluzinationen ziemlich selten, vielleicht in nicht mehr als einem Fünftel aller Fälle, vorkommt (FALLOON et al., in Vorbereitung). Die meisten Patienten erleben, wenngleich weniger ausgeprägt, noch mehrere Jahre nach Krankheitsbeginn psychotische Phänomene.

Obwohl also Wahn und Halluzinationen kaum je völlig verschwinden, scheinen sich die mit Schizophrenie verbundenen Handicaps während der letzten drei Jahrzehnte beträchtlich zurückgebildet zu haben: Zwei Drittel aller Patienten erlangen wieder eine soziale Funktionsfähigkeit, die sich im Normalbereich bewegt. Die Zahl sehr schwer beeinträchtigter Fälle hat sich seit 1950 halbiert.

Der augenscheinliche Widerspruch zwischen unvollständiger klinischer Wiederherstellung und völliger sozialer Genesung mag jene Beobachter überraschen, die in der Tradition KRAEPELINS geschult sind, wonach die Diagnose einer Schizophrenie mit einer Verschlechterung des Sozialstatus verknüpft wurde. Dieser Widerspruch hat dazu geführt, die Angemessenheit der ursprünglichen Diagnose solcher Fälle in Frage zu stellen. Die Auffassung von E. & M. BLEULER (beide äußerten sich über die ziemlich hohe soziale Remissionsrate, besonders in jenen Fällen, wo wirksame psychosoziale Unterstützung geleistet wurde) führt uns jedoch dazu, die psychologischen Mechanismen zu ergründen, welche diesem Mangel an Übereinstimmung zwischen klinischem und sozialem Status zugrundeliegen.

Im Gegensatz zu Eugen BLEULERS (1911) Bemühungen, das soziale Schicksal der Schizophrenen an eine «Grundstörung» zu knüpfen, die Symptomen wie florider Wahn, Halluzinationen und Denkstörung als reinen Epiphänomenen zugrunde liegt, schlage ich vor, entsprechend den Beobachtungen von Manfred BLEULER (1972), die Schizophrenie mehr auf der Ebene direkter Verhaltensweisen zu untersuchen.

Dieses Modell geht davon aus, daß die floriden psychotischen Symptome die basalen *Beeinträchtigungen* der Schizophrenie sind und bei mindestens 60% aller Fälle nachweisbar bleiben. Daß solche Symptome, oft mit verminderter Intensität, andauern, trägt zur *Behinderung* bei, die sowohl bei vielen Patienten zu beobachten ist, welche sich von akuten Episoden gut erholt haben, als auch bei solchen, die noch floride Symptome zeigen. Die Behinderung der Schizophrenie ist weniger spezifisch als die floride Symptomatik und manifestiert sich in einer Beeinträchtigung psychologischer Funktionen. In Studien über die psychische Behinderung bei Schizophrenie wurde übereinstimmend eine Einschränkung kognitiver Funktionen (Aufmerksamkeit, Informationsverarbeitung, Perzeptionsschärfe, Entschlußfähigkeit und Problemlösung) festgestellt (HEMSLEY, 1982; NÜCHTERLEIN & DAWSON, 1984).

Veränderungen der Affektivität sind genau beschrieben worden. Verglich man sie aber mit den bei der depressiven Erkrankung bekannten Veränderungen, zeigte sich für die Schizophrenie wenig Spezifisches. Offensichtlich sind depressive Symptome eine fast regelmäßige Begleiterscheinung der akuten Schizophrenie (KNIGHTS & HIRSCH, 1981), die dazu neigen, bezüglich Remission und Exazerbation parallel zu den psychotischen Symptomen zu verlaufen. Die sogenannten «negativen» Symptome der Schizophrenie sind demnach äußerst schwer vom akuten Bild abzuheben, besonders wenn es bestehen bleibt. Zusätzlich trüben die pseudoparkinsonistischen Nebenwirkungen der Neuroleptika dieses Bild der affektiven Beeinträchtigung. Fälle mit schweren anhaltenden Wahnbildungen, Halluzinationen und Denkstörungen zeigen deshalb wahrscheinlich ausgeprägtere depressive Erscheinungen, werden mit höheren Dosen neuroleptischer Medikamente behandelt und bieten dadurch mehr «negative» Symptome. Versuche, die schizophrene Behinderung einem «negativen» Syndrom oder einem Defizitzustand zuzuordnen, scheinen also die Beständigkeit «positiver» oder florider psychotischer Symptome zu ignorieren. In einer sorgfältigen Überprüfung, bei der Patienten nach der Behandlung florider schizophrener Episoden zu Hause mit dem PSE («Present State Examination») interviewt wurden, wiesen 92% der Patienten mit deutlich «negativen» Symptomen anhaltende Zeichen von Wahn, Halluzinationen und Denkstörung auf. In vielen Fällen waren die Patienten in der Lage zu beschreiben, wie ihre floriden Symptome zu den «negativen» Zügen beitrugen, insbesondere zu dem fortgesetzten Bedürfnis nach sozialem Rückzug. Ein wesentlicher Teil dieser Fälle teilte das Weiterbestehen florider Symptome allerdings nur dann mit, wenn sie in ihrer eigenen Wohnung systematisch befragt wurden, wobei dieselben Patienten von ihren Nachsorgekliniken als anhaltend frei von akuten Störungen beschrieben worden waren.

Daraus ist der Schluß zu ziehen, daß die schizophrene *Behinderung* hauptsächlich aus beeinträchtigten kognitiven und affektiven Funktionen besteht und daß sie Wahnbildungen, Halluzinationen und Denkstörungen weitgehend untergeordnet ist. Das Ausmaß der beobachteten Behinderung beruht nur zum Teil auf der Stärke der floriden Symptome. Soweit wie neuroleptische Medikamente die Ausprägung akuter Symptome zu reduzieren vermögen, kann die kognitive und affektive Behinderung verbessert werden. Aber eine unerwünschte Begleiterscheinung der medikamentösen Therapie, besonders bei Anwendung mittlerer oder hoher Dosen, ist die Hemmung kognitiver Vorgänge und eine affektive Abstumpfung. Ein übergroßes Bemühen, alle psychotischen Phänomene zurückdrängen zu wollen, kann deshalb paradoxerweise zu einer ansteigenden Behinderung beitragen. Ein anderer Faktor, der den Grad der mit den Symptomen assoziierten Behinderung beeinflußt, ist das Vermögen des Patienten, die Beeinträchtigungen zu kompensieren. Eine nennenswerte prämorbide kognitive Kapazität (Intelligenz, Perzeptions- und Problemlösungsfähigkeiten) können bei der Bewältigung der Behinderung ebenso nützlich sein, wie die Fähigkeit, wirksame Copingmechanismen zu entwickeln. Eine Studie über Personen, welche unter anhaltenden akustischen Halluzinationen litten, zeigte, daß alle Untersuchten ihre durch die Symptome verursachte Behinderung mit irgendwelchen kognitiven oder verhaltensmäßigen Strategien zu reduzieren versuchten (FALLOON & TALBOT, 1981).

Die trotz kompensatorischer Anstrengungen verbleibende Behinderung ist wahrscheinlich individuellen Handicaps in gemeinschaftsbezogenen Funktionsfähigkeiten zuzuschreiben. Wie WING (1978) eindeutig gezeigt hat, können Schizophrene Störungen ihres sozialen Funktionierens auch völlig unabhängig von ihrer Krankheit aufweisen. Derartige Handicaps wie eine schizoide Persönlichkeit oder ein Mangel an schulischen oder beruflichen Kenntnissen können ohne das Vorliegen einer schizophrenen Erkrankung an sozialen Handicaps mitgewirkt haben. Der Beginn einer Schizophrenie führt zweifellos zu einer Vermischung solcher prämorbiden Züge und dürfte zu ausgeprägteren Formen resultierender Behinderung beitragen. Es ist aber wichtig, daraus nicht den Schluß zu ziehen, daß die Ausprägung der Krankheit gleichzusetzen ist mit dem Ausmaß der sozialen Handicaps.

Offensichtlich vermehren beeinträchtigte kognitive und affektive Funktionen *(Behinderung)* die sozialen Schwierigkeiten. Wenn die Fähigkeit einer Person zur klaren Wahrnehmung und Verarbeitung non-verbaler Kommunikation gestört ist, treten soziale Beziehungsprobleme auf, z.B. wenn ein freundliches Lächeln als drohende Geste mißverstanden wird. Im ähnlichen Sinne kann affektives Rückzugsverhalten die Entwicklung von Freundschaften und von Arbeitsbeziehungen hindern. So wurde festgestellt, daß viele schizophrene Patienten die spezifischen Aufgaben im Beruf adäquat ausführen können, daß aber ihre Schwierigkeiten, adäquate soziale Beziehungen unter ihren Arbeitskollegen herzustellen, sich als ständiger Stein des Anstoßes erweisen.

Andere Faktoren, die im Rahmen der Schizophrenie zu sozialen Handicaps beitragen, bestehen im Vorhandensein von Möglichkeiten, z.B. passenden Arbeitsplätzen, schließlich auch in der Verfügbarkeit adäquater sozialer Unterstützung. Anerkannt ist die Bedeutung von Familie und Freunden als Hilfe für das Individuum bei der Bewältigung schizophrener Handicaps und als Unterstützung zur Optimierung sozialer Fähigkeiten, obwohl sich bisher nur wenige Studien mit diesem positiven Aspekt der Familie gezielt befaßt haben.

Zusammengefaßt wird die Ansicht vertreten (s. Tab. 1), daß die akuten schizophrenen Symptome häufig bestehen bleiben und eine fortlaufende Quelle der *Beeinträchtigung* bilden, die zur psychologischen Behinderung beiträgt. Eine wirksame Kompensation der resultierenden *Behinderung* kann die *Handicaps* des sozialen Funktionierens verringern, welche ihrerseits von der prämorbiden sozialen Ausstattung und umweltbedingten unterstützenden Faktoren und Ressourcen abhängen.

Tabelle 1: Mit Schizophrenie verbundene Beeinträchtigung, Behinderung und Handicaps

Beeinträchtigung	
● Denkstörung ● falsche Wahrnehmung ● gestörte Informationsverarbeitung ● motorische Störungen	

Behinderung	
● kognitive Dysfunktion:	- Aufmerksamkeit - Wahrnehmungsschärfe - Entschlußfähigkeit - Problemlösung
● affektive Dysfunktion:	- Erkennen von sozialen Schlüsselreizen - nonverbaler Ausdruck - verminderte Empfindlichkeit für Verstärkung
● Verhaltens-Dysfunktion:	- motorische Leistung

Handicaps	
● soziale Beziehungen:	Familie Freunde Arbeitskollegen
● Arbeitsaktivität ● Freizeitaktivität	

Folgerungen für das Management

Diese Überlegungen, die sich auf klinische, psychologische und soziale Gesichtspunkte stützen, verweisen auf verschiedene Gebiete, deren therapeutische Beeinflussung dem Patienten helfen kann. Bis heute haben sich die erfolgreichsten Anstrengungen, die Schizophrenie-Morbidität zu reduzieren, auf direkte Bemühungen bezogen, die floriden Symptome, üblicherweise durch Medikamente, zurückzudrängen oder die sozialen Fähigkeiten durch rehabilitative Maßnahmen zu verbessern. Versuche, auf der psychologischen Ebene zu intervenieren, sind weniger erfolgreich gewesen und haben sich selten gezielt auf symptomspezifische Copingfunktionen gerichtet. Allenfalls kann man sagen, daß sich familienbezogene Verfahren des Streßmanagements günstig auf die Fähigkeit des Patienten ausgewirkt haben, persistierende Symptome mit der Unterstützung und Hilfe von Familienmitgliedern zu bewältigen (Falloon, 1985).

Im folgenden will ich einige der erfolgten Anstrengungen schildern, auf psychologische Weise die Bewältigung florider Symptome der Schizophrenie zu fördern.

Denkstörungen

Ein wesentliches Merkmal der Schizophrenie ist die Störung des Gedankenganges. Gewöhnlich erlebt das der Patient so, daß sich fremde Gedanken in seinen Bewußtseinsstrom einschalten oder daß ihm eigene Gedanken unerwartet entschwinden. Wenn solche Phänomene häufig auftreten, stellen sie eine wesentliche Ursache kognitiver Behinderung dar. Weniger ausgeprägt pflegen sie die Aufmerksamkeit, die Wahrnehmung und das Problemlösungsverhalten zumindest zu behindern.

MEICHENBAUM & CAMERON (1973) verwendeten ein kognitives Trainingsprogramm, um chronisch behinderten Patienten beizubringen, wie sie ihre Aufmerksamkeit, Wahrnehmungs- und Problemlösungsfähigkeit verbessern konnten. Die Patienten mußten sich dabei selbst Instruktionen geben, während sie Aufgaben lösten. Ausgedehntes Training führte zu signifikanten Verbesserungen bei einer Vielzahl kognitiver und sprachlicher Leistungen; spezifische Messungen der Denkstörung wurden nicht durchgeführt.

Von BRENNER und Mitarbeitern in Bern (BRENNER et al., 1982) sowie von WALLACE & LIBERMAN in Los Angeles (WALLACE et al., 1980) wurde je ein systematisches Training kognitiver Fähigkeiten entwickelt. Beide Programme zielten darauf, die soziale Wahrnehmung und die kommunikativen Fähigkeiten zu verbessern. Spezifische Änderungen von Denkstörungen wurden nicht gemessen.

Eine junge Frau, die fast ständig unter Gedankeneingebung litt, konnte auf folgende Weise eine gewisse Erleichterung erlangen: Indem sie anfänglich laut, später leise «Halt» rief, vermochte sie ihr Denken anzuhalten, und durch kontrollierte Atemübungen lernte sie, ihr Sprechen langsamer zu gestalten. Bemerkenswerterweise blieb sie völlig frei von Denkstörungen, wenn sie in eine Problemlösungsaufgabe vertieft war und bei jedem Lösungsschritt Notizen niederschrieb. Offensichtlich half die ausgeprägte Struktur dieser Aufgabe, welche die Aufmerksamkeit der Patientin gefangennahm, ihre kognitive Desorganisation zu vermindern.

ADAMS et al. (1981) berichten von einer Übung, bei der ein Patient, durch eine Kombination von Gedankenstoppen und erneuter Konzentration auf äußere Stimuli der unmittelbaren Umgebung, irrelevante Gedanken erkennen und eliminieren lernte. Er wurde instruiert, solche Gedanken zu induzieren und sie dann abzuschalten. Eine wichtige abschließende Aufforderung bestand darin, die Verbalisation seiner irrelevanten Gedanken zu vermeiden.

Bis jetzt hat man den eindrängenden fremden Gedanken bei der Schizophrenie weniger Aufmerksamkeit geschenkt als den vergleichsweise ähnlichen unerwünschten Gedanken beim Zwangssyndrom. Noch weniger ist über die Umstände und Bedingungen bekannt, welche Denkblockierungen oder Rückzugsphänomene begleiten, die seit der Einführung wirksamer medikamentöser Therapie weniger lang anzudauern scheinen. Weitere Forschung ist jedoch notwendig, um Strategien zu entwickeln, wie Patienten, die trotz optimaler Medikamenteneinstellung weiterhin unter Denkstörungen leiden, geholfen werden kann.

Wahn

Das zentrale Merkmal des Wahns ist seine offenkundige Absurdität und seine Unzugänglichkeit gegenüber allen andern Erfahrungen und zwingenden Gegenargumenten (JASPERS, 1973). Eine so rigide Definition scheint für Strategien einer Selbstkontrolle wenig Raum zu lassen. Anhaltende Wahnbildungen mit absoluter Überzeugungskraft bei frisch erkrankten, behandelten Schizophrenen treten aber heutzutage relativ selten auf.

Versuche, starre Überzeugungen mittels psychologischer Interventionen zu beeinflussen, sind nur mit begrenztem Erfolg durchgeführt worden. WATTS et al. (1973) erzielten bei drei chronisch paranoiden Patienten signifikante Änderungen der Wahnausprägung. In Übereinstimmung mit dem alten Sprichwort «Glaube niemals einem Gerücht, bis es überzeugend abgestritten worden ist!» vermieden sie die direkte Konfrontation, welche den Wahn lediglich zu bestärken scheint. Stattdessen wurde ein Problemlösungsansatz verwendet, mit welchem der Patient ermutigt wurde, jede Wahnidee zu prüfen und alle Argumente, die dafür und dagegen sprachen, genau zu beachten. Obwohl der Wahn erhalten blieb, konnte eine nennenswerte Abschwächung erreicht werden.

MILTON et al. (1978) verglichen in einer kleinen, kontrollierten Studie an chronisch Schizophrenen einen konfrontativen Ansatz mit einer Problemlösungsmethode. Mit beiden Ansätzen kam es zu geringfügigen, aber signifikanten Veränderungen in der Wahnstärke, und bei der Problemlösungsgruppe zeigten sich etwa sechs Wochen nach der Behandlung weitere signifikante Abschwächungen. Es gab einige Anzeichen, daß in ein paar Fällen die Konfrontation die Ausprägung des Wahns verstärkt hatte.

LAMONTAGNE et al. (1983) verwendeten erfolgreich die Methode des Gedankenstoppens, um die Intensität von Verfolgungswahn zu reduzieren.

In neueren Studien (HARTMANN & CASHMAN, 1983; BREIER & STRAUSS, 1983) wurde die Komplexität andauernder Wahnideen betont. Es ist unwahrscheinlich, daß eine einzige Strategie sich in allen Fällen als wirksam erweist. Eine individuelle Funktionsanalyse der Bedingungen, unter denen Wahngedanken auftreten und verschwinden, ist ein wesentlicher Schritt auf der Suche nach Strategien, die dem Patienten helfen, mit ihnen fertig zu werden. HARTMANN & CASHMAN (1983) beschreiben einen Ansatz, bei dem drei anhaltend wahnkranke Patienten eine Vielzahl kognitiver und verhaltenstherapeutischer Strategien anwendeten, um soziale und zwischenmenschliche Handicaps zu vermindern, die mit ihrem Wahn verbunden waren. In einem Fall bemühte man sich, das mit dem Wahn einhergehende angstvolle Unbehagen zu erleichtern; in einem anderen Fall wurde der Patient wirklichkeitsnahen Situationen ausgesetzt, in welchen er Verfolgung befürchtete, und im dritten Fall wurde der Aufbau adaptiver Kognitionen und eine Korrektur des negativen Selbstbildes angestrebt. Als Folge dieser Methoden zeigten sich in allen Fällen wesentliche Verbesserungen hinsichtlich Wahn und Gemütsverfassung.

Der Verfolgungswahn ist schweren Phobien, in diesem Fall irrationalen Ängsten vor anderen Menschen, sehr ähnlich. Wir haben in einigen persistierenden Fällen erfolgreich die Methode stufenweiser Desensibilisierung angewendet. Sie besteht darin, eine Hierarchie von den am wenigsten bis zu den am meisten ängstigenden zwischenmenschlichen Situationen aufzustellen, angstbewältigende Strategien zu üben und sich dann stufenweise den ängstigenden Situationen auf dem Weg der Selbstkontrolle auszusetzen. Familienmitglieder wurden darin unterwiesen, den Patienten bei diesem Vorgehen zu helfen, Konfrontationen zu verringern und die positiven Anstrengungen des Patienten bestmöglich zu unterstützen. Sie wurden darin bestärkt, eine Argumentation über den Wahn zu vermeiden und stattdessen ihre eigene Auffassung zu verdeutlichen.

Offensichtlich schränken hohe Dosen von Neuroleptika den Habituationsprozeß wesentlich ein, so daß eine erfolgreiche Desensibilisierung nur in Fällen ohne oder mit sehr niedriger Medikation erreicht werden konnte. Die Interaktionen zwischen Neuroleptika und psychosozialen Interventionen sind von entscheidender Bedeutung für die Entwicklung wirksamer therapeutischer Verfahren. Die Erforschung dieser Zusammenhänge blieb bis heute eher spärlich (FALLOON & LIBERMAN, 1983).

Bei Fällen mit bizarren Wahnvorstellungen haben wir eine Problemlösungsstrategie angewendet, die mit der Annahme beginnt, daß die Wahnidee für den Patienten tatsächlich ein *reales Problem* darstellt. Durch ein Brainstorming wurden Lösungsmöglichkeiten gefunden, systematisch evaluiert und schließlich detailliert ausgearbeitet. So konnte einer ängstlichen Frau, die mit ihrer älteren Mutter zusammenlebte und unter der Wahnidee litt, vom Teufel geraubt zu werden, Erleichterung verschaffen werden, indem ihre Mutter ein Schloß an der Hintertüre ihres Hauses anbrachte und eine zerbrochene Fensterklinke in ihrem Schlafzimmer reparierte. Einfache Umweltmanipulationen dieser Art liefern aber nur selten so dramatische Resultate. In der Regel sind komplexere, wiederholte Problemlösungsmethoden erforderlich, damit die Fähigkeiten der Patienten und ihrer Angehörigen, persistierende Wahnvorstellungen zu bewältigen, verbessert werden können.

Wenn die erwähnten Methoden den anhaltenden Wahn nicht erleichtern, müssen Interventionsansätze zur Verringerung der begleitenden Handicaps entwickelt werden. Solche Verfahren bestehen z.B. darin, die Patienten und ihre Familien anzuleiten, Diskussionen über den Wahn zu vermeiden, besonders bei sozialen Interaktionen und in der Öffentlichkeit. Eugen BLEULER (1911) bemerkte, daß seiner Beobachtung nach Patienten, die mehr als 30 Jahre alt waren, ihr Verhalten, sogar bei Vorhandensein starker Wahnsymptome, besser kontrollieren konnten; «weder verlieren sie die Herrschaft über die Dinge, noch geht es ihnen wirklich schlechter; mit Ausnahme akuter Schübe sind viele dieser Patienten vollkommen arbeitsfähig». Dies gilt zweifellos auch heute noch. Der Verhaltenstherapeut versucht, das vorhandene Bewältigungsvermögen der Patienten zu nutzen, und nicht nur ihre anscheinend unwirksamen Anstrengungen abzubauen.

Halluzinationen

Es existieren zahlreiche Berichte über Strategien, wie die Häufigkeit akustischer Halluzinationen reduziert werden kann.
Mehrheitlich sind die Methoden empirisch fundiert mit nur begrenzter Analyse der die Halluzinationen begleitenden Umstände.

Die Verfahren sind folgende: Aversive Konditionierung (BUCHER & FABRICATORE, 1970; ANDERSON & ALPERT, 1974; LAMONTAGNE et al., 1983; WEINGARTNER, 1971; ALFORD & TURNER, 1976; TURNER et al., 1977; MOSER, 1974); Entspannung und Desensibilisierung (LICK & HEFFLER, 1977; ALUMBAUGH, 1971; SLADE, 1972); Aufmerksamkeitsreduktion der Bezugspersonen hinsichtlich der äußeren Anzeichen von Halluzinationen bei den Patienten (ALLYON & KANDEL, 1976; HAYNES & GEDDY, 1973; NYDEGGER, 1972; PATTERSON et al., 1976); Aufgaben mit gesteigerten Anforderungen an die Informationsverarbeitung (ROSENTHAL & QUINN, 1977; SLADE, 1974); Kontrolle über den Beginn des Halluzinierens und Gedankenstoppen (FISHER & WINKLER, 1975); Verstärkungsmethoden (ANDERSON & ALPERT, 1974); Teilnahme an sozialen Interaktionen (ALFORD & TURNER, 1976; TURNER et al., 1977).

Obwohl sich all diese Methoden in den Therapiesitzungen als wirksam erwiesen haben, die Häufigkeit erzählter andauernder Halluzinationen zu senken, sind sie nur von begrenztem klinischem Nutzen.

FALLOON & TALBOT (1981) berichteten, daß bei zwei Patienten akustische Halluzinationen klinisch sinnvoll vermindert wurden, indem sich diese einen schmerzhaften Stimulus (Schnappen eines am Handgelenk angebrachten Gummibandes) selbst beibrachten. Mit dieser Selbstkontrollmethode vermochten die Patienten, häufig eindrängende Halluzinationen zu bewältigen, so daß es ihnen möglich wurde, aktiv an einem Berufstraining teilzunehmen. In beiden Fällen war klar, daß die Patienten in der Regel ihre Stimmen schätzten, sie jedoch – nachdem sie sie erst absichtlich induziert hatten – nicht mehr beseitigen und sich externen Reizen zuwenden konnten.

Externe akustische Stimuli, wie sie z.B. Stereo-Radio und Musik (FEDER, 1982), weißer Lärm (SLADE, 1974) und Fernsehen (MAGEN, 1983) liefern, reduzierten die Intensität akustischer Halluzinationen. Das Aufkommen tragbarer persönlicher Radiorecorder kann möglicherweise eine wertvolle Copinghilfe für Patienten bieten, die darauf ansprechen und in der Lage sind, sich konstruktiver Aktivität zuzuwenden, während sie Musik oder Gesprochenes hören. In einer systematischen Studie über zehn verschiedene akustische Stimuli kamen MARGO et al. (1981) jedoch zum Schluß, daß es nicht nur das Geräusch selbst, sondern die den akustischen Input begleitende aktive Informationsverarbeitung war, welche zur Reduktion der Halluzinationen beitrug. Somit scheint die Entwicklung wirksamer Strategien eine viel komplexere Angelegenheit zu sein, als ursprünglich angenommen.

Das breite Spektrum von Methoden, die – wenn auch gewöhnlich nur vorübergehend – Halluzinationen vermindert haben, scheint ein gemeinsames Element zu enthalten: Alle versuchen, die Aufmerksamkeit des Patienten von den Halluzinationen abzulenken. Das Fehlen von Langzeiterfolgen zeigt, daß solche Ansätze nur von geringem praktischen Wert sind, solange nicht Methoden entwickelt werden, die auch außerhalb der Therapiesitzungen ein Weiterführen dieser Ablenkungsstrategien ermöglichen.

Außerdem sind die meisten dieser Coping-Strategien Antworten auf das Vorkommen von Halluzinationen. Weniger häufig wird der Ansatz verwendet, Patienten zu lehren, die Bedingungen einsetzender Halluzinationen zu erkennen und Verfahren zur Verhütung ihres Auftretens zu entwickeln. Ein Patient, den wir behandelten, war in der Lage, das Auftreten von Stimmen auf Zeiten zu lokalisieren, wenn er sich ängstlich und besorgt fühlte. Wir beobachteten, daß er dann jeweils hyperventilierte. Er wurde unterwiesen, diese Hyperventilation zu erkennen und langsam und oberflächlich zu atmen. Die Häufigkeit seiner Halluzinationen wurde minimal. Interessanterweise bemerkte er, daß körperliche Anstrengung, die zu Atemlosigkeit führte, weiterhin Halluzinationen auslöste. Das Verstehen dieses Zusammenhanges verringerte jedoch die mit lebhaften körperlichen Aktivitäten verbundene Ängstlichkeit, so daß er schließlich in der Lage war, trotz Anwesenheit von Halluzinationen eine Reihe sportlicher Aktivitäten zu genießen.

Physiologische Veränderungen können in ähnlicher Weise bei Frauen zu den in der prämenstruellen Phase des Menstruationszyklus regelmäßig auftretenden Exazerbationen von Halluzinationen und Wahnvorstellungen beitragen (Cater et al., 1985). Das Wissen um die Zusammenhänge zwischen diesen klinischen Exazerbationen und der Physiologie des Menstruationszyklus würde die Betroffenen vielleicht befähigen, Bewältigungsmöglichkeiten für diese Symptome zu finden und die üblicherweise ausgelösten Ängste zu vermeiden.

Andere Faktoren, die biologische Veränderungen mit sich bringen und möglicherweise Selbstkontroll-Strategien zugänglich sind, umfassen Rauchen, exzessiven Koffeingenuß und Mißbrauch von stimulierenden Drogen. Diese chemischen Substanzen scheinen die beruhigende Wirkung der Neuroleptika zu neutralisieren und lösen unter Umständen floride Symptome aus. Informiert man die Patienten und ihre Angehörigen über das Wesen der Schizophrenie und den Einfluß der genannten Faktoren auf den Krankheitsverlauf, könnte dies mithelfen, die Selbstkontrolle solcher Bedingungen zu verbessern.

Eine Verminderung der mit Halluzinationen einhergehenden Handicaps ließe sich durch eine tolerantere Einstellung der Gesellschaft diesen Phänomenen gegenüber erreichen. Man hat argumentiert, daß der bessere Schizophrenieverlauf in den Entwicklungsländern teilweise durch die vermehrte Toleranz - in manchen Fällen zur Verehrung gesteigert - für Personen mit Halluzinationen zu erklären sei (AlIssa, 1976).

Neuere spezifische Bemühungen, Patienten sowie ihre Freunde und Verwandten über die Natur der Schizophrenie zu unterrichten, haben zu toleranteren Einstellungen geführt und die Angst vermindert, die mit der Aufdeckung solcher Erfahrungen verbunden ist (Falloon, 1985). Ein junger Mann, der befürchtete, seine Freundin würde herausfinden, daß er Stimmen hörte, erprobte Wege, wie er ihr dieses Erlebnis erklären könne. Seine Mutter schlug ihm vor, ihr zu erzählen, er habe eine besondere Fähigkeit zu träumen, während er hellwach sei. Als er dies seiner Freundin mitteilte, schien sie zunächst bestürzt, brach dann aber in Lachen aus und erzählte ihm, daß sie früher einmal in einer psychiatrischen Klinik war und ebenfalls das Erlebnis hatte, menschliche Stimmen zu hören, obwohl niemand anwesend war: auch sie hatte befürchtet, er würde nichts mehr mit ihr zu tun haben wollen, wenn sie es ihm gesagt hätte.

Eine neuere Studie beschreibt einen edukativen Gruppenansatz, bei dem Patienten, die unter anhaltenden Halluzinationen leiden, ihre verschiedenen Bewältigungsstrategien erklären und sich gegenseitig helfen, wirksame Wege zu finden, um mit ihren Störungen umzugehen (Kanas, 1984). Solche offenen Diskussionen tragen dazu bei, die Verknüpfungen zwischen Halluzinationen und Teufeln, Verhexung und Exorzismus, Folterung und Einkerkerung aufzulösen, die in der europäischen Religion und Kultur bis zur Gegenwart eine bedeutende Rolle gespielt haben. Die Einstellung, daß Schizophrenie eine schreckliche, zu zunehmender Verblödung führende, unheilbare Krebserkrankung des Geistes ist, bleibt weiterhin vorherrschend. Meiner Meinung nach müssen solche kulturellen Vorstellungen dringend abgelöst werden. Dafür sind größere öffentliche Aufklärungskampagnen notwendig, die herausstellen, auf welche Art und Weise die meisten Personen, bei denen sich eine Schizophrenie entwickelt, lernen können, mit ihren störenden Symptomen umzugehen. Dazu gehört die geschulte Hilfe von Professionellen, die optimale Medikamente und psychologische Behandlungen bereitstellen, die Unterstützung durch Familien und Freunde, die sich um häusliche Unterstützung kümmern, und schließlich braucht es auch Leidenskollegen, die neue Selbstkontrollstrategien vorschlagen und beim Management hartnäckiger Denkstörungen, Halluzinationen und Wahnbildungen mithelfen.

Literaturverzeichnis

ADAMS, H. E.; MALATESTA, V.; BRANTLEY, P. J.; TURKAT, I. D.: Modification of cognitive processes: A case study of schizophrenia. J. Cons. Clin. Psychol. *41,* 460–464, 1981.

AL-ISSA, I.: Behavior therapy and hallucinations: A sociocultural approach. Psychotherapy: Theory, Research and Practice *13,* 156–159, 1976.

ALFORD, G. S.; TURNER, S. M.: Stimulus interference and conditioned inhibition of auditory hallucinations. J. Beh. Ther. Experim. Psychiat. *7,* 155-160, 1976.

ALLYON, T.; KANDEL, H.: «I hear voices but there's no one there»: A functional analysis of auditory hallucinations. In: EYSENCK, H. J. (ed.): Case studies in behaviour therapy. Henley-on-Thames: Routledge & Kegan Paul, 1976.

ALUMBAUGH, R. V.: Use of behavior modification technique toward reduction of hallucinatory behavior: A case history. Psychol. Record *21,* 415–417, 1971.

ANDERSON, L. T.; ALPERT, M.: Operant analysis of hallucination frequency in a hospitalized schizophrenic. J. Beh. Ther. Experim. Psychiat. *5,* 13–18, 1974.

BLEULER, M.: Die schizophrenen Geistesstörungen im Lichte langjähriger Kranken. Stuttgart: Thieme, 1972.

BLEULER, E.: Dementia praecox or the group of schizophrenias. New York: International Universities Press, 1911.

BRENNER, H. D.; STRAMKE, W.; HODEL, B.; RUI, C.: A treatment program for impaired cognitive functions aimed at preventing chronic disability among schizophrenic patients: Results of a two years field study. Papier presented at the World Psychiatric Association Symposium, Baltimore, MD, 1982.

BREIER, A.; STRAUSS, J.S.: Self-control in psychotic disorders. Arch. Gen. Psychiat. *40,* 1141–1145, 1983.

BUCHER, B.; FABRICATORE, J.: Use of patient-administered shock to suppress hallucinations. Beh. Ther. *1,* 382–385, 1970.

CATER, R. E.; FALLOON, I. R. H.; PALMER, R. N.: Premenstrual exacerbation of schizophrenia. Brit. J. Soc. Clin. Psychiat. in press, 1985.

FALLOON, I. R. H.: Family management of schizophrenia: A study of clinical, social, family and economic benefits. Baltimore: Johns Hopkins Univ. Press, 1985.

FALLOON, I.R.H.; LIBERMAN, R. P.: Interactions between drug and psychosocial therapy in schizophrenia. Schizophr. Bull. *9,* , 543–554, 1983.

FALLOON, I. R. H.; TALBOT, R. E.: Persistent auditory hallucinations: Coping mechanisms and implications for management. Psychol. Med. *11,* 329–339, 1981.

FALLOON, I. R. H.; WATT, D. C.; SHEPHERD, M.; SMEETON, N.: A five-year epidemiological study of the course of schizophrenia. Psych. Med. Monogr. London: Cambridge Univ. Press (in Vorb.).

FEDER, R.: Auditory hallucinations treated by radio headphones. Am. J. Psychiat. *139,* 1188–1190, 1982.
FISHER, E. B.; WINKLER, R. C.: Self-control over intrusive experiences. J. Cons. Clin. Psychol. *43,* 911–916, 1975.
HARTMAN, L. M.; CASHMAN, F. E.: Cognitive-behavioural and psychopharmacological treatment of delusional symptoms: A preliminary report. Beh. Psychother. *11,* 50–61, 1983.
HAYNES, S.; GEDDY, P.: Suppression of psychotic hallucinations through time-out. Beh. Ther. *4,* 123–127, 1973.
HEMSLEY, D. R.: Cognitive impairment in schizophrenia. In: BURTON, A. (ed.): The pathology and psychology of cognition. London: Methuen, 1982.
JASPERS, K.: Allgemeine Psychopathologie. Heidelberg: Springer 1973 (9. Auflage).
KANAS, N.: Self-control of psychotic productions in schizophrenics. Arch. Gen. Psychiat. *41,* 919–920, 1984.
KNIGHTS, A.; HIRSCH, S. R.: «Revealed» depression and drug treatment for schizophrenia. Arch. Gen. Psychiat. *38,* 806–811, 1981.
LAMONTAGNE, Y.; ANDRET, N.; ELIE, R.: Thought-stopping for delusions and hallucinations: A pilot study. Beh. Psychother. *11,* 177–184, 1983.
LICK, J. R.; HEFFLER, D.: Relaxation training and attention placebo in the treatment of severe insomnia. J. Cons. Clin. Psychol. *45,* 153–161, 1977.
MAGEN, J.: Increasing external stimuli to ameliorate hallucinations. Am. J. Psychiat. *140,* 269–270, 1983.
MARGO, A.; HEMSLEY, D. R.; SLADE, P. D.: The effects of varying auditory input on schizophrenic hallucinations. Brit. J. Psychiat. *139,* 122–127, 1981.
MEICHENBAUM, D. H.; CAMERON, R.: The clinical potential and pitfalls of modifying what clients say to themselves. In: MAHONEY; M. J.; THORESEN, C. E. (eds.): Self-control: Power to the person. Monterey, Ca.: Brooks-Cole, 1974.
MILTON, F.; PATWA, V. K.; HAFNER, R. J.: Confrontation vs. belief modification in persistently deluded patients. Brit. J. Med. Psychol. *51,* 127–130, 1978.
MOSER, A. J.: Covert punishment of hallucinatory behavior in a psychotic male. J. Beh. Ther. Experim. Psychiat. *5,* 297–299, 1974.
NÜCHTERLEIN, K. H.; DAWSON, M. E.: Information processing and attentional functioning in the developmental course of schizophrenic disorders. Schizophr. Bull. *10,* 160–203, 1984.
NYDEGGER, R. V.: The elimination of hallucinatory and delusional behavior by verbal conditioning and assertive training: A case study. J. Behav. Ther. Exp. Psychiat. *3,* 225–227, 1972.
PATTERSON, R. L.; LIBERMAN, R. P.; BAKER, V.: A problem in the behavioral assessment of the frequency of hallucinations. Unpublished report, Camarillo Neuropsychiatric Research Institute, 1976.
ROSENTHAL, D.; QUINN, O. W.: Quadrupet hallucinations. Arch. Gen. Psychiat. *34,* 817–827, 1977.
SLADE, P. D.: The effects of systematic desensitization on auditory hallucinations. Beh. Res. Ther. *10,* 85–91, 1972.
SLADE, P. D.: The external control of auditory hallucinations: An information theory analysis. Brit. J. Soc. Clin. Psychol. *13,* , 73–79, 1974.
TURNER, S. M.; HERSEN, M.; BELLACK, A. S.: Effects of social disruption, stimulus, interference, and aversive conditioning on auditory hallucinations. Beh. Modification *1,* 249–258, 1977.
WALLACE, C. J.; NELSON, C. J.; LIBERMAN, R. P.; AITCHISON, R. A.; LUKOFF, D.; ELDER, J.; FERRIS, C.: A review and critique of social skills training with schizophrenic patients. Schizophr. Bull. *6,* 42–63, 1980.
WATTS, F. N.; POWELL, G. E.; AUSTIN, S. V.: The modification of abnormal beliefs. Brit. J. Med. Psychol. *46,* 359–363, 1973.
WEINGARTNER, A. H.: Self-administered aversive stimulation with hallucinating hospitalized schizophrenics. J. Cons. Clin. Psychol. *36,* 422–429, 1971.
WING, J. K.: The social content of schizophrenia. Am. J. Psychiat. *135,* 1333–1339, 1978.

Die Philosophie und Praxis der Selbsthilfe für Angehörige psychisch Kranker

H. Katschnig, T. Konieczna

Einleitung

In den vergangenen 15 Jahren läßt sich weltweit eine Welle von Neugründungen von Selbsthilfeorganisationen von Angehörigen psychisch Kranker, u.a. auch von Angehörigen schizophrener Patienten, beobachten. Ein früher Vorläufer dieser Entwicklung ist die «Unité Nationale des Amis et des Familles des Malades Mentaux (UNAFAM)», eine Vereinigung von Freunden und Angehörigen psychisch Kranker in Frankreich, die bereits 1963 gegründet wurde. 1972 entstand in England die «National Schizophrenia Fellowship», von der wesentliche Impulse für die Schaffung ähnlicher Vereinigungen in vielen Ländern ausgegangen sind. Die österreichische Angehörigenvereinigung «Hilfe für psychisch Erkrankte (HPE)», die sich an das englische Vorbild anlehnt, wurde 1977 gegründet. 1978 bildeten die zahlreichen lokalen Selbsthilfeorganisationen von Angehörigen in den USA die «National Alliance for the Mentally Ill (NAMI)», und nach vielen weiteren nationalen Neugründungen konstituierte sich auch in der Bundesrepublik Deutschland 1985 ein Bundesverband der Angehörigen psychisch Kranker, zu dem sich die auch dort schon längere Zeit, beispielsweise in Baden-Württemberg und in Bremen, existierenden lokalen Angehörigengruppen zusammenschlossen. 1985 wurde schließlich in Brighton eine «World Schizophrenia Fellowship» ins Leben gerufen, ein Dachverband von nationalen Vereinigungen von Angehörigen psychisch Kranker.

In diesem Beitrag soll der Frage nachgegangen werden, warum es zu dieser «Angehörigenbewegung» gekommen ist. Darüber hinaus soll der Versuch unternommen werden, den Standort der Angehörigenselbsthilfe im Rahmen der Bemühungen, die vielfachen Probleme der Schizophrenie zu bewältigen, zu bestimmen. Unsere Kenntnis über die Entwicklung der Angehörigenselbsthilfe haben wir als Berater der Wiener Angehörigenselbsthilfeorganisation HPE («Hilfe für psychisch Erkrankte») erworben, für die wir seit der Gründung vor acht Jahren in vielfacher Weise tätig gewesen sind, nicht zuletzt auch als Moderatoren von «Selbsterfahrungsgruppen» von Angehörigen.

Der historische und theoretische Ort der Angehörigenselbsthilfe in der Psychiatrie

Die Angehörigenselbsthilfebewegung in der Psychiatrie ist nicht zufällig erst in den siebziger Jahren entstanden. Wir wollen in diesem Abschnitt zeigen, daß sich diese Entwicklung mit einer gewissen Notwendigkeit ergeben hat, nachdem seit Mitte der fünfziger Jahre dieses Jahrhunderts chronisch psychisch Kranke zunehmend aus psychiatrischen Krankenhäusern entlassen werden und in der Gemeinde leben.

Schon KRAEPELIN hat – trotz des ihm in der Regel zugeschriebenen Pessimismus – am Ende seiner berühmten Darstellung der «Dementia praecox» optimistische Töne angeschlagen, indem er schrieb: «Sobald die akuten Störungen zurücktreten, gilt es, nach Möglichkeit zu erhalten, was die Krankheit nicht zerstört hat. Vielfach wird nun die Rückkehr in die Familien möglich und sogar zweckmäßig sein, wenn die Verhältnisse einigermaßen günstig sind. Selbst manche der schwierigen Kranken halten sich übrigens zu Hause überraschend gut, so daß man mit Entlassungsversuchen nicht allzu ängstlich zu sein braucht» (KRAEPELIN, 1899, 2. Band, S. 213).

Es hat allerdings über 50 Jahre gedauert, bis das, was KRAEPELIN für möglich hielt, zur Realität wurde. In erster Linie wegen geänderter Einstellungen gegenüber psychisch Kranken und durch die Einführung der Neuroleptika, in zweiter Linie auch wegen neu entwickelter psychosozialer Therapiemethoden, wurde es in vielen Ländern möglich, chronisch psychisch Kranke aus den Anstalten zu entlassen und die stationäre Behandlungsdauer neu erkrankter Patienten zu verkürzen. Dies dokumentiert sich weltweit in einer dramatischen Abnahme der Zahl psychiatrischer Betten und einer Verkleinerung der psychiatrischen Krankenhäuser. So fiel etwa in den USA die Anzahl psychiatrischer Betten von 559 000 im Jahre 1955 auf 138 000 im Jahre 1980 (GUDEMAN & SHORE, 1984). Für schizophrene Patienten, mit ihrem Haupterkrankungsalter in der Adoleszenz und im frühen Erwachsenenalter, bedeuteten diese veränderten Behandlungsmodalitäten vielfach eine Rückkehr in ihre Familie.

Es besteht aus heutiger Sicht kein Zweifel darüber, daß diese «Psychiatriereform», die sich vielenorts auf die einfache Entlassung psychisch Kranker zurück in die Gemeinde beschränkte, ohne für flankierende Maßnahmen zu sorgen, dazu geführt hat, daß die Bürde der Betreuung chronisch psychisch Kranker, vorwiegend schizophrener Patienten, den Familien überantwortet wurde. Es ist bemerkenswert, daß es 15 Jahre gedauert hat, bis dieser Sachverhalt in das allgemeine Bewußtsein eingedrungen ist. Erst 1968 haben GRAD und SAINSBURY diese Belastung der Angehörigen erstmals dokumentiert und CREER und WING haben 1974 die erste ausführlichere Studie darüber vorgelegt, die bereits im Rahmen einer Angehörigenselbsthilfevereinigung, der englischen National Schizophrenia Fellowship, durchgeführt wurde. Damit wurde erstmals eine «andere Seite der Schizophrenie» sichtbar, die den Psychiatern mit ihrem ausschließlich institutionellen Hintergrund bis dahin verborgen geblieben war (KATSCHNIG, 1984).

Daß diese Nöte der Familien mit zu Hause lebenden psychisch Kranken erst so spät offenkundig wurden, hängt mit verschiedenen Faktoren zusammen. Einer der wichtigsten erscheint uns die Isolierung und Stigmatisierung psychisch Kranker und ihrer Angehörigen zu sein, die auch heute noch weitgehend vorhanden ist. Der Rückzug aus dem sozialen Leben und die häufige Depression der Angehörigen verhindern, daß sie sich nach außen artikulieren, wobei auch die Erfahrung eine Rolle spielt, daß man ohnehin meistens auf Unverständnis und Gleichgültigkeit stößt.

Dazu kommt noch, daß die bei den Eltern schizophrener Patienten fast notgedrungen auftretenden Schuldgefühle durch eine z.T. falsch interpretierte Familientheorie der Entstehung der Schizophrenie noch verstärkt werden und die ohnehin schon vorhandene Isolierung dieser Familien noch vermehrten. ANGERMEYER (1982) konnte durch die Analyse der Krankengeschichten einer sozialpsychiatrisch orientierten Klinik zeigen, wie weit die mißverständlichen Äußerungen von Familientheoretikern und Familientherapeuten in den klinischen Alltag eingedrungen sind und dort offenkundig ihre schädliche Wirkung in dem Sinn entfalten, daß die Angehörigen schizophrener Patienten mehr oder minder deutlich für die Krankheit verantwortlich gemacht werden.

Zusammen mit der traditionellen passiven Rolle des Angehörigen als «Anamneselieferanten», die die Angehörigen in der Psychiatrie schon immer spielen mußten, ergeben sich genügend Gründe dafür, daß das tatsächliche Leid in vielen Familien mit zu Hause lebenden psychisch Kranken nach außen hin nicht sichtbar wurde. Offensichtlich bedurfte es der Latenz von 15 oder sogar 20 Jahren, bis einzelne zur Artikulation besonders befähigte Angehörige mit der Unterstützung von Sozialpsychiatern nach außen treten und das große Leid äußern konnten, das durch eine falschverstandene «Psychiatriereform» über die Familien psychisch Kranker hereingebrochen ist.

Daß dieses Leid der Angehörigen erst in den siebziger Jahren offenkundig geworden ist, hängt aber vermutlich auch damit zusammen, daß in diesem Jahrzehnt in fast sämtlichen Bereichen gesundheitlicher und psychosozialer Probleme Selbsthilfeaktivitäten in den Vordergrund getreten sind, die als Äußerung der Unzufriedenheit mit den für diese Bereiche zuständigen Diensten zu verstehen sind (MÖLLER, 1977; DAUM, 1984). In erster Linie trat diese Unzufriedenheit in Bereichen auf, in denen von den vorhandenen Diensten und Einrichtungen wenig Erfolge erzielt werden, die deshalb für Mediziner eher uninteressant sind und daher vernachlässigt werden. Dazu gehört der Bereich der chronischen Krankheiten und der Rehabilitation, etwa die neuen «Volksseuchen», wie Herz-Kreislauf-Erkrankungen und Karzinomerkrankungen, aber auch neurologische Erkrankungen wie multiple Sklerose oder Muskeldystrophien. Daß derartige Selbsthilfeaktivitäten, wie etwa die schon viel länger existierenden «Anonymen Alkoholiker», auch beachtliche Erfolge aufzuweisen haben, hat dieser Bewegung zusätzlich Auftrieb gegeben. Es ist sehr wahrscheinlich, daß diese allgemeine Selbsthilfebewegung auch die Angehörigen psychisch Kranker da und dort ermutigt hat, sich zusammenzuschließen.

Neben der tatsächlichen Selbsthilfe – die mit einer besseren Kenntnis der wahren Probleme, der größeren Menschlichkeit einer gegenseitigen Hilfe der Betroffenen, der Erhöhung und Weckung der Eigeninitiative und damit allgemein mit einer größeren Zufriedenheit begründet wird – haben viele Selbsthilfebewegungen auch einen fordernden Aspekt: sie zeigen Lücken im Versorgungssystem auf und verlangen die Schließung dieser Lücken durch Errichtung entsprechender Dienste. Damit stehen sie aber auch im Rahmen einer anderen allgemeinen Entwicklung im Gesundheits- und Sozialbereich, die im letzten Jahrzehnt beobachtbar ist: im Trend zu einer steigenden Beanspruchung von Gesundheits- und Sozialdiensten für Probleme aller Art, der auf ein allgemein gesteigertes Selbstbewußtsein und ein gesteigertes Wissen über Krankheiten und deren Behandelbarkeit zurückgeführt wird, und immer mehr an die Grenzen der Finanzierbarkeit stößt (Klerman, 1985). Die im Zusammenhang damit manchmal geäußerten Bedenken, daß mit einer Überbeanspruchung von institutioneller Hilfe eine Verkümmerung des Selbsthilfepotentials einhergehe, gelten allerdings für die hier behandelten schweren psychischen Krankheiten nicht, da es gerade in diesem Bereich noch einen großen Nachholbedarf an institutioneller Hilfe gibt.

Auf dem Hintergrund der allgemeinen Selbsthilfebewegung hat sich im Rahmen der in den letzten fünfzehn Jahren gegründeten Angehörigenselbsthilfeorganisationen ein «neuer» Typ des Angehörigen herausgebildet, dem die Passivität und Verzagtheit des «alten» Angehörigen zunehmend abgeht: ein Angehöriger, der sich seiner instrumentellen Rolle bei der Lösung des Problems der Schizophrenie bewußt ist, der über die psychologischen Implikationen des Zusammenlebens mit einem Kranken Bescheid weiß, der seine Probleme artikulieren kann und mit anderen Angehörigen gemeinsam Lösungen zu finden versucht, der aber auch an die Öffentlichkeit tritt und vermehrte Aufmerksamkeit dieser Öffentlichkeit für die bis jetzt vernachlässigten Probleme der Familien psychisch Kranker fordert. Anhand der Schilderung der Aktivitäten von Selbsthilfeorganisationen von Angehörigen psychisch Kranker wird deutlich werden, aus wieviel verschiedenen Mosaiksteinen das Bild dieses neuen selbstbewußten Angehörigen zusammengesetzt ist.

Worin besteht Angehörigenselbsthilfe?

Um Angehörigenselbsthilfeaktivitäten zu verstehen, ist es nützlich, zwischen Angehörigenselbsthilfegruppen und Angehörigenselbsthilfeorganisationen zu unterscheiden. Die meisten Selbsthilfegruppen, in denen die Angehörigen in direkten regelmäßigen Kontakt zueinander treten, sind spontan, durch zufällige Begegnungen während der Besuchszeit im Krankenhaus entstanden. Das wichtigste an den naturgemäß kleinen Selbsthilfegruppen ist der direkte persönliche Kontakt mit Menschen, die sich in einer ähnlichen Situation befinden und mit ähnlichen Problemen zu kämpfen haben.

Im Rahmen dieser Kontakte wird es für viele Angehörige das erste Mal möglich, ihr Informationsdefizit zu reduzieren, das häufig auf die Unwilligkeit der Fachleute, adäquat zu informieren, zurückzuführen ist. So werden Informationen über Krankheitsursachen, Verlauf, Prognose und Wirkungen und Nebenwirkungen von Medikamenten ausgetauscht. Aber auch Wissenswertes über existierende psychiatrische und psychosoziale Einrichtungen, über Arbeits- und Wohnmöglichkeiten und die sozialrechtlichen Gegebenheiten kann man in solchen Gruppen voneinander erfahren.

Neben dieser objektiven Information werden auch persönliche Erfahrungen ausgetauscht, etwa darüber, welche Umgangsformen und Verhaltensweisen sich im Zusammenleben mit einem chronisch Kranken am besten bewähren. Praktisch alle Angehörigen müssen sich ja mit dem Problem des richtigen Umgangs mit den verschiedenen Symptomen bei ihrem kranken Familienmitglied beschäftigen. Dabei zeigt sich, daß der Umgang mit den für Laien als Zeichen der «Verrücktheit» geltenden Symptome – wie Halluzinationen und Wahnideen – im allgemeinen als einfacher empfunden wird, als der Umgang mit der sogenannten Negativsymptomatik, also mit sozialem Rückzug, Antriebsarmut und affektiver Verflachung. Ein typisches Problem ist dabei die Unmöglichkeit, zwischen krankheitsbedingter Unfähigkeit und mangelndem Willen des Patienten zur Kooperation - etwa bei der Übernahme von Haushaltspflichten - zu unterscheiden. Diese «bad/mad»-Problematik ist im Einzelfall meistens tatsächlich nicht lösbar, so daß es keine «richtige» Art der Reaktion darauf geben kann. Dies durch den Erfahrungsaustausch mit anderen Angehörigen bestätigt zu bekommen, ist in der Regel eine große Erleichterung. Das Autonomiebedürfnis des Patienten und sein Wunsch und seine Bedürfnisse nach Sexualität sind weitere Themen dieses persönlichen Erfahrungsaustausches. Sehr viele Angehörige kennen auch das Gefühl der Ratlosigkeit angesichts des Entschlusses des Patienten, die Behandlung abzubrechen oder die Medikation zu reduzieren oder abzusetzen. In solchen und ähnlichen Fällen können sich Ratschläge der «alten» Angehörigen, die vielfach auf langjährige Erfahrungen mit einem kranken Familienmitglied zurückblicken können, als sehr hilfreich erweisen. Zweifelsohne nehmen Angehörige Kritik und Ratschläge mit unangenehmen Konsequenzen viel eher und schneller von einem anderen Angehörigen entgegen als von einem Fachmann (vgl. Katschnig & Konieczna, 1984a).

Gegenüber diesen kognitiven Aspekten sind die emotionalen von noch größerer Bedeutung. Zum einen bieten Angehörigenselbsthilfegruppen eine Möglichkeit, angestaute negative Emotionen wie Haß, Wut, Verzweiflung und Scham zu äußern, ohne Angst vor einer Verurteilung und ohne die Befürchtung haben zu müssen, den anderen mit den eigenen Problemen zu belasten, da es sich ja auch um seine Probleme handelt. Mehr noch: meistens kann man nicht nur mit Verständnis sondern auch mit ausgesprochener emotionaler Unterstützung von den anderen Angehörigen rechnen. Es sind die partnerschaftliche Ebene und die Reziprozität der Beziehung, durch die sich die Kommunikation der Angehörigen untereinander von der Kommunikation mit einem Professionellen - bei dem man meistens in die Rolle eines «Patienten» gerät - unterscheidet, was den Kontakt sicherlich erleichtert.

Kontakte mit anderen Betroffenen in kleinen Gruppen verhelfen aber nicht nur zum Ausbruch aus einer jahrelangen Isolation, sondern können auch eine Plattform für die Knüpfung intensiverer Beziehungen und für Freundschaften werden. Aus derartigen Beziehungen ergibt sich dann nicht selten, daß einander auch praktisch geholfen wird. Solche unmittelbare Hilfe kann z.B. darin bestehen, daß man einen Patienten «übernimmt», damit ein Angehöriger einmal einen freien Abend oder ein freies Wochenende hat, oder daß mehrere Familien einen gemeinsamen Urlaub organisieren.

Diese face-to-face-Gruppen sind der wesentliche und unverzichtbare Bestandteil von Angehörigenselbsthilfe. Dort, wo diese Gruppen so groß werden, daß sich langsam eine formale Organisation, eine Angehörigenselbsthilfevereinigung, ausbildet, besteht immer die Gefahr, daß diese direkten persönlichen Kontakte - außer für die Funktionärsschicht - eine untergeordnete Rolle spielen. Freilich erhält die Angehörigenselbsthilfe durch die Bildung einer formalen Organisation eine zusätzliche neue Dimension, auf die konsequenterweise nicht verzichtet werden darf: die Funktion einer «Lobby», die die öffentliche Meinung zu beeinflussen sucht. Die Öffentlichkeitsarbeit besteht meistens in Form von Informationsveranstaltungen, Vorträgen, Tagungen und Auftreten in den Medien. Ein wichtiger Teil der Aktivitäten von Selbsthilfeorganisationen besteht auch in Kontakten mit zuständigen Politikern, die über die Probleme der Angehörigen informiert werden. Eine wesentliche Rolle fällt in derartigen Organisationen üblicherweise denjenigen Angehörigen zu, die aufgrund ihrer Ausbildung, beruflichen Position und auch Persönlichkeitsstruktur besonders geeignet und gewillt sind, als Sprachrohr zu fungieren und die Interessen der Angehörigen zu vertreten. Manche Selbsthilfeorganisationen beschränken sich nicht nur darauf, Druck auf die zuständigen Institutionen und Verwaltungsorgane auszuüben, daß entsprechende neue Institutionen und Dienste eingerichtet werden, sondern organisieren ihre eigenen Betreuungseinrichtungen (wie etwa die UNAFAM in Frankreich).

Die Informationsvermittlung unter den Angehörigen selbst ist in Selbsthilfevereinigungen formalisierter als in Selbsthilfegruppen: Es werden telefonische, schriftliche und persönliche Beratungsmöglichkeiten angeboten, auch Seminare und Vortragsveranstaltungen für Angehörige, die von Fachleuten mitgestaltet werden. Darüber hinaus wird auch der gesellige Aspekt bewußt in den Vordergrund gestellt, indem etwa ein Jour fixe veranstaltet wird, der mit einer Informationsveranstaltung gekoppelt sein kann. Es werden aber auch Veranstaltungen mit ausschließlich geselligem Charakter, wie fünf-Uhr-Tees oder Ausflüge, angeboten.

Angehörigenselbsthilfe und professionelle Hilfe

Gleichzeitig mit der beschriebenen Entwicklung von der Einführung der Psychopharmaka bis hin zur Selbsthilfebewegung mit der Entstehung des «neuen» selbstbewußten Angehörigen hat sich in manchen Teilen des professionellen Versorgungssystems ein Umdenken ergeben, das eine Beziehung zu den heute existierenden Formen von Angehörigenselbsthilfe erkennen läßt: eine Konzeptualisierung von psychischer Krankheit, die über die Lokalisierung des Krankheitsprozesses im Individuum hinausgeht und das soziale Netzwerk miteinbezieht (Katschnig & Konieczna, 1985). Die Familientherapie läßt sich als klassisches, allerdings umstrittenes Beispiel dieser neuen, die individuelle Psychopathologie übersteigenden Netzwerkkonzeption verstehen.

Dieser neue Ansatz unterscheidet sich wesentlich von den klassischen psychiatrischen Konzepten, dem somatischen und dem psychotherapeutischen, die individuumzentriert denken. Diesen auf die Verursachung zentrierten Ansätzen tritt heute die Analyse und die therapeutische Nutzung des sozialen Netzwerkes für den weiteren Verlauf von psychischen Krankheiten an die Seite. So läßt sich beispielsweise ein vermehrtes Interesse am Konzept der «sozialen Unterstützung» («social support») feststellen (Brown & Harris, 1978; Beels, 1981; Surtees, 1984). Die zunächst vorherrschenden naiven Ansichten (etwa über eine rein positive Wirkung des sozialen Netzwerkes) sind in letzter Zeit differenzierteren Anschauungen gewichen (Vaughn & Leff, 1984; Henderson, 1984; Anderson et al., 1984). Die zunehmenden therapeutischen Aktivitäten mit Angehörigen sind allesamt dieser neuen Tradition der Arbeit mit dem sozialen Netzwerk des Patienten zuzuordnen (Katschnig & Konieczna, 1984b).

Die beiden genannten Entwicklungen - die Entstehung der Selbsthilfe bei den Angehörigen psychisch Kranker und die Ausbildung des Netzwerkansatzes im professionellen System - lassen sich im folgenden Schema etwas vereinfacht darstellen (Tab. 1).

Tabelle 1: Typen von helfenden Aktivitäten bei psychischen Krankheiten

	Fremdhilfe	Selbsthilfe
Ansatz am Patienten	Psychopharmaka Psychotherapie soziales Training	Selbstmedikation Selbststeuerung
Ansatz am sozialen Netz	Familientherapie Angehörigenarbeit	Angehörigenselbsthilfe

Wenn der traditionellen Fremdhilfe die Selbsthilfe gegenübergestellt wird und dem traditionellen Ansatz am Betroffenen selbst der Ansatz am sozialen Netzwerk, dann ergeben sich vier Typen von helfenden Aktivitäten: die traditionelle individuumzentrierte Fremdhilfe durch Psychopharmaka, Einzelpsychotherapie und, in gewissem Sinn, auch durch soziales Training; weitere neue Ansätze, die nur in einem der beiden genannten Aspekte neu sind: als Selbsthilfe ohne Netzwerkaspekt die Selbstmedikation und die Selbststeuerung des Verhaltens durch den Patienten, als Netzwerkansätze ohne Selbsthilfeaspekt die Familientherapie und die verschiedenen Formen der Angehörigenarbeit, und schließlich die uns hier interessierende Angehörigenselbsthilfe, in der beide neuen Aspekte, der der Selbsthilfe und der des Ansatzes am sozialen Netzwerk, gleichzeitig realisiert sind.

Expertenhilfe und Selbsthilfe stehen einander allerdings nicht so schroff gegenüber, wie dies in unserem Schema zum Ausdruck kommt. Sie sind vielmehr komplementäre Ansätze, die sich bei allen Abgrenzungsnotwendigkeiten z.T. auch durchdringen. Die Experten können einerseits Angehörigenselbsthilfe bewußt therapeutisch «einsetzen», um optimale Rehabilitationsergebnisse zu erzielen, andererseits können auch die Angehörigen die Experten in Anspruch nehmen, um ihre eigenen Zwecke der Selbsthilfe besser realisieren zu können.

Die Rolle der Angehörigenselbsthilfe im Rahmen der professionellen Therapie der Schizophrenie

Das einhellige Resultat der in den letzten Jahren durchgeführten Untersuchungen über die sozialen Netzwerke schizophrener Patienten besteht darin, daß diese sozialen Netzwerke einerseits verkleinert sind, andererseits auch verschiedene qualitative Veränderungen aufweisen (Pattison et al., 1975; Tolsdorf, 1976; Sokolovsky et al., 1978; Pattison & Pattison, 1981; vgl. Katschnig & Konieczna, 1984c). Neben den schon genannten Faktoren der Stigmatisierung spielt diese Verkleinerung des sozialen Netzwerkes der Patienten sicherlich eine Rolle dafür, daß auch die Angehörigen zunehmend in eine Isolierung geraten. Daß sich in diesen Familien dann pathologische emotionale Beziehungen ausbilden können, ist schon genügend dokumentiert (VAUGHN & LEFF, 1984).

Wenngleich der «Netzwerkansatz» heute in der Psychiatrie noch nicht sehr verbreitet ist, erscheint es doch nützlich, eine vorläufige Systematisierung des Einbeziehens des sozialen Netzwerkes in die Rehabilitation schizophrener Patienten vorzunehmen. In Tabelle 2 stellen wir eine erste derartige Systematisierung vor.

Tabelle 2: Soziales Netzwerk in der Rehabilitation der Schizophrenie

Veränderung des bestehenden sozialen Netzwerks

- Direkte Intervention (Familientherapie)
- Indirekte Intervention (Arbeit mit Angehörigen)

Erweiterung des bestehenden sozialen Netzwerks

- «Latente» Angehörige mobilisieren
- Angehörige mit Angehörigen anderer Patienten in Kontakt bringen (Selbsthilfe)
- Den Patienten Möglichkeiten zu extra-familiären Kontakten bieten (Club, Tagesklinik)

Alternatives soziales Netzwerk anbieten

- Vorübergehend (Übergangswohnheim)
- Dauernd (Wohnheim)

Diese Systematisierung wurde an anderer Stelle ausführlich beschrieben (KATSCHNIG & KONIECZNA, 1984c). Hier interessiert nur der Aspekt, der direkt mit Selbsthilfe zu tun hat, und der unter der Überschrift «Erweiterung des bestehenden sozialen Netzwerkes» zu subsumieren ist. Wir haben bereits dargelegt, eine wie wichtige Funktion Selbsthilfegruppen und Selbsthilfeorganisationen für die Bekämpfung der Isolierung haben, in die Familien psychisch Kranker mit der Zeit geraten. Wir haben es uns in Wien deshalb zur Aufgabe gemacht, alle Angehörigen, mit denen wir in unserer klinischen Arbeit in Kontakt kommen, auf die hier existierende Selbsthilfeorganisation von Angehörigen psychisch Kranker aufmerksam zu machen, und tun dies z.T. sogar recht nachdrücklich, indem wir Mitteilungsblätter und Prospekte dieser Angehörigenvereinigung verteilen. Wir sind sogar der Meinung, daß professionelle Helfer dort, wo noch keine Angehörigenselbsthilfeorganisationen bestehen, die Angehörigen dazu ermutigen sollten, solche Vereinigungen zu gründen oder zumindest in Gruppen regelmäßig zusammenzukommen.

Die Rolle des Experten in der Angehörigenselbsthilfe

Fachleute können für Selbsthilfeorganisationen von Angehörigen psychisch Kranker in mehrfacher Hinsicht nützlich sein und sie sollten auch den Angehörigen ihre Dienste als Selbsthilfeberater zur Verfügung stellen (MÖLLER, 1977; KATSCHNIG & SINT, 1984). Eine erste Rolle der professionellen Helfer in Selbsthilfeorganisationen von Angehörigen besteht darin, darüber zu informieren, was heute tatsächlich über Diagnostik, Entstehung und Behandelbarkeit psychischer Krankheiten bekannt ist. Wichtig erscheint dabei vor allem auch die Information darüber, wo die Grenzen unseres Wissens liegen, da Angehörige vielfach der Ansicht sind, Psychiater würden ihnen vorhandenes Wissen vorenthalten. Professionelle Berater von Selbsthilfegruppen sollten durchaus ihre eigene «Hilflosigkeit», also die Begrenztheit professionellen Wissens, eingestehen, was vielen Angehörigen zu einer realistischeren Einstellung zur Psychiatrie überhaupt und zu einer besseren Beziehung zum Therapeuten des kranken Familienmitglieds verhelfen dürfte. Eine zweite wichtige Funktion professioneller Helfer in Angehörigenselbsthilfeorganisationen besteht darin, diesen Vereinigungen gleichsam «Rückendeckung» zu geben, ihnen das Sektiererhafte zu nehmen, das ihnen gerne von anderen angedichtet wird. Wenn im Beirat einer Angehörigenselbsthilfevereinigung prominente Psychiater auftreten, dann wird für alle deutlich sichtbar dokumentiert, daß es sich um etwas Seriöses handelt. Damit ist auch schon die dritte Funktion des Experten angesprochen, nämlich die Aufgabe, sich abzeichnende Fehlentwicklungen zu erkennen und rechtzeitig gegenzusteuern. Dadurch kann möglicherweise verhindert werden, daß eine Selbsthilfeorganisation nicht mehr ernstgenommen wird, weil sie sich beispielsweise einer abwegigen Theorie verschrieben hat (wie etwa der Vitaminmangeltheorie der Schizophrenie). Wie wir aus eigener Erfahrung wissen, ist es schließlich für Angehörige besonders nützlich, in von Experten moderierten Selbsterfahrungsgruppen mit dem «Modellexperten» ganz konkrete Kommunikationsprobleme mit dem medizinischen Versorgungssystem durchspielen zu können.

Schließlich haben professionelle Berater von Angehörigenselbsthilfeorganisationen eine wichtige «Scharnierfunktion» zwischen Laien- und professionellem System. Sie können für das professionelle System eine gewisse «Horchpostenfunktion» erfüllen und Erkenntnisse und Erfahrungen aus dem Alltag mit chronisch psychisch Kranken, die der traditionellen Psychiatrie mit ihrer Krankenhauszentrierung verborgen geblieben sind, in das professionelle System einbringen und so innerhalb des professionellen Systems für die Anliegen der Angehörigen werben.

Ausblick

Wenn wir als Psychiatrieexperten auf dieser Tagung über Angehörigenselbsthilfe sprechen, dann manifestiert sich das immanente Dilemma der neuen Situation. Eigentlich hätte hier ein Angehöriger das Wort ergreifen müssen. Aus verschiedenen Gründen war dies aber offenbar nicht möglich. In der Tat bedeutet, sich auf Angehörige einzulassen, eine «Komplikation» der üblichen psychiatrischen Arbeit; sie wird auf jeden Fall mühsamer. So muß man als Psychiater akzeptieren, daß Angehörige eine legitime Autonomie entwickeln wollen, daß sie gegen die bestehenden Institutionen und Professionen gelegentlich Kritik vorbringen und daß sie für ein Gegängeltwerden besonders empfindlich sind. Auf der anderen Seite sieht man sich als Fachmann nicht selten gleichzeitig mit übersteigerten Erwartungen konfrontiert.

Es ist uns im Laufe unserer langjährigen Zusammenarbeit mit Angehörigen schizophrener Patienten bewußt geworden, daß diese ambivalente Beziehung zwischen Psychiater und Angehörigen, das gleichzeitige Vorhandensein von Autonomietendenzen und Hilfebedürftigkeit beim Angehörigen, das beim Fachmann zu einer ambivalenten Haltung führt, viele Ähnlichkeiten mit der Beziehung zwischen Angehörigem und Patienten aufweist und so zu einem Modell für den komplizierten Umgang zwischen Angehörigem und Patienten werden kann. Autonomie gewähren, wenn sie gewünscht wird, gleichzeitig aber immer da zu sein, wenn Hilfe benötigt wird, ist die unmögliche Aufgabe, mit der sich die Angehörigen psychisch Kranker konfrontiert sehen und die sie im Alltag ständig lösen müssen. Sich auf diese Alltagswirklichkeit von Familien mit einem psychisch Kranken einzulassen, ist für uns Psychiater zugleich eine Herausforderung und Bereicherung, auf die wir nicht verzichten sollten.

Literaturverzeichnis

Anderson, C. M.; Hogarty, G.; Bayer, T.; Needleman, R.: Expressed emotions and social networks of parents of schizophrenic patients. Brit. J. Psychiat. *144,* 247–255, 1984.

Angermeyer, M. C.: Der theoriegraue Star im Auge des Psychiaters. Medizin Mensch Gesellschaft *7,* 55–60, 1982.

Beels, C. C.: Social support and schizophrenia. Schizophr. Bull. *7,* 58–72, 1981.

Brown, G. W.; Harris, T.: Scoial origins of depression. London: Tavistock Publications, 1978.

Creer, C.; Wing, J. K.: Schizophrenia at home. National Schizophrenia Fellowship, 1974. Deutsch in: Katschnig, H. (Hrsg.): Die andere Seite der Schizophrenie – Patienten zu Hause. 2. Aufl. München, Wien, Baltimore: Urban & Schwarzenberg, 1984.

Daum, K.-W.: Selbsthilfegruppen – Die Idee der Selbsthilfe und das Konzept von Gesprächs-Selbsthilfegruppen. Psychiatrische Praxis *11,* 157–162, 1984.

Grad, J.; Sainsbury, E.: The effect that patients have on their families in a community care and a control psychiatric service. A two years follow-up. Brit. J. Psychiat. *114,* 265–278, 1968.

Gudeman, J. E.; Shore, M. F.: Beyond deinstitutionalization. A new class of facilities for the mentally ill. New Engl. J. Med. *311,* 832–836, 1984.

Henderson, A. S.: Interpreting the evidence on social support. Soc. Psychiat. *19,* 49–52, 1984.

Katschnig, H. (Hrsg.): Die andere Seite der Schizophrenie. München, Wien, Baltimore: Urban & Schwarzenberg, 1984[2].

Katschnig, H.; Konieczna, T.: Angehörigenprobleme im Spiegel von Selbsterfahrungsgruppen. In: Angermeyer, M. C.; Finzen, A. (Hrsg.): Die Angehörigengruppe – Familien mit psychisch Kranken auf dem Weg der Selbsthilfe. Stuttgart: Enke, S. 100–109, 1984a.

Katschnig, H.; Konieczna, T.: Neue Formen der Angehörigenarbeit in der Psychiatrie. In: Katschnig, H. (Hrsg.): Die andere Seite der Schizophrenie – Patienten zu Hause. München, Wien, Baltimore: Urban & Schwarzenberg, S. 207–228, 1984b[2].

Katschnig, H.; Konieczna, T.: Psychosoziales Netzwerk und Rehabilitation psychisch Kranker. In: Andel van, H.; Pittrich, W. (Hrsg.): Neue Konzepte der Behandlung und Rehabilitation chronisch psychisch Kranker. Münster: Schriftenreihe des Landschaftsverbandes Westfalen-Lippe, S. 6–28, 1984c.

Katschnig, H.; Konieczna, T.: Social network and long-term course of mental disorder – research needs. In: Helgason, T. (ed.): The Long-Term Treatment of Functional Psychoses: Needed Areas of Research. Cambridge: Cambridge University Press, S. 163–174, 1985.

Katschnig, H.; Sint, P.: Zwischen Selbsthilfe und Expertenhilfe: Die Angehörigenvereinigung «Hilfe für psychisch Erkrankte» in Wien: In: Angermeyer, M. C.; Finzen, A. (Hrsg.): Angehörigenarbeit und Angehörigenselbsthilfe in der Psychiatrie. Stuttgart: Enke, 1984.

Klerman, G. L.: Trends in utilization of mental health services. Perspectives for health services research. Medical Care *23,* , 584–537, 1985.

Kraepelin, E.: Psychiatrie. Leipzig: Barth, 1899[6].

Möller, M. L.: Zur Bildung von Selbsthilfegruppen. Ein Erfahrungsbericht für Teilnehmer und Experten. Psychiat. Praxis *4,* 197–212, 1977.

Pattison, E. M.; DeFrancisco, D.; Wood, P.; Frazier, H.; Crowder, J.: A psychosocial kinship model of family therapy. Am. J. Psychiat. *132,* 1246, 1975.

Pattison, E. M.; Pattison, M. L.: Analysis of a schizophrenic psychosocial network. Schizophr. Bull. *7,* 135–143, 1981.

Sokolovsky, J.; Cohen, J.; Berger, D.; Geiger, J.: Personal networks of ex-mental patients in a Manhattan SRO Hotel. Human Organization *37,* 5–15, 1978.

Surtees, P.: Kith, kin and psychiatric health: a Scottish survey. Soc. Psychiat. *19,* 63–67, 1984.

Tolsdorf, C. C.: Social networks, support and coping: An exploratory study. Family Process *15,* 407–417, 1976.

Vaughn, C.; Leff, J. P.: Umgangsstile in Familien mit schizophrenen Patienten. In: Katschnig, H. (Hrsg.): Die andere Seite der Schizophrenie – Patienten zu Hause. München, Wien, Baltimore: Urban & Schwarzenberg, S. 181–194, 1984².

Einige Aspekte zur Neuroleptika-Wirkung auf die psycho-soziale Entwicklung schizophrener Patienten

P. Müller

Neuroleptika sind in hervorragender Weise geeignet, akute schizophrene Erkrankungen erfolgreich zu behandeln und Rezidive zu verhüten. Das ist die psychopathologisch orientierte therapeutisch-prophylaktische Ebene. Eine andere Ebene ist es, wenn wir fragen, welche Wirkungen Neuroleptika auf die längerfristige psychische und soziale Entwicklung schizophrener Patienten haben. Dazu sollen einige Ergebnisse aus einer kürzlich abgeschlossenen Verlaufsuntersuchung über ein Jahrzehnt berichtet werden.

60 schizophrene Kranke einer repräsentativen Stichprobe mit paranoid-halluzinatorischer Symptomatik wurden nach stationärer Behandlung von uns neuroleptisch und sozial-psychiatrisch behandelt. Ein Ziel war die vollständige psychopathologische Remission. Das gelang bei 56 Kranken, drei besserten sich wenigstens, und nur ein Patient war therapieresistent (Müller, 1982). Die längerfristige Weiterbehandlung erfolgte dann nach freier Wahl bei niedergelassenen Ärzten (69%) oder in der Poliklinik (20%) (Müller, in Vorb.). Die Krankheitsverläufe erstrecken sich inzwischen über durchschnittlich elf Jahre, von denen wir im Mittel acht Jahre prospektiv beobachtet haben.

Zunächst sollen einige **Verlaufscharakteristika** dieser 60 Patienten summarisch dargestellt werden: Bei einer Einordnung in vier Kategorien kam es bei der Hälfte der Patienten zu keinem oder nur selten zum Rezidiv. Jeder zweite Patient erlitt sehr häufig Rezidive, oder die Erkrankung verlief chronisch produktiv (s. Abb. 1). Eine sehr regelmäßige neuroleptische Behandlung erfolgte anfangs nur

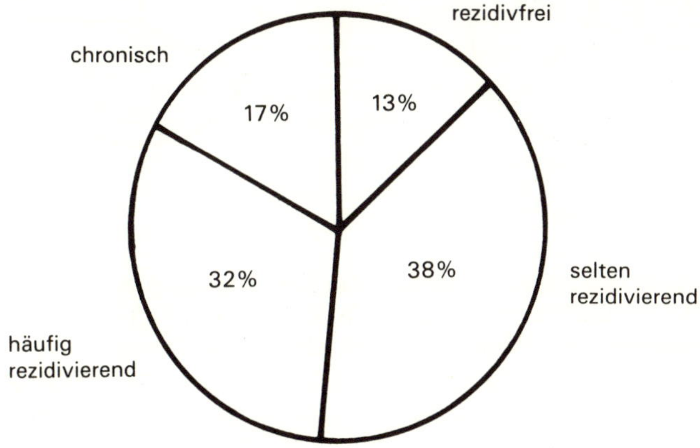

Abbildung 1: Krankheitsverläufe (N = 60)

bei jedem dritten Kranken. Der Anteil stieg in den folgenden Jahren an, meist im Zusammenhang mit Rezidiven der Psychose, und lag zur Zeit der Katamnese bei zwei Dritteln regelmäßiger Medikation.

Beruflich nicht integriert war zu Krankheitsbeginn ein Drittel der Patienten, jetzt war das bei jedem zweiten Kranken so (s. Abb. 2). Entsprechend stieg die Zahl der Rentner von 3% auf 32%; nur jeder vierte Kranke bestreitet heute noch seinen Lebensunterhalt durch eigene Berufstätigkeit, weitere 18% sind als Hausfrauen tätig (s. Abb. 3). Damit ergeben sich summarisch unter heutigen Behandlungsbedingungen keine wesentlich besseren beruflichen Entwicklungen als auch in den langen früheren Katamnesen von Bleuler und Huber und Mitarbeitern (1976) sowie Ciompi und Müller (1976). Zu berücksichtigen ist allerdings die ungünstige wirtschaftliche Entwicklung der letzten Jahre.

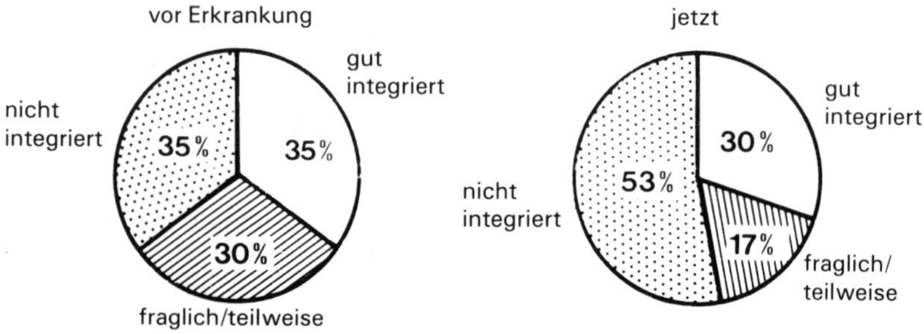

Abbildung 2: Berufliche Integration

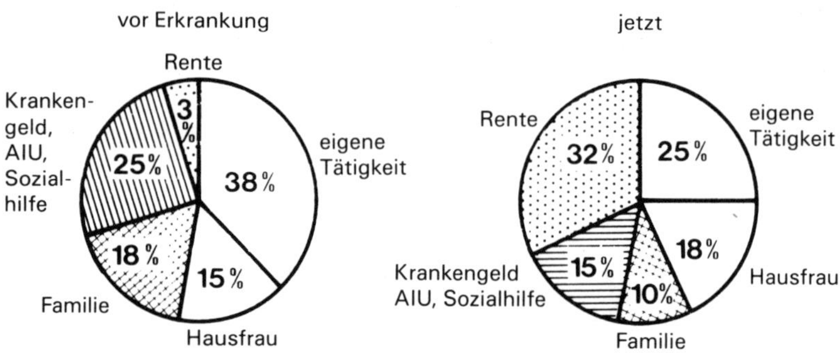

Abbildung 3: Lebensunterhalt

Die Sozialkontakte haben im Verlauf der Erkrankung ebenfalls abgenommen (s. Abb. 4). Beim Familienstand und der Wohngemeinschaft (s. Abb. 5 und 6) ergaben sich praktisch keine Veränderungen, obwohl das Durchschnittsalter inzwischen bei 40 Jahren liegt. Für schizophrene Patienten scheinen im Gefolge der Erkrankung oder auf Grund prämorbider Persönlichkeitsstrukturen Ehe und Partnerschaft besonders verschlossen zu sein. Die meisten Patienten sind und bleiben ledig und leben bei ihren Eltern oder allein.

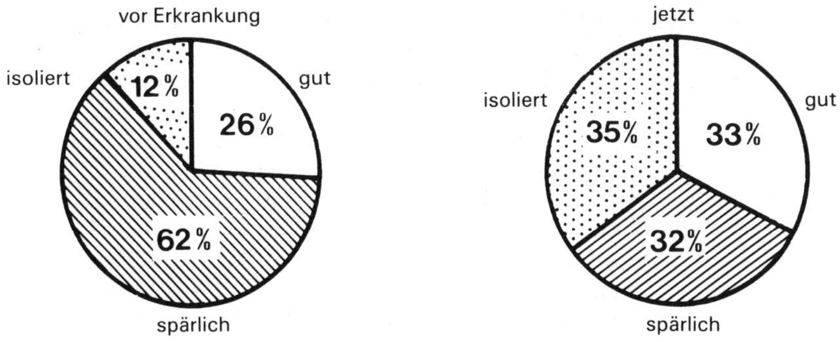

Abbildung 4: Sozialkontakte

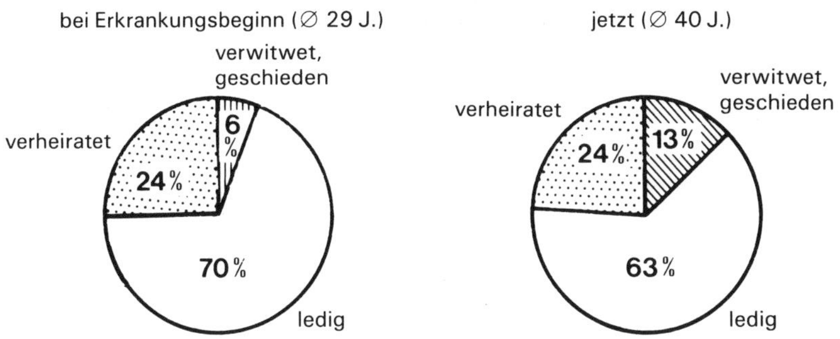

Abbildung 5: Familienstand

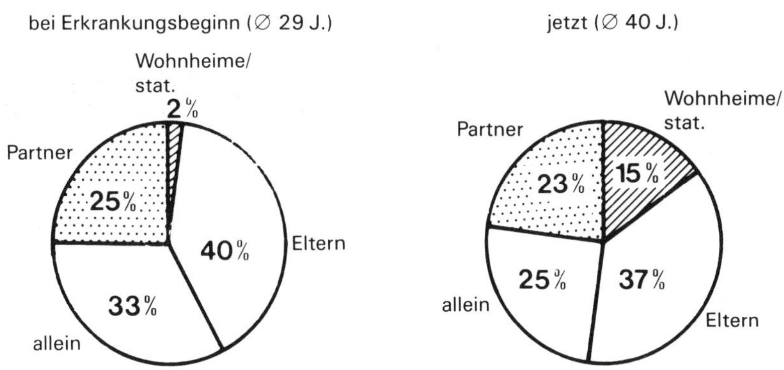

Abbildung 6: Wohngemeinschaft

Nach diesen Basisdaten sollen Zusammenhänge mit dem **beruflich-sozialen Verlaufsausgang** unserer Patienten betrachtet werden. Zusammengefaßt wurden dazu die berufliche Entwicklung, der Sozialkontakt und eine eventuelle Trennung von der Herkunftsfamilie. Die statistische Prüfung fand dabei signifikante Korrelationen (Kontingenz-Koeffizient, $p < .05$) mit folgenden Merkmalen (s. Tab. 1): Die beruflich-soziale Entwicklung war ungünstig, wenn das Ersterkrankungsalter niedrig war, wenn die Erkrankung langsam begann anstelle kurzer und akuter Symptomatik, wenn die erste stationäre Behandlung lange dauerte und nicht zur Symptomfreiheit bei der Entlassung führte. Weiterhin erwiesen sich als prognostisch ungünstig: fehlende berufliche Integration bei Krankheitsbeginn, spärliche prämorbide Sozialkontakte und fehlende Trennung vom Elternhaus bzw. fehlende eigene Partnerschaft. Auch eine ursprünglich hohe Sozialschicht ist wegen der schlechten Prognose der Studenten ungünstig.

Tabelle 1: Beruflich-soziale Entwicklung: signifikant ungünstige Prädiktoren

Ersterkrankungsalter niedrig (.27)
Krankheitsbeginn langsam (.35)*
erste stat. Behandlung lang (.31)*
Entlassungsbefund nicht symptomfrei (.30)*
beruflich nicht integriert prämorbid (.28),
Lebensunterhalt nicht selbständig (.35)*
Sozialkontakte prämorbid spärlich (.27)
keine Partnerschaft, lebt bei Eltern (.35)*
höhere Sozialschicht (.30)

*R = .52

Wegen möglicher Interdependenzen, etwa zwischen Ersterkrankungsalter und Familienstand, führten wir eine schrittweise multiple Regressionsanalyse durch und ermittelten damit die folgenden fünf besten Prädiktoren ($R = .52$): Krankheitsbeginn, Dauer der stationären Erstbehandlung, Entlassungsbefund, Lebensunterhalt und Beruf, Partnerschaft.

Im weiteren Krankheitsverlauf war es außerdem für die beruflich-soziale Entwicklung ungünstig, wenn es zu länger anhaltenden Krankheitszeiten kam mit wiederholten Hospitalisierungen, besonders wenn diese lange dauerten (s. Tab. 2).

Keine Korrelation fand sich aber mit der Zahl der Rezidive. Anders ausgedrückt: Wiederholte Rezidive, besonders wenn sie kurz sind und ambulant behandelt werden, beeinflussen die Sozialentwicklung viel weniger als seltenere, da-

Tabelle 2: Beruflich-soziale Entwicklung: signifikant ungünstige Verlaufseinflüsse

Dauer produktiver Symptome (.31)
Hospitalisierungszahl (.45) und -dauer (.36)
hohe neuroleptische Dosis erforderlich (.38)

keine Korrelation: Rezidivzahl
Regelmäßigkeit der Medikation

für aber langhingezogene und schlecht behandelte Wiedererkrankungen, besonders wenn sie zu langen Hospitalisierungszeiten führen.

Keine Korrelation fand sich auch zwischen der sozialen Entwicklung und der Regelmäßigkeit neuroleptischer Medikation. Das heißt, wer regelmäßig Neuroleptika erhielt, entwickelte sich beruflich-sozial inzwischen nicht günstiger als wenn die medikamentöse Behandlung unregelmäßig oder selten erfolgte. - Dabei war die insgesamt ja nicht sehr intensive Medikation immerhin in der Lage, Rezidive zu verhindern, es fand sich ein entsprechend hoher signifikanter Zusammenhang zwischen regelmäßiger Medikation und Rezidivfreiheit ($C = 0.49$, $p < .0001$).

Nach der sozialen Ebene sollen jetzt einige Ergebnisse zum **psychischen Befinden** der Patienten betrachtet werden. Die Zuordnung subjektiven Wohlbefindens zu vier Kategorien wurde nach Äußerung und Beurteilung durch die Patienten selbst vorgenommen. Das Ergebnis zeigt Abbildung 7.

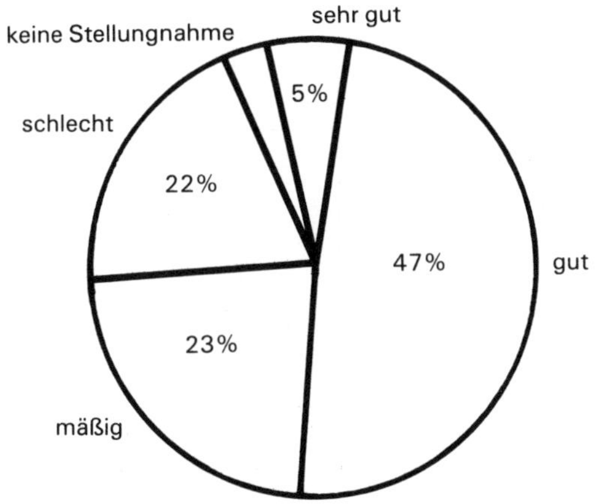

Abbildung 7: Subjektives Wohlbefinden

Es ergaben sich folgende Korrelationen (s. Tab. 3): Subjektives Wohlbefinden findet sich signifikant häufiger bei älteren Patienten, bei Frauen, bei akutem Krankheitsbeginn, bei prämorbid guten Sozialkontakten und bei beruflicher Integration; bei günstiger sozialer Weiterentwicklung mit Trennung von den Eltern, vorhandener Partnerschaft, Berufsfähigkeit und guten Kontakten; bei im weiteren Krankheitsverlauf fehlenden oder nur kurzen Krankenhausaufenthalten, kurzen produktiven Krankheitszeiten. Die Zahl der Rezidive und die Regelmäßigkeit der neuroleptischen Medikation korreliert jedoch nicht.

Ein weiterer Befund betrifft den neuroleptischen Effekt auf die Stimmungslage im Sinne einer pharmakogenen Depression.

Wir selbst sahen im Rahmen einer Doppelblindstudie post-remissiv eine hohe Rate multiaxial erhobener Depressionen unter Neuroleptika, hingegen fast nie unter Placebo (s. Abb. 8) (MÜLLER, 1981).

Tabelle 3: Subjektives Wohlbefinden: signifikant günstige Einflüsse

höheres Alter (.32)
Geschlecht (Frauen +) (.29)
gute Sozialkontakte prämorbid (.30) und jetzt (.39)
beruflich integriert prämorbid (.38) und jetzt (.46)
Trennung von den Eltern (.38), Partnerschaft o.allein (.39)
Hospitalisierungszahl (.27) und -dauer gering (.42)
Dauer produkt. Symptome gering (.38)
GAS (.58)

keine Korrelation: Rezidivzahl
Regelmäßigkeit der Medikation

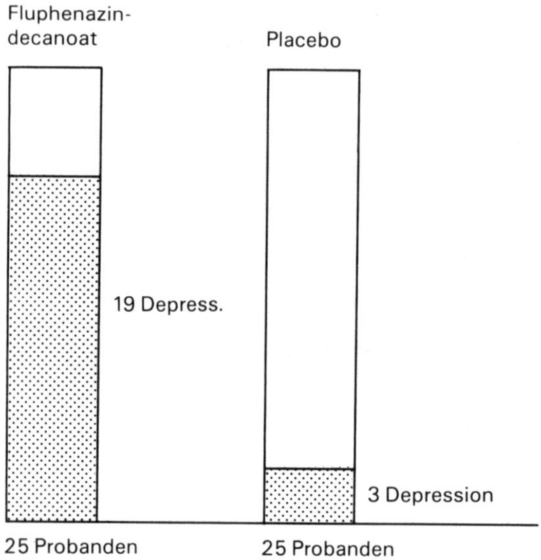

Abbildung 8: Pharmakogene Depression

Diskussion

Sowohl die soziale Entwicklung als auch das subjektive Wohlbefinden hängen also in erster Linie von Faktoren ab, die auf Verlaufsweisen der Erkrankung selbst verweisen: Die soziale Entwicklung korreliert mit frühen morbogenen Faktoren und mit späteren langen Krankheits- und Hospitalisierungsdaten, nicht aber mit regelmäßiger Medikation oder der Rezidivzahl.

In gleicher Weise hängt auch das subjektive Wohlbefinden von der sozialen Entwicklung und damit ebenfalls vom Krankheitsverlauf ab: Der Patient fühlt sich wohler, wenn er berufstätig sein kann. Oder kann er umgekehrt erst berufstätig sein, wenn er sich wohler fühlt? Rezidive allein, besonders wenn sie kurz sind, beeinflussen das subjektive Wohlbefinden viel weniger als langhingezogene Erkrankungen. Gleiches gilt ja auch für die soziale Entwicklung.

Diese Ergebnisse entsprechen nicht ganz unserer Hoffnung. Die sichere rezidivprophylaktische Wirkung der Neuroleptika hatte vermuten lassen, daß auch die soziale Entwicklung sich entscheidend bessern läßt. Das ist im Einzelfall sicherlich so. Im statistischen Mittel scheint jedoch die derzeit in der Praxis übliche neuroleptische Behandlung nur eine begrenzte Wirkung auf die langfristige soziale Entwicklung zu haben. Der fehlende statistische Einfluß der Neuroleptika hängt im großen und ganzen am ehesten mit folgendem zusammen:

Sozial und psychisch günstige Verläufe erfordern oft wenig Medikamente, andererseits haben ungünstige Verläufe trotz regelmäßiger und höherer Medikation gegenläufige Auswirkungen. Die Zielgruppe leicht erreichbarer neuroleptischer Rezidivprophylaxe sind die häufig rezidivierenden Erkrankungen mit akuter Symptomatik, die eine gute Remissionschance haben und sozialprognostisch ohnehin günstig sind. Darauf verweisen auch die Befunde von Ciompi et al. (1979) über günstige Verläufe ohne vorher erforderliche Neuroleptika, in gleicher Weise die Ergebnisse von Gäbel et al. (1981). – Für einen Teil dieser Patienten könnte man anstelle neuroleptischer Langzeitmedikation auch die sogenannte Intervallbehandlung als für die soziale Entwicklung gleichwertig diskutieren (Herz et al., 1982; Müller, 1983).

Auf der anderen Seite stehen ungünstige Krankheitsverläufe, die die soziale Entwicklung nachhaltig beeinträchtigen: Beginnt die Erkrankung in jungen Jahren und entwickelt sich die Symptomatik langsam und betrifft damit auch Menschen vor ihrer beruflichen und partnerschaftlichen Stabilisierung, womöglich einhergehend mit prämorbider Kontaktstörung, und ist sie nicht einfach behandelbar und neigt zur Chronifizierung mit längeren Hospitalisierungen, so ist die beruflich-soziale Entwicklung ganz erheblich beeinträchtigt. Ähnliche Prädiktoren fanden Strauss & Carpenter (1977), Nyman & Jonsson (1983), Möller et al. (1982) und Gäbel et al. (1981).

Unter diesem Aspekt könnten manche der in der Literatur beschriebenen Verlaufsprädiktoren auch ein anderes Gewicht, eine andere Kausalitätsrichtung bekommen: Nach Strauss & Carpenter (1977) ist fehlende Arbeitsfähigkeit der beste Prädiktor für einen entsprechend ungünstigen beruflichen Verlauf, Pietzcker (1985, S. 19) schließt aus der Literatur «Arbeitslosigkeit erhöht die Zahl der Krankenhausaufnahmen wegen schizophrener Erkrankungen...», und nach den Untersuchungen zur «expressed emotion» (Falloon, 1982; Vaughn & Leff, 1976) führt eine hohe emotionale Spannung zum schlechteren Verlauf. Die umgekehrte Kausalitätsrichtung könnte jedoch auch zutreffen: Eine a priori ungünstig verlaufende Erkrankung ermöglicht keine Arbeitsfähigkeit und korreliert mit dem Verbleiben im Elternhaus, überfordert die Eltern, so daß schließlich eine hohe Belastung der Eltern sich in emotionaler Spannung äußert.

Denkt man in dieser Kausalitätsrichtung weiter, so fördert das nicht den therapeutischen Optimismus – oder aber wir müssen bescheidenere Therapieziele akzeptieren. Unter der hier zur Diskussion gestellten Kausalitätsrichtung würden z.B. Angehörigengruppen (Angermeyer & Finzen, 1984) nicht via Reduktion der «expressed emotion» den Krankheitsverlauf kausal bessern. Natürlich sind solche und andere Therapieformen wichtig und hilfreich (wir wenden sie auch an und sind von ihrem Nutzen überzeugt), aber vielleicht verhelfen sie «nur» dazu, daß die Betroffenen besser mit der Erkrankung umgehen können. Das wäre schon viel. Auch soziotherapeutische Hilfen sind möglicherweise nicht geeignet, den Krankheitsverlauf insgesamt zu verändern, dafür sprechen auch die Befunde von Hogarty (1984), sondern sie erleichtern eventuell «nur» die Folgen der Erkrankung.

Nach den vorliegenden Befunden muß es ein wichtiges Ziel sein, insbesondere die ungünstigen Verläufe zu stoppen oder sogar günstig zu beeinflussen. Nach der Einzelfallanalyse unserer Patienten ist das prinzipiell möglich. Denn ungünstige Krankheitsverläufe erfordern oft eine besonders hohe neuroleptische Dosis (MÜLLER, im Druck) die die betreffenden Patienten in praxi aber oft nicht über längere Zeit erhalten, d.h. gerade ungünstige Erkrankungen waren oft individuell unterdosiert. Bei den wenigen Patienten, die länger und konstant die individuell erforderliche Dosis erhielten, war die Tendenz zur Chronifizierung und Hospitalisierung aufzuhalten. Die negativen Folgen unterbrochener Medikation bei diesen Fällen haben auch JOHNSON et al. (1983) betont.

Die zukünftige Aufgabe wird sein, in diesen Fällen an einer Optimierung der neuroleptischen Therapie zu arbeiten und besonderes Gewicht auf die Frühbehandlung zu legen, um frühe Chronifizierung zu verhindern.

Wieweit es damit gelingt, auch die soziale Entwicklung weiter zu bessern, muß allerdings vorläufig noch offenbleiben.

Auf der anderen Seite der Intensivierung neuroleptischer Therapiebemühungen steht die Gefahr pharmakogener Depressionen und von Antriebsmangelsyndromen. Ähnliche Befunde von RIFKIN et al. (1977) und von VAN PUTTEN & MAY (1978) und gemeinsames Auftreten beider Syndrome führten auch zum Begriff der «akinetic depression» (VAN PUTTEN & May, 1978). Die Häufigkeit depressiver Syndrome ist in der Literatur allerdings umstritten (z.B. HIRSCH & KNIGHTS, 1982). Glücklicherweise treten pharmakogene Depressionen meist erst nach der Remission auf, wenn die Dosis ohnehin reduzierbar ist.

Es ist einleuchtend, daß ein depressiver Patient mit einem Antriebsmangelsyndrom sich nicht wohl fühlt und noch weniger Zutrauen zu eigenen Konfliktlösungsmöglichkeiten im psycho-sozialen Bereich hat als vor der Erkrankung. Ganz besonders desolat aber ist es, wenn durch unzulängliche oder wechselhafte Behandlung die Hoffnung des Patienten auf eine stabile Remission der Psychose sich nicht erhöht, er aber trotzdem streckenweise quälende Nebenwirkungen in Kauf nehmen soll. Das müßte den Patienten in die Resignation oder in den Tod treiben. Leider ist das nicht extrem selten.

Bezüglich zu hoher Neurolepsie nach der Remission betonte Raoul SCHINDLER, daß Resignation, Rückzug auf sich selbst, Rollenfixierung, Entwicklung zum Defekt gefördert werden (SCHINDLER, im Druck). Auch wir beobachteten wiederholt, daß der remittierte schizophrene Kranke erst unter einer möglichst niedrigen neuroleptischen Dosis wieder erfahren kann, wo seine spezifische emotionale Belastbarkeitsgrenze liegt, was er selbst tun kann, um sich vor Überforderungen zu schützen, um soziale Kontakte zu dosieren.

Eine Patientin berichtete, daß sie sich bei Ärger an der Arbeitsstelle erst einmal zurückziehen müsse, ein bis zwei Tage Ruhe brauche, dann erst könne sie wieder Kontakt aufnehmen und Bedürfnisse äußern.

Kurz gesagt: Der Patient muß empfinden und reagieren können, um sich auf neue Situationen einzustellen. Dazu ist bei manchen Patienten passagerer Rückzug nötig. Forcierte Sozialtrainingsprogramme und Rehabilitationsbemühungen sind wahrscheinlich dann ungünstig, wenn der einzelne Patient das Tempo oder die Intensität eigentlich drosseln müßte, aber wegen zu hoher Neuroleptika-Gabe die entsprechenden Warnsignale nicht sensibel genug wahrnehmen kann.

Erst wenn die reduzierte neuroleptische Dosis wieder differenzierte Reaktionen zuläßt, wird auch die Krankheitsbewältigung (coping) besser und Ich-synthon möglich werden. Dann auch sind sowohl psychotherapeutische Hilfen sinnvoll, d.h. erfolgversprechend, als auch das Training z.B. kognitiver Fähigkeiten (BRENNER et al., 1980).

Möglicherweise auch in diesem Zusammenhang ist der Befund von BÖKER et al. (1982) zu sehen, wonach ein positives Erleben der Neuroleptika (also auch ohne behindernde und die kognitiven Fähigkeiten einschränkende Nebenwirkungen) mit integrativer Verarbeitung der Psychose korreliert. Auf die stärkere Dominanz persönlichkeitsspezifischer Verarbeitungsfaktoren anstelle eines statistischen Krankheits- oder Medikationseffektes weist eine eigene Arbeit hin (MÜLLER, im Druck).

Der Grat zwischen hilfreicher, ja notweniger Intensivierung neuroleptischer Therapie einerseits und psychosozial behindernden Nebenwirkungen andererseits ist manchmal schmal.

Eine Leitlinie kann sein, die Intensivierung der Behandlung auf produktive Krankheitszeiten zu konzentrieren und in der postremissiven Zeit individuell relativ niedrig zu dosieren, um die Rehabilitation nicht zu behindern.

Literaturverzeichnis

ANGERMEYER, M. C.; FINZEN, A.: Die Angehörigengruppe. Stuttgart: Enke, 1984.

BLEULER, M.; HUBER, G.; GROSS, G.; SCHÜTTLER, R.: Der langfristige Verlauf schizophrener Psychosen. Nervenarzt *47,* 477–481, 1976.

BÖKER, W.; BRENNER, H. D.; ALBERTI, L.: Über eine Untersuchung subjektiver Neuroleptikawirkung bei Schizophrenen. In: HAAS, H. J. (Hrsg.): Psychopharmakotherapie, optimale Dosierung der Neuroleptika. Erlangen: Perimed, 1982.

BRENNER, H. D.; STRAMKE, W. G.; MEWES, J.; LIESE, F.; SEEGER, G.: Erfahrungen mit einem spezifischen Therapieprogramm zum Training kognitiver und kommunikativer Fähigkeiten in der Rehabilitation chronisch schizophrener Patienten. Nervenarzt *51,* 106–112, 1980.

CIOMPI, L.; MÜLLER, C.: Lebensweg und Alter der Schizophrenen. Berlin: Springer, 1976.

CIOMPI, L.; DAUWALDER, H. P.; AGUE, C.: Ein Forschungsprogramm zur Rehabilitation psychisch Kranker. III. Längsschnittuntersuchung zum Rehabilitationserfolg und zur Prognostik. Nervenarzt *50,* 366–378, 1979.

FALLOON, I. R. H.; BOYD, J. L.; MCGILL, C. W.; RAZANI, J.; MOSS, H. B.; GILDERMAN, A. M.: Family management in the prevention of exacerbations of schizophrenia: A controlled study. N. Engl. J. Med. *306,* 161–164, 1982.

GÄBEL, W.; PIETZCKER, A.; POPPENBERG, A.: Prädiktoren des Verlaufs schizophrener Erkrankungen unter neuroleptischer Langzeitmedikation. Pharmacopsych. *14,* 180–188, 1981.

HERZ, M. I.; SZYMANSKI, H. V.; SIMON, J. C.: Intermittent medication for stable schizophrenic outpatients: An alternative to maintenance medication. Am. J. Psych. *139,* 918–922, 1982.

HIRSCH, S. R.; KNIGHTS, A.: Gibt es die pharmakogene Depression wirklich? Beweismaterial aus zwei prospektiven Untersuchungen. In: KRYSPIN-EXNER, HINTERHUBER, SCHUBERT (Hrsg.): Ergebnisse der psychiatrischen Therapieforschung. Stuttgart, New York: Schattauer, 1982.

HOGARTY, G. E.: Die Bedeutung der Soziotherapie während der Langzeitbehandlung mit Fluphenazin-Decanoat. In: KRYSPIN-EXNER, HINTERHUBER, SCHUBERT (Hrsg.): Langzeittherapie psychiatrischer Erkrankungen. Stuttgart, New York: Schattauer, 1984.

JOHNSON, D. A. W.; PASTERSKI, G.; LUDLOW, J. M.; STREET, K.; TAYLOR, R. D. W.: The discontinuance of maintenance neuroleptic therapy in chronic schizophrenic patients: Drug and social consequences. Acta psych. scand. *67,* 339–352, 1983.

JOHNSSON, H.; NYMAN, A. K.: Prediction of outcome in schizophrenia. Acta psych. scand. *69,* 274–291, 1984.

MÖLLER, H. J.; WERNER-EILERT, K.; WÜSCHNER-STOCKHEIM, M.; ZERSSEN VON, D.: Relevante Merkmale für die Fünf-Jahres-Prognose von Patienten mit schizophrenen und verwandten paranoiden Psychosen. Arch. Psych. Nervenkr. *231,* 305–322, 1982.

MÜLLER, P.: Depressive Syndrome im Verlauf schizophrener Psychosen. Stuttgart: Enke, 1982.

Müller, P.: Was sollen wir Schizophrenen raten: Medikamentöse Langzeitprophylaxe oder Intervallbehandlung? Nervenarzt *54,* 477–485, 1983.
Müller, P.; Günther, U.: Schizophrenic patients' attitudes toward their former illness. Psychopathology, in press.
Müller, P.: Neuroleptische Dosierung bei therapieresistenten Schizophrenien. In: Heinrich, H. (Hrsg.): Probleme der neuroleptischen Dosierung. Bern, Stuttgart, Wien: Huber, im Druck.
Müller, P.; Günther, U.; Lohmeyer, J.: Behandlung und Verlauf schizophrener Psychosen über ein Jahrzehnt. I. Krankheitsverlauf und soziale Entwicklung. Manuskript abgeschlossen.
Nyman, A. K.; Jonsson, H.: Differential evaluation of outcome in schizophrenia. Acta psych. scand. *68,* 458–475, 1983.
Pietzcker, A.: Der Einfluß sozialer Faktoren auf den Erfolg einer Psychopharmakotherapie. Psych. Prax. *12,* 19–22, 1985.
Putten van, Th.; May, P.R.A.: Akinetic depression in schizophrenia. Arch. Gen. Psych. *35,* 1101–1107, 1978.
Rifkin, A.; Quitkin, F.; Klein, D. F.: Fluphenazine decanoate, oral fluphenazine, and placebo in treatment of remitted schizophrenics. II. Rating scale data. Arch. Gen. Psych. *34,* 1215–1219, 1977.
Schindler, R.: Rehabilitation und Psychotherapie unter der Behandlung mit Depot-Neuroleptika. In: Ritzel, G. (Hrsg.): Pharmakotherapie: Dosierung, Effizienz und Nebenwirkungen. Im Druck.
Strauss, J. S.; Carpenter, W. T.: Prediction of outcome in schizophrenia. Arch. Gen. Psych. *34,* 159–163, 1977.
Vaughn, C.; Leff, J.: The influence of family and social factors on the course of psychiatric illness. Br. J. Psych. *129,* 125–137, 1976.

Die ambulante Langzeitbehandlung mit Depotneuroleptika und psychosozialer Therapie

A. Finzen

Vor einiger Zeit haben wir den Versuch unternommen, die Effizienz unserer Nachsorgeambulanz für Patienten mit Psychosen aus dem schizophrenen Formenkreis zu evaluieren. Uns interessierte sowohl die objektive nachweisbare Wirkung unserer Maßnahmen, wie ihre subjektive Wirkung auf die Patienten. Dabei stießen wir auf unerwartete Schwierigkeiten. Wir hatten keine Probleme, zu zeigen, daß die langzeitige Behandlung mit Depotneuroleptika Rückfälle verhütet, daß es bei regelmäßiger kompetenter Betreuung auch möglich ist, Psychosenrezidive ambulant abzufangen und unter Kontrolle zu bringen.

Unsere Ergebnisse unterschieden sich nicht von denen zahlreicher anderer Untersuchungen mit dieser Fragestellung. Allenfalls war die Rate der Nebenwirkungen höher. Das wiederum mag damit zusammenhängen, daß die Krankenhausambulanz es sich zur Aufgabe gemacht hatte, sich einer besonders schwer geschädigten Klientel anzunehmen. Patienten, die Jahrzehnte in psychiatrischen Krankenhäusern verbracht hatten, waren ebenso darunter wie Kranke, die nach jahrzehntelangem Krankheitsverlauf erstmals auf ein Depotneuroleptikum eingestellt worden waren. Das Ausmaß der Störung mag sich darin zeigen, daß 50% der 127 erfaßten Patienten zum Zeitpunkt der Untersuchung objektivierbare floride Krankheitssymptome hatten, die auch unter massiver Medikation nicht unterdrückt, sondern nur mühsam unter Kontrolle gehalten werden konnten. Das unerwartete Problem, mit dem wir konfrontiert waren, stellte sich in völlig anderer Weise. Wir verstanden uns und verstehen uns noch heute als sozialpsychiatrische Ambulanz mit einem Schwerpunkt in psychosozialer Betreuung und psychotherapeutischer Führung unserer schizophrenen Patienten. Bei unserer Untersuchung wollten wir neben den objektivierbaren Auswirkungen mit der Medikamentenbehandlung etwas darüber in Erfahrung bringen, wie diese von uns als wesentlich betrachteten Teilaspekte der Behandlung bei unseren Patienten ankommen. Zu unserer Überraschung zeigte sich, daß viele von den Patienten sich eindeutig als Klienten einer Depot-Sprechstunde erlebten, und nicht als solche einer sozialpsychiatrischen Ambulanz mit psychotherapeutischer Orientierung. Sie nahmen gar nicht wahr, daß ihre Behandlung auch psychotherapeutische und soziotherapeutische Komponenten hat. Diese Feststellung möchte ich zum Anlaß nehmen, entgegen meinem ursprünglichen Plan, nicht über Ergebnisse zu berichten. Ich werde statt dessen einige Methodenprobleme bei der Untersuchung der Interaktion verschiedener Therapieverfahren diskutieren.

Bei unseren Beobachtungen mag eine verzerrte Selbstwahrnehmung der Therapeuten eine Rolle spielen, eine Verklärung der eigenen Arbeit hin zur prestigeträchtigeren psychosozialen Komponente. Zimmer & Uchtenhagen (1979) haben bereits vor Jahren auf dieses Problem hingewiesen. Aber es war keineswegs so, daß wir den pharmakopsychiatrischen Anteil unserer therapeutischen Arbeit jemals gering geschätzt hätten. Im Gegenteil, wir haben ihn als Basis unserer Nachsorgearbeit betrachtet und immer großen Wert darauf gelegt, daß die Mitarbeiter der Sprechstunde, einschließlich der Krankenschwestern, über umfassende pharmakopsychiatrische Kompetenz verfügten und eine unvoreingenommene Haltung zur Medikamentenbehandlung von Psychosekranken aufbrachten.

Die Verbreiterung des Therapiekonzeptes durch soziotherapeutische und psychotherapeutische Strategien ergab sich zwingend aus der Notwendigkeit, den Patienten bei der Bewältigung ihrer Lebenssituation, ihrer zwischenmenschlichen und ihrer innerpsychischen Probleme zu helfen. Darin mag das Wahrnehmungsproblem für diese Formen der Therapie bei den Patienten wie bei außenstehenden Beobachtern eine Ursache haben. Soziotherapie und Psychotherapie in der Nachsorgeambulanz sind nur bei einzelnen Patienten systematisch. Bei den meisten kommen sie von Fall zu Fall, manchmal über kürzere, manchmal über längere Zeiträume zur Anwendung – etwa, wenn sich die Lebenssituation eines Patienten zuspitzt, wenn Probleme am Arbeitsplatz oder in der Familie ihm über den Kopf wachsen, oder wenn er unter innerpsychischen Druck gerät, den er ohne psychotherapeutische Hilfe nicht mehr aushalten kann.

In der Tat sind die angewandten Formen der Soziotherapie wie der Psychotherapie eher pragmatisch als methodisch abgrenzbar. Selbst ob eine Maßnahme nun als vorrangig soziotherapeutisch oder psychotherapeutisch zu klassifizieren ist, bleibt manchmal unklar. Aber genauso spielt patientenzentriertes Alltagshandeln in der Sprechstunde sich wohl im Regelfall ab, wenn nicht Forschungsinteressen ein methodisch abgrenzbares Vorgehen als Voraussetzung für die Evaluation unabdingbar machen. Hier wiederum scheint mir das Kernproblem aller wissenschaftlichen Versuche zu liegen, die Wirksamkeit psychotherapeutischer soziotherapeutischer und medikamentöser Verfahren bei der Langzeitbetreuung von psychisch Kranken voneinander abzugrenzen und miteinander zu vergleichen.

Uns allen sind die frühen Untersuchungen von Philipp May (1968) in Erinnerung, der solche Vergleiche unternommen hat und dabei zu dem Ergebnis gekommen ist, daß man die Milieutherapie ebenso gut vergessen kann. Schon in diesen frühen Untersuchungsansätzen werden die grundsätzlichen methodischen Probleme solcher Unternehmungen sichtbar. Anders als die Medikamentenbehandlung sind Soziotherapie und Psychotherapie weder qualitativ noch quantitativ exakt definierbar. Nicht einmal wenn eine systematische Psychotherapie mit einer abgrenzbaren Methode durchgeführt wird, können wir ohne Prozeßanalyse der Therapie sicher sein, was sich dahinter verbirgt.

Pietzcker (1985) hat die Problematik vor kurzem durch die Gegenüberstellung entgegengesetzter Untersuchungsergebnisse von Spadoni & Smith (1969) und Carpenter et al. (1977) in eindrucksvoller Weise ausgeleuchtet. Erstere berichteten nach dem Versuch, akut Schizophrene ohne Neuroleptika durch Milieutherapie in einer therapeutischen Gemeinschaft zu behandeln, beklagenswerte Ergebnisse. Letztere meldeten hervorragende Resultate bei der Bevorzugung der psychosozialen Behandlung gegenüber der Neuroleptikatherapie. Ihre Behandlungserfolge waren gut, obwohl sie bei über der Hälfte der Patienten ganz auf die Neuroleptikabehandlung verzichteten.

Tatsächlich hatten die beiden milieutherapeutischen Methoden, die angewandt wurden, nichts miteinander gemein. In SPADONI und SMITH (1969) therapeutischer Gemeinschaft wurde eine «demokratische und permissive» Atmosphäre gepflegt. Entscheidungen wurden vom Personal den Patienten überlassen. «Die Hauptmethode der Verhaltenskontrolle bestand in der Kritik durch die Gruppe.» Demgegenüber war bei CARPENTER et al. (1977) soziale Anpassung der zentrale Punkt im allgemeinen therapeutischen Milieu. «Das Personal half den Patienten, ihr Verhalten zu verstehen und zu kontrollieren.» CARPENTER und Mitarbeiter (1977) heben hervor, daß sie eine therapeutische Gemeinschaft entwickelten, die um ein klar definiertes medizinisches Modell organisiert war. Ihnen ging es um Eindeutigkeit und Durchsichtigkeit des Zusammenlebens, der Norm und der Rollenerwartungen, während SPADONI & SMITH (1969) Diffusität in jeder Hinsicht pflegten.

Ähnlich grundverschiedene Ansätze lassen sich bei der Anwendung von psychotherapeutischen Methoden bei der Behandlung schizophrener Patienten feststellen. Man kann einen Patienten stützend oder «aufdeckend» psychotherapeutisch behandeln. Man kann ihm zuhören, ihm einen Rat geben, versuchen - mit ihm zusammen seine psychische Situation zu klären. Man kann ihn manipulieren - etwa im Sinne einer paradoxen Intervention. Man kann ihn mit psychisch unbewußten Inhalten konfrontieren oder sein Verhalten und seine Gefühle deuten, oder man kann ihn immer wieder Lernsituationen aussetzen (vgl. LOCH, 1970).

Die pragmatische psychotherapeutische Führung des Psychosekranken im Alltag hat erfahrungsgemäß Elemente all dieser Ansatzmöglichkeiten. Es spricht einiges dafür, daß die orthodoxe Verwendung aufdeckender Verfahren in der akuten Krankheitsphase für sich allein oder in Kombination mit Neuroleptika den Patienten eher schaden als nützen, während die Verwendung stützender Verfahren für sich allein oder in Kombination mit Neuroleptika positive Wirkungen haben wird. Abei es wäre vorschnell, sich damit zufriedenzugeben. Denn im symptomfreien Intervall, auch unter Rezidivprophylaxe mit Neuroleptika, kann es - wie Christian MÜLLER (1972) hervorgehoben hat - durchaus sinnvoll sein, innerpsychische Konflikte aufzuarbeiten, um den Patienten in der Gesamtentwicklung seiner Persönlichkeit voranzubringen.

Tatsächlich scheint es mir überholt zu sein, globale Vergleiche der Wirksamkeit oder der Überlegenheit einzelner Methoden bei der Schizophreniebehandlung - für sich allein oder in Verbindung mit anderen - auch nur zu versuchen. Dazu wissen wir heute zuviel über die multifaktorielle Genese und die Einwirkungen vielfältiger Faktoren auf den Verlauf schizophrener Erkrankungen. Gerade im letzten Jahrzehnt ist einiges hinzugekommen: durch die Life-event-Forschung, durch die Überstimulations-/Unterstimulationshypothese von WING und seinen Mitarbeitern mit ihren Konsequenzen der Gestaltung des Lebensmilieus des Patienten in der Familie, im Heim, am Arbeitsplatz und im Beruf; schließlich durch die Selbsthilfebewegung von Angehörigen und Patienten.

Unter diesem Gesichtspunkt scheint es mir sinnvoll zu sein, soziotherapeutische und psychotherapeutische Methoden bei der Dauerbehandlung schizophrener Patienten und während der Rückfallprophylaxe nicht global zu betrachten. Es ist zweckmäßiger, sie in ihren einzelnen Elementen auf dem Hintergrund unserer Kenntnisse von der Empfindsamkeit des schizophrenen Menschen und von dem Verlauf der schizophrenen Erkrankung auf erwünschte Wirkungen und unerwünschte Begleitwirkungen abzuklopfen – so, wie wir das bei der Medikamentenbehandlung schizophrener Psychosen ja schon lange tun. Kein Pharmakopsychiater würde mehr auf die Idee kommen, die Aussage über ein Medikament auf ein bloßes «wirkt oder wirkt nicht» zu begrenzen. Die Entscheidung über seinen sinnvollen Einsatz ist das Ergebnis einer sorgfältigen Risiko-Nutzen-Analyse, bei der somatische, vegetative und psychische Nebenwirkungen gegen das Maß des positiven Einflusses auf die Krankheit selber abgewogen werden. Dazu gehört auch die Überlegung, zu welchem Zeitpunkt, in welcher Dosierung und in welcher Kombination ein Medikament eingesetzt werden muß. Zu den Kombinationsmöglichkeiten gehört, nach allem was wir wissen, eben auch die Verbindung mit psychotherapeutischen und soziotherapeutischen Interventionen, ohne daß die Wirksamkeit solcher Maßnahmen ohne weiteres statistisch nachweisbar und berechenbar ist. Ich sehe, daß hier ein bedauerliches Dilemma besteht, das auch zum Vorwand dafür werden kann, daß psychotherapeutische und soziotherapeutische Verfahren sich möglicher und notwendiger Überprüfung entziehen. Auf der anderen Seite scheint mir die Psychotherapieforschung ganz allgemein so wenig fortgeschritten zu sein, daß tragfähige wissenschaftliche Ergebnisse mit dieser speziellen Fragestellung kaum oder allenfalls in Einzelfallstudien zu erwarten sind. Das gleiche gilt mit gewissen Einschränkungen im ambulanten Bereich auch für die Soziotherapie als Behandlungsstrategie. Ausnahmen kommen für einzelne Elemente in Betracht, wie etwa die Auswirkungen eines definierbaren Familienmilieus oder die Auswirkungen von Arbeit und Beschäftigung.

Im individuellen Behandlungsverlauf zwingt die Frühdyskinesie, die Akathisie oder – gravierend – die beginnende tardive Dyskinesie zu einer Modifikation der Behandlungsstrategie. Das gleiche gilt für den drohenden Verlust des Arbeitsplatzes, für die Krise in der Partnerschaft, die immer wieder aufflammenden Konflikte mit den Eltern oder die ätiologisch nicht abgrenzbare depressive Verstimmung. Bei all diesen Ereignissen muß nicht nur situationsadäquat entschieden werden, welche soziale oder psychotherapeutische Intervention am Platz ist. Vielmehr stellt sich zugleich die Frage, ob nicht zugleich oder alternativ eine pharmakotherapeutische Maßnahme hilfreich sein kann oder gar notwendig ist. Am eindeutigsten mag das bei der depressiven Verstimmung sein: Sie kann Reaktion auf ein aktuelles Ereignis sein, sie kann Ausdruck des allgemeinen psychischen Befindends im Gefolge der Psychose, aber auch Stimmungsschwankung im Verlauf der Psychose selber, und schließlich Begleitwirkung der Medikation sein.

Bei einer Krise in der Familie mag das Zusammenspiel von Medikation, Soziotherapie und Psychotherapie auf den ersten Blick weniger plausibel erscheinen. Aber auch diese kann Reaktion auf aktuelle Ereignisse im Zusammenleben sein, krisenhafte Zuspitzung eines schwelenden Konfliktes im Rahmen einer pathologischen Familieninteraktion, aber auch Folge einer krankheitsbedingten, emotionalen oder kognitiven Störung des betroffenen Familienmitgliedes, und sei es nur eine verstärkte Überempfindlichkeit oder Reizbarkeit, auf die sich im Sinne von Barbara Stevens durch Vermittlung eines «künstlichen dicken Fells» medikamentös unkomplizierter, rascher und effizienter einwirken ließe, als durch eine Serie von psychotherapeutischen Familiengesprächen oder die Vergrößerung der

Distanz zwischen den Familienmitgliedern durch soziotherapeutische Maßnahmen. Welche der Interventionsmöglichkeiten am Platz ist, ist wiederum eine Angelegenheit individueller Entscheidung.

Ich komme zum Schluß. Ich habe versucht, das Zusammenwirken von medikamentösen, soziotherapeutischen und psychotherapeutischen Faktoren bei der ambulanten Langzeitbehandlung von schizophrenen Patienten darzustellen. Ich habe zu zeigen versucht, wie schwer es ist, das Gewicht der einzelnen Faktoren im therapeutischen Alltag voneinander abzugrenzen. Die Pharmakotherapie als Basis der Behandlung ist am eindeutigsten definiert, am einfachsten abzugrenzen und in ihrer Durchführung am leichtesten zu kontrollieren. Die beiden anderen Verfahren sind gewiß diffuser, aus noch vielfältigeren Elementen zusammengesetzt, und in ihrer praktischen Anwendung noch stärker als die Medikamentenbehandlung abhängig von der Kompetenz, der therapie-ideologischen Orientierung und der Persönlichkeit des jeweiligen Therapeuten. Der Versuch, die einzelnen Methoden und ihre Effizienz bei der ambulanten Langzeitbehandlung von schizophrenen Patienten gegeneinander abzugrenzen, muß auf schier unüberwindliche methodische Schwierigkeiten stoßen, weil alle drei Verfahren bei der Langzeitbehandlung vielfältige, flexible, der jeweiligen Situation und Psychopathologie angepaßte Modifikationen des Interventionsstils und des jeweiligen Gewichtes der psychosozialen und der medikamentösen Maßnahmen erforderlich machen. Auch der klassische Versuch, das eine Verfahren in Kombination mit dem anderen und für sich allein zu überprüfen, also Pharmakotherapie allein oder in Kombination mit Soziotherapie oder mit Psychotherapie, scheint mir überholt und veraltet. Es ist schon deswegen nicht gangbar, weil es heute keine kunstgerechte Pharmakotherapie in der psychiatrischen Langzeitbehandlung ohne begleitende soziotherapeutische und psychosoziale Führung geben kann. Andererseits wäre die Beschränkung auf eine schulmäßig definierte systematische Psychotherapie kaum alltagsgerecht und vermutlich ebensowenig kunstgerecht. Um weitere wissenschaftliche Aufschlüsse über die Interaktion der drei Methoden zu gewinnen, scheint es mir zweckmäßig zu sein, sich vorerst auf Einzelelemente und Einzelsituationen des Zusammenwirkens zu konzentrieren, etwa in Belastungssituationen oder bei einer drohenden Dekompensation.

Literaturverzeichnis

Carpenter, W. T. Jr.; McGlashan, T. H.; Strauss, J. S.: The treatment of acute schizophrenia without drugs: An investigation of some current assumptions. Am. J. Psychiat. *134,* 14–20, 1977.

Loch, W.: Beratung – Behandlung: Methoden und Abgrenzungen. In: Struck, G. (Hrsg.): Familienkonflikte und Familienberatung. Schriftenreihe des Kathol. Zentralinstituts für Ehe- und Familienfragen. Kevelaer: Butzon & Bercker, 1970.

May, P. R. A.: Treatments of schizophrenia: A comparative study of five treatment methods. New York: Science House, 1968.

Müller, C.: Psychotherapie und Soziotherapie der endogenen Psychosen. Psychiatrie der Gegenwart. Bd. II/1. Berlin, Heidelberg, New York: Springer, 13, 1972².

Pietzcker, A.: Der Einfluß sozialer Faktoren auf den Erfolg einer Psychopharmakotherapie. Psychiat. Prax. *12,* 19–22, 1985.

Spadoni, A. J.; Smith, J. A.: Milieu therapy in schizophrenia. Arch. Gen. Psychiat. *20,* 547–551, 1969.

Zimmer, D.; Uchtenhagen, A.: Sozialpsychiatrische Behandlungskombination im teilstationären und ambulanten Bereich: Definition und Vergleich. Psychiat. Prax. *6,* 63–71, 1979.

Ausblick auf mögliche künftige Entwicklungen in Forschung und Praxis

H. D. Brenner, W. Böker

Lange Zeit haben in der Schizophrenieforschung eingegrenzte Sichtweisen – seien sie biomedizinischer, psychosozialer oder anderer Provenienz – ein allgemeines Verständnis für die Tatsache verhindert, daß keine Theorie dem Phänomen Schizophrenie angemessen sein kann, welche biologische Abweichungen ohne ihre Interaktionen mit der Umwelt beschreibt oder keine Aussagen über die Beziehung psychosozialer Faktoren zur biologischen Matrix zuläßt. Den Beiträgen dieses Sammelbandes ist demgegenüber gemeinsam, daß trotz ihrer primär psychosozialen Orientierung *Schizophrenie als komplexe biologische, psychologische und soziale Störung* begriffen wird. Wo dabei divergierende Ansichten vertreten werden, sind diese eher komplementär als kompetitiv zu verstehen. Dies stellt einen bemerkenswerten Fortschritt dar, läßt aber auch deutlich werden, daß wir von einer geschlossenen Theorie der Wirkung psychosozialer Faktoren noch weit entfernt sind.

Am Schluß dieses Buches scheint uns deshalb der Versuch gerechtfertigt, einen Ausblick auf theoretische und praktische Aufgaben bei der weiteren Erforschung und Entfaltung eines psychosozialen «Managements der Schizophrenie» zu wagen. Dabei gehen wir von der Überzeugung aus, daß sich die verschiedenen Richtungen der Schizophrenieforschung am besten in einem *Vulnerabilitäts-Streß-Modell* integrieren lassen.

Bei der *Erforschung der Vulnerabilität,* womit der *Aspekt der Gefährdung* angesprochen wird, lag der Schwerpunkt bisher ganz auf der Suche nach einzelnen Vulnerabilitätsindikatoren. Da die Vulnerabilität selbst aber vermutlich das Resultat komplexer Interaktionen zwischen zahlreichen Faktoren darstellt, dürfte sie sich kaum eindimensional erfassen lassen. Für die weitere Vulnerabilitätsforschung scheint uns folglich eine Strategie der gleichzeitigen Erfassung möglichst vieler verschiedener Vulnerabilitätsindikatoren von großer Bedeutung. Welche Beziehungen bestehen zwischen den verschiedenen Indikatoren? Gibt es gesetzmäßige Zusammenhänge zwischen einzelnen Indikatoren bzw. Indikatorenmustern und einer Manifestation der Schizophrenie? Spielen dabei Anzahl oder Ausprägung der Indikatoren eine bestimmende Rolle, oder wird die Krankheitsmanifestation in erster Linie durch Umweltfaktoren kontrolliert? Haben wir es mit einer spezifischen oder unspezifischen Vulnerabilität zu tun? Diese und auch andere Fragen könnten durch Familienuntersuchungen beantwortet werden, in die Familien mit und ohne gehäuftes Auftreten von Schizophrenien oder anderen psychischen Erkrankungen, sowie psychopathologisch unauffällige Familien einbezogen werden.

Solche Überlegungen machen deutlich, daß die Vulnerabilität für Schizophrenie nicht einfach mit biologischer oder familiärer Vulnerabilität gleichgesetzt werden darf, wie dies zumindest implizit häufig geschieht. Zahlreiche an Schizophrenie erkrankte Menschen kommen aus unbelasteten Familien, gehören also nicht zu einer Gruppe mit familiär erhöhtem Krankheitsrisiko («high risk»). Die wichtigsten Prädiktoren einer schizophrenen Erkrankung müssen sich also nicht mit den Faktoren decken, die Gruppen mit hohem Erkrankungsrisiko im Vergleich zu solchen ohne besonderes Risiko charakterisieren oder innerhalb der ersteren eine Trennung zwischen Erkrankten und nicht Erkrankten ermöglichen.

Im engeren Bereich der experimentalpsychologischen und psychophysiologischen Indikatorforschung sollte das wachsende Interesse an Prozeßmodellen der Informationsverarbeitung zu einer vermehrten Beachtung von Prozeßcharakteristika vs Besonderheiten der strukturellen Organisation bei der Beschreibung dauerhafter Dysfunktionen führen. An die Stelle der Suche nach immer spezifischeren Aufgabenaspekten, welche möglichst hoch mit dem Auftreten einer schizophrenen Erkrankung korrelieren, würde die Überprüfung theoretischer Konstrukte aus a-priori-Modellen treten. Auf diese Weise ließen sich dann auch eher Verbindungen zu neuropsychologischen Konzepten herstellen, etwa über elektrophysiologische Korrelate der kortikalen Aktivität bei kognitiven Dysfunktionen. Dies wäre eine faszinierende Möglichkeit des Brückenschlags von der Psychopathologie zur Ebene der Neurophysiologie und Neurochemie. In erster Linie scheinen uns dafür neuropsychologische Modelle über die intra- und/oder interhemisphärische Organisation des Gehirns in Frage zu kommen, haben in den letzten Jahren doch mehrere Autoren aktuelle Untersuchungsergebnisse über Störungen des Informationsverarbeitungsprozesses bei Schizophrenen mit solchen Modellen in Verbindung gebracht (vgl. Venables, 1984).

Weitere interessante Aspekte der Indikatorforschung könnte eine klarere Unterscheidung von Indikatoren mit nahezu vollkommener Korrelation mit Schizophrenie und Indikatoren mit schwächer ausgeprägter Korrelation mit Schizophrenie eröffnen. Ein Indikator der ersten Art würde erheblich zur Verbesserung der Konstruktvalidität der Diagnose Schizophrenie beitragen. Gegenwärtig gibt es dafür noch keine objektiven, d.h. nicht aus Interviews gewonnenen Kriterien, was im Vergleich zu anderen Disziplinen der Medizin ein äußerst unbefriedigender Zustand ist. Fälschlicherweise wird oft angenommen, mit den verbesserten operationalen Kriterien der DSM-III sei neben der Reliabilität auch die Konstruktvalidität verbessert worden. Im Vergleich zu früheren reliablen Diagnosekriterien erhöhen aber die im DSM III verwendeten Kriterien die Konstruktvalidität nicht. Durch die Betonung der positiven Symptome wurde möglicherweise sogar die prädiktive Validität verringert, und für die in dieser Hinsicht wichtigeren negativen Symptome fehlen operationale Kriterien fast vollständig.

In diesem Zusammenhang ist von besonderem Interesse, daß verschiedene einfache experimentalpsychologische Parameter eine überraschend hohe prädiktive Stärke für die Verlaufs- und Behandlungsprognose gezeigt haben (vgl. Zahn et al., 1981). Die in diesem Forschungsbereich als Vulnerabilitätsindikatoren diskutierten spezifischen Defizienzen sind in dieser Hinsicht bisher noch kaum untersucht worden.

Gerade auch Indikatoren mit schwächer ausgeprägter Korrelation mit Schizophrenie – eine bessere Bezeichnung wäre schizophrenieverbundene Faktoren – dürften unter diesem Aspekt für die weitere Forschung besondere Bedeutung gewinnen (vgl. auch CROMWELL, 1984). Würden sich solche Indikatoren als bessere Prädiktoren für die Verlaufs- und/oder Behandlungsprognose erweisen, als die gegenwärtigen diagnostischen Kriterien, könnte dies über eine Neubeurteilung klinischer Manifestationen den Weg zu einer operationalen Definition homogenerer diagnostischer Kategorien eröffnen. Lohnenswert scheint uns auch, die korrelativen Beziehungen biomedizinischer Befunde nicht nur zu den relativ groben diagnostischen Konstrukten, sondern auch zu den schizophrenieverbundenen Faktoren in anderen Forschungsbereichen genauer zu untersuchen. Faktoren schließlich, welche außer mit Schizophrenie auch mit anderen Syndromkomplexen positiv korrelieren, könnten bei der Isolierung verwandter oder gar gemeinsamer grundlegender Störungen nützlich sein.

Ein weiterer wichtiger Aspekt des Vulnerabilitäts-Streß-Modells der Schizophrenie ist, daß es den Blick von der Struktur psychopathologischer Besonderheiten vermehrt auch auf deren Entwicklung lenkt, d.h. auf die Beziehung zwischen Störungen elementarer psychologischer oder psychobiologischer Prozesse und spezifischen schizophrenen Symptomen. Notwendig ist daher die *Untersuchung von Vulnerabilitätsindikatoren auch im Hinblick auf Ursache/Wirkungsbeziehungen,* womit auch die *pathogenetische Endstrecke der Schizophrenie* angesprochen ist. Welche Zusammenhänge bestehen beispielsweise zwischen den in verschiedenen integrativen Modellen als zentral erachteten Störungen der Informationsverarbeitung (vgl. CIOMPI, Beitrag in diesem Band) und dem Verhalten oder dem subjektiven Erleben? Grobe Analogien, wie sie etwa von BROEN (1968) oder SHAKOW (1979) beschrieben wurden, sind dabei weniger von Interesse, als möglichst spezifische Beziehungen, die vorhersagbar und testbar sind.

Daß darüber bisher so gut wie nichts bekannt ist, liegt teilweise daran, daß diese Beziehungen außerordentlich komplexer Natur sind. Wir halten es für sehr unwahrscheinlich, daß sie sich innerhalb rein kognitiver Modelle, etwa ausschließlich im Rahmen von Informationsverarbeitungsmodellen, repräsentieren lassen. Vermutlich braucht es dafür systemische Modelle, welche außer den kognitiven Funktionen Aufgabencharakteristika, Emotion und Erregung miteinbeziehen und vorerst nur auf dem Weg über auf Einzeldefizienzen beschränkte reduktionistische Teilmodelle untersucht werden können. So beschäftigen wir uns gegenwärtig mit der Verarbeitung und Bewältigung spezifischer Aufmerksamkeitsstörungen unter Einbezug psychophysiologischer (Erregung) und erlebnispsychologischer (Kognition und Emotion) Parameter.

Das Manifestwerden von charakteristischen Störungen des Informationsverarbeitungsprozesses wird von einer Vielzahl kontinuierlicher Faktoren über intermediäre Störungen vermittelt. Bei der von verschiedenen Autoren betonten Trennung zwischen vulnerabilitätsverbundenen und symptomverbundenen Defizienzen (vgl. CROMWELL & SPAULDING, 1978; NÜCHTERLEIN & DAWSON, 1984; SPAULDING, im Druck) haben wir es deshalb wohl eher mit verschiedenen Entwicklungsstadien von defizienten Prozessen als mit prinzipiell unterschiedlichen Störungen zu tun. Ebenso sind die auf der Ebene instrumenteller und sozialer Fertigkeiten als Vulnerabilitätsindikatoren beschriebenen Besonderheiten wahrscheinlich Resultate elementarer Dysfunktionen und nicht separate Faktoren. Pointiert ausgedrückt läßt die Tatsache, daß die verschiedenen an der Krankheitsmanifestation wesentlich beteiligten Faktoren sowohl größte Variabilität als auch kontinuierliche Ausprägungen zeigen, die Annahme zu, daß das Wesen der Schizophrenie in Interaktionsprozessen zwischen Biologie, Verhalten und Umwelt liegt, d.h. in einer nur systemisch faßbaren Störung. Unserer Meinung nach ist es deshalb ungenügend, nur nach dispositionellen Besonderheiten in einzelnen Forschungsbereichen zu suchen.

Bei der vom Vulnerabilitäts-Streß-Modell der Schizophrenie postulierten episodischen Natur der Erkrankung ist die Frage nach den Beziehungen zwischen vorbestehenden Vulnerabilitätscharakteristika und Verhalten aber auch unter klinischen Gesichtspunkten von großer Bedeutung. Angesprochen sind damit *Fragen der Dekompensation bzw. der Exazerbation oder Restabilisierung.* Detaillierte Untersuchungen über die Art und Weise der Interaktion aktuell belastender Stressoren mit vorbestehenden Vulnerabilitätscharakteristika in den zur kritischen Überforderung der vulnerablen Persönlichkeit führenden Prozessen könnten auch wesentlich zur Erkennung von frühen Anzeichen drohender Erst- und Wiedererkrankungen und zur Entwicklung von effektiven Kriseninterventionsstrategien beitragen. Solche Untersuchungen würden gewissermaßen eine Übertragung der oben diskutierten systemischen Betrachtungsweise einzelner kognitiver Defizienzen auf die Verhaltensebene darstellen. Zahlreiche Studien haben aufgezeigt, daß es bei der Entwicklung von Krankheitsepisoden tatsächlich in den meisten Fällen einen zeitlich abgrenzbaren Prozeß der Dekompensation gibt.

HERZ (1984) hat mit Blick darauf versucht, mittels strukturierter und unstrukturierter Befragung von Patienten und Angehörigen zwischen Prodromalsymptomen und vollem Rückfall zu unterscheiden und als häufigste Prodromalsymptome gespannte Nervosität, verminderten Appetit, Konzentrations-, Gedächtnis- und Schlafstörungen, Ruhelosigkeit, depressive Verstimmung, Interessenverlust, sinnloses Sprechen, Stimmenhören, Beziehungsideen usw. beschrieben. Mit einem solchen Untersuchungsansatz scheinen sich also einerseits völlig unspezifische Beschwerden, andererseits bereits als psychotisch zu beurteilende Frühsymptome erfassen zu lassen. So hilfreich dieser Ansatz im Einzelfall auch sein mag, erscheint es uns fraglich, ob er sich als Grundlage für eine breitere und optimale Krisenintervention im Vorfeld der Dekompensation eignet.

Nach phänomenologischen Kriterien erarbeitete Rang- oder Abfolgen subjektiv erlebter oder im Verhalten beobachtbarer Symptome sagen über die Prozesse der Dekompensation nur wenig aus. Dafür sprechen auch die Befunde, daß zwischen objektiven Defizienzen und subjektiven Störungen keine signifikanten Beziehungen bestehen (vgl. BÖKER, Beitrag in diesem Band; WILLIAMS et al., 1984). WILLIAMS und Mitarbeiter erklären dies vor allem mit Problemen der Messung subjektiver Beschwerden speziell bei einer Störung der interpersonalen Kommunikation, wie sie bei der Schizophrenie vorliegt. Wir sind dagegen der Auffassung, daß dieses Fehlen signifikanter Korrelationen eher darauf zurückzuführen ist, daß objektive und subjektive Maße verschiedene Aspekte der Psychopathologie erfassen, bzw. daß auf der Ebene des subjektiven Erlebens primäre Störungen und Bewältigungsreaktionen nicht mehr eindeutig zu trennen sind.

Wenn es sich beim Dekompensationsprozeß, wie wir vermuten, im wesentlichen um systemische Störungen handelt, sind für die Entstehung oder Vermeidung einer Dekompensation nicht so sehr strukturelle Komponenten wie Vulnerabilitätsschwelle, Stressoren usw. oder einzelne Anzeichen erhöhter Spannung oder Pathologie von Bedeutung, sondern Interaktionsphänomene, wie z.B. die eigene Reaktion oder die Reaktion der Umwelt auf solche Anzeichen. Dies müßte zu neuen Kriterien und Formen der Krisenintervention führen. Auf der klinischen Ebene sind also die gleichzeitige Erfassung von dispositionellen Eigenschaften, spezifischen Stressoren und Verhalten vordringlich. Zusätzlich sollten die Interaktionsprozesse in belastenden sozialen Situationen systematisch erfaßt und untersucht werden. Wir versuchen gegenwärtig, für derartige Untersuchungen eine geeignete Methodik auszuarbeiten.

Bei der weiteren Erforschung des Dekompensationsprozesses könnten sich auch aus der biologischen Schizophrenieforschung vielversprechende Ansätze ergeben. Beispielsweise läßt sich die Dopaminhypothese auch als eine Hypothese der psychotischen Dekompensation verstehen, d.h. als ein sich allmählich entwickelnder dynamischer Prozeß, für den neben Interaktionen mit anderen Neurotransmittersystemen vermutlich auch Interaktionen mit Umwelteinflüssen eine Rolle spielen, die für neurochemische Störungen anfällig oder widerstandsfähig machen.

Auch das *zweite wesentliche Konzept des Vulnerabilitäts-Streß-Modells, dasjenige des Streß',* bedarf noch weiterer Forschung und Ausdifferenzierung (vgl. auch SPRING, 1981). Zwar kommt ihm in erster Linie auslösende Funktion zu, aber spezifische Belastungen, insbesondere der psychosozialen Entwicklung, tragen vermutlich auch zur Entstehung der Vulnerabilität bei. Stressoren, die eine schizophrene Episode auslösen, verändern nach dem Modell von ZUBIN & SPRING (1977) den Ausprägungsgrad der Vulnerabilität nicht, sie lassen vielmehr die Verletzlichkeit der präpsychotischen Persönlichkeit manifest werden. Wir neigen hier zu einer weniger statischen Betrachtungsweise. Als auslösende Stressoren werden gegenwärtig situative Belastungen der aktuellen Lebensphase, kritische Lebensereignisse («live-events») und emotional gespannte Beziehungen zu wichtigen Bezugspersonen als besonders bedeutsam diskutiert.

Mit Blick auf die letztgenannte Funktion des Streß im Vulnerabilitäts-Streß-Modell der Schizophrenie scheint uns eine klare Trennung zwischen akut einwirkenden Stressoren (z.B. kritische Lebensereignisse) und chronisch wirksamen Stressoren im Sinne wiederholter alltäglicher Belastungen (z.B. «expressed emotions» [EE] oder «cognitive deviance» [CD]) wünschenswert. Dies würde zu Untersuchungen über mögliche Interaktionen von Stressoren innerhalb einer Kategorie sowie auch aus jeweils beiden Kategorien anregen. Wir halten es für wahrscheinlich, daß verschiedene Stressoren einer Kategorie in ihrer Wirksamkeit kumulieren, beim Zusammentreffen von Stressoren aus beiden Kategorien aber die chronisch wirksamen Belastungen vor allem Moderatorfunktion für die akuten Belastungen haben.

Nehmen wir zur Verdeutlichung dieser Überlegungen als Beispiel das Konzept der «expressed emotions». Trotz der «Eingängigkeit» dieses Konzepts und seiner unbezweifelbaren Nützlichkeit für therapeutische Interventionen wirft es in seiner gegenwärtigen, auf quasi Eigenschaften der Angehörigen beschränkten

Form noch zahlreiche Fragen auf. So könnten Untersuchungen von Interaktionsprozessen in high-EE und low-EE Familien aufzeigen, welche zirkulären Prozesse zwischen Patient und Angehörigen zur Entstehung der «expressed emotions» beitragen oder ihr Weiterbestehen fördern. Aus eigenen, allerdings unsystematischen Beobachtungen haben wir den Eindruck gewonnen, daß in Familien mit hochgespannter emotionaler Atmosphäre Angehörige *und* Patienten nach Kontrolle des jeweils anderen streben, und jeder Versuch der Beschwichtigung einer Seite dieses Streben zunächst noch erhöht. Umgekehrt zeichnen sich nach unserem Eindruck Familien mit eher entspanntem emotionalem Klima ebenso durch zahlreiche aufmunternde, anerkennende oder eine wechselseitige Solidarität signalisierende Äußerungen aus, wie durch das Fehlen von übermäßiger Kritikbereitschaft und intrusiven Verhaltensweisen. ZEMP & HUBSCHMID (in Vorb.) berichteten uns über Resultate von Interviews mit Angehörigen, die vergleichbare Schlußfolgerungen zulassen. Entsprechende Untersuchungen müßten also das bisher eher vernachlässigte *protektive Potential günstiger* Umweltsituationen vermehrt ins Blickfeld rücken.

Dringlich erscheint uns auch die Untersuchung der Beziehungen zwischen «expressed emotions» und anderen chronisch wirksamen familiär belastenden Einflüssen, wie etwa der von DOANE et al. (1981) und von GOLDSTEIN (1984) beschriebenen kognitiv-inkonsistenten, verwirrenden Kommunikationsmuster («cognitive deviance»). So könnte das CD-Konzept eher von pathogenetischer Bedeutung sein, möglicherweise aber auch Phänomene beschreiben, die mit «expressed emotions» in Zusammenhang stehen.

Schließlich wird bei der unbestrittenen Bedeutung des EE-Konzepts als chronisch wirksamer psychosozialer Stressor gegenwärtig allzuleicht übersehen, daß die meisten rückfallgefährdeten Patienten nicht bei ihren Familien leben. Ein Versuch, die mit Blick auf familiäre Belastungen erarbeiteten Konzepte auch auf nicht familiäre Lebenssituationen zu übertragen, wäre deshalb wichtig. Könnten hier etwa chronische Stressoren im Sinne andauernder Überforderung, demoralisierender oder gar bedrohlicher Lebensumstände, randständiger, einsamer und unproduktiver Existenz usw. eine vergleichbare Rolle spielen? Haben wir es dabei jeweils mit speziellen Ausprägungsformen des Konzepts des «social support» zu tun, und werden die Wirkungen solcher chronischer Belastungen durch gleichartige psychophysiologische oder neurochemische Prozesse vermittelt? Die Befunde von TARRIER et al. (1979) über einen Zusammenhang von «expressed emotions» und zentralnervöser Übererregung («hyperarousal») könnten in diese Richtung zeigen.

Nach unserer Auffassung ist das Problem der Rückfallgefährdung bisher zu einseitig mit Blick auf floride Rückfälle, d.h. auf das Wiederauftreten positiver Symptome betrachtet worden, es stellt aber, genau genommen, auch einen Teilaspekt der Chronifizierung dar. ZUBIN (Beitrag in diesem Band) hat aufgezeigt, daß die Tatsache chronifizierender Krankheitsverläufe nur scheinbar ein Dilemma für das Vulnerabilitätsmodell darstellt. Chronische Krankheitsverläufe zeigen entgegen einer weitverbreiteten Meinung sogar sehr viel eindeutigere Beziehungen zu psychosozialen als zu biologischen Faktoren (vgl. CIOMPI, Beitrag in diesem Band). Damit kontrastiert allerdings auffallend, daß die psychosoziale Forschung bisher keine neuen Ansätze zum Verständnis chronisch defizitärer Zustände entwickelt hat.

Einerseits dürften Faktoren, welche bei der Manifestation schizophrener Krankheitsepisoden von entscheidender Bedeutung sind, mit den verlaufsbestimmenden Faktoren teilweise identisch sein, etwa wenn der Chronifizierungsprozeß durch häufige akute Krankheitsepisoden mit jeweils nur kurz dauernden Remissionen gekennzeichnet ist. Dann lassen sich viele Untersuchungsergebnisse zu Rückfallgefährdung, insbesondere diejenigen über chronisch belastende oder protektiv wirkende Umwelteinflüsse, auch auf das Problem der Chronifizierung übertragen und für innovative Interventionsstrategien nutzen. Andererseits spielen beim Prozeß der Chronifizierung neben den bekannten negativen Einflüssen wie Hospitalisierung, Unterstimulation, Labelling usw. sicherlich weitere Faktoren eine Rolle, insbesondere bei den sogenannten neuen Langzeitpatienten, über die wir bisher nichts oder zu wenig wissen. Die häufig als existentiell bedrohlich erlebte Dekompensation der akuten Krankheitsepisoden führt bei vielen Betroffenen zu überdauernden Änderungen der funktionellen Organisation sowohl im psychologischen, als auch im biologischen Bereich. Dies hat spezifische Veränderungen der Interaktionsprozesse mit Umwelteinflüssen im weiteren Krankheitsverlauf zur Folge. Auch hier lassen sich wohl die Faktoren, welche den Chronifizierungsprozeß am wirkungsvollsten verhindern oder schwächen, erst durch systematische Untersuchungen systemischer Prozesse auffinden.

Das Vulnerabilitäts-Streß-Modell ermöglicht im Sinne unserer bisherigen Überlegungen auch eine unmittelbare Verbindung theoretischer Aspekte mit *Fragen der therapeutischen Praxis.* Viele empirisch erprobte Behandlungsrichtlinien lassen sich aus dieser Sicht heute auch theoretisch als sinnvoll rechtfertigen. So betonte M. Bleuler zu Recht immer wieder, daß unser allgemeines therapeutisches Handeln mit Schizophrenen, das in der Dämpfung des Erregten, der Anregung des in negativen Symptomen Versunkenen und der Eingliederung des Kranken in eine tätige Gemeinschaft besteht, kein Notbehelf, sondern essentielle Therapie ist. Allerdings schöpfen wir in der Praxis noch keineswegs alle Kenntnisse aus, die wir über schizophrene Abläufe gewonnen haben.

Beispielsweise sollte die schnelle Beeinflussung psychotischer Frühsymptome durch Neuroleptika konsequenter als bisher verwirklicht werden. Auch unsere herkömmliche Praxis, akut psychotisch Erkrankte auf Aufnahmeabteilungen zusammen mit andern erregten oder verwirrten Patienten in einem meist allzu unruhigen, überstimulierenden Milieu zu behandeln, bedarf im Lichte des Vulnerabilitäts-Streß-Modells einer differenzierteren Betrachtung. Für Patienten mit hoher Vulnerabilität und entsprechend ausgeprägter Störbarkeit fundamentaler attentional/perzeptiver Funktionen und deren Rückkoppelungen mit Erregung und Emotion dürfte die Aufnahme in kleinen, ruhigen, vielleicht sogar nicht geschlechtsgemischten Einheiten mit wenigen Patienten und nicht zu viel und nicht zu schnell wechselndem Personal von Vorteil sein. Dann ließe sich vermutlich mit weniger Neuroleptika und weniger Zwangsmaßnahmen auskommen.

Im einzelnen können nach dem Vulnerabilitäts-Streß-Modell der Schizophrenie effektive Therapiemethoden, welche über eine symptomatische Behandlung hinausreichen, (1) auf eine *direkte Beeinflussung der Vulnerabilität,* (2) auf die *Vermeidung oder Verminderung akuter und chronisch wirksamer Stressoren,* sowie (3) auf das *Bewältigungsvermögen* oder auf (4) *Interaktionsprozesse zwi-*

schen diesen Faktoren gerichtet sein. In verschiedenen Beiträgen dieses Sammelbandes wurden entsprechende Interventionsprogramme beschrieben und diskutiert. Wir wollen deshalb hier abschließend lediglich noch auf einige Aspekte eingehen, die uns auch selbst gegenwärtig beschäftigen.

Im Bereich der *psychosozialen Therapieverfahren,* die in der Regel auf eine Vermeidung oder Verminderung chronisch wirksamer Stressoren oder auf eine Erhöhung des allgemeinen Bewältigungsvermögens zielen, sollten die Befunde über Dysfunktionen des Informationsverarbeitungsprozesses in Zukunft besondere Bedeutung für die Entwicklung effektiverer Therapieverfahren vor allem im Bereich der Langzeitbehandlung erlangen, insbesondere wenn diese Dysfunktionen nicht nur zu Variationen in der Symptomatologie in Beziehung stehen, sondern dauerhafte Defizienzen repräsentieren. Beispielsweise ist ineffektives Sozialverhalten nicht zuletzt auch durch ungenaue Auffassung kritischer situationaler oder sozialer Stimuli und durch eine nur ungenügende Entwicklung von Handlungsalternativen bzw. deren inkorrekte Evaluation bedingt. Voraussetzung für einen systematischen Einbezug kognitiver Therapiemethoden in psychosoziale Therapieprogramme wäre allerdings ein besseres Verständnis der Rolle basaler kognitiver Dysfunktionen in relevanten Anforderungssituationen.

Ungenügend geklärt sind bisher auch die *Interaktionen zwischen Sozio- und Pharmakotherapie.* So ist nach unserer Erfahrung beispielsweise eine durch Neuroleptikamedikation erreichte Normalisierung kognitiver Funktionen bei vielen Patienten Vorbedingung für effektive Interventionen auf der Verhaltensebene, weil sonst die Komplexität der Therapiesituation die vorhandene Informationsverarbeitungskapazität überfordern kann, was nicht nur den Therapieerfolg verhindert, sondern oft auch zum Wiederauftreten florider Symptome führt. Zweifellos ließen sich aus der besseren Kenntnis solcher synergistischer Wirkungen verbesserte und differenzierte, komprehensive Behandlungsstrategien entwerfen.

Ein weiterer spezieller Aspekt betrifft das noch kaum therapeutisch nutzbar gemachte *Feld der Selbsthilfe- bzw. Selbststabilisierungsbemühungen.* Inwieweit Schizophrene frühe Störungen ihrer psychischen Leistungsfähigkeit, z.B. erste Abwandlungen ihrer Wahrnehmung und beginnende psychotische Fehlinterpretationen, in der verändert erlebten Realität als «Symptom» realisieren und mit Bewältigungsanstrengungen zunächst unter Kontrolle zu halten versuchen, ist als hochinteressantes Forschungsthema weiter zu untersuchen. Die Bewältigung von «Mini-Episoden», das Phänomen der Spontanremission, die Dynamik von Rückordnungsversuchen auf Genesungsvorgänge bieten sich als Untersuchungsfelder an. Die Analyse autoprotektiver Anstrengungen bringt Gewinn für die Praxis in doppelter Hinsicht. Mit wachsenden Kenntnissen über erfolgreiche Selbsthilfeversuche lassen sich entsprechende Trainingsprogramme ausarbeiten, die das therapeutische Rüstzeug des Experten vergrößern. Sie sollten die von einzelnen Kranken intuitiv erprobten restabilisierenden Verhaltensweisen aufgreifen und auf wirksame invariante Elemente analysieren.

Unser wachsendes Interesse an Selbsthilfeanstrengungen stärkt aber auch die schwachen Autonomiegefühle des Schizophrenen. Er erlebt sich dadurch nicht mehr nur als Objekt von an ihn herangetragenen Behandlungsmaßnahmen der Experten, sondern fühlt sich mit seinen eigenen Bemühungen um ein «Management der Schizophrenie» als Partner ernst genommen. Diese Aufwertung haben die gewöhnlich seit Kindheit verletzlichen, unsicheren Menschen bitter nötig.

Ein bisher vernachlässigtes großes Potential der Selbsthilfe erschließt auch die *Angehörigenarbeit,* deren Bedeutung heute zunehmend erkannt wird. Sie sollte deshalb nicht auf Interventionen zur Beeinflussung einzelner Einflußfaktoren, wie etwa «expressed emotions», beschränkt bleiben, so effektiv diese auch sein mögen. Es stimmt uns mit Blick auf die angestrebte Entfaltung eines «Managements der Schizophrenie» optimistisch, daß sich gegenwärtig in vielen Ländern Angehörige Schizophrener zu eigenständigen Hilfsorganisationen zusammenschließen mit dem Ziel, sich gegenseitig beizustehen, medizinische und soziale Hilfsquellen zu erschließen, Rehabilitationswege zu bahnen und miteinander aus dem Ghetto eines lähmenden Tabus auszubrechen, in dem sie sich durch die Geisteskrankheit eines ihrer Mitglieder gefangen fühlten.

Literturverzeichnis

BROEN, W.E.: Schizophrenia. Research and theory. New York: Academic Press, 1968.

CROMWELL, R. L.: Preemptive thinking and schizophrenia research. In: SPAULDING, W. D.; COLE, J. K. (eds.): Theories of schizophrenia and psychosis. Lincoln and London: University of Nebraska Press, 1984.

CROMWELL, R. L.; SPAULDING, W.: How schizophrenics handle information. In: FANN, W. E.; KARACAN, I.; DOKORNY, A. D.; WILLIAMS, R. L. (eds.): The phenomenology and treatment of schizophrenia. New York: Spectrum Press, 1978.

DOANE, J. A.; WEST, K.-L.; GOLDSTEIN, M. J.; RODNICK, E. H.; JONES, J. E.: Parental communication deviance and affective style: Predictors of subsequent schizophrenia - spectrum disorders in vulnerable adolescents. Arch. Gen. Psychiat. *38,* 679-685, 1981.

GOLDSTEIN, M. J.: Family factors that antedate the onset of schizophrenia and related disorders: the results of a fifteen year prospective longitudinal study. Paper presented at the Regional Symposium of the World Psychiatric Association, Helsinki, Finland, 1984.

HERZ, M. I.: Recognizing and preventing relapse in patients with schizophrenia. Hospital and Community Psychiatry *35,* 344-349, 1984.

NÜCHTERLEIN, K. H.; DAWSON, M. E.: A heuristic vulnerability/stress model of schizophrenic episodes. Schiz. Bull. *10,* 300-312, 1984.

SHAKOW, D.: Adaption in schizophrenia: the theory of segmental set. New York: Wiley & Sons, 1979.

SPAULDING, W. A.: Assessment of adult-onset pervasive behaviour disorders. In: CIMINERO, A.; CALHOUN, K.; ADAMS. H. (eds.): Handbook of behavioral assessment (2nd ed.). New York: Wiley, in press.

SPRING, B.: Stress and schizophrenia: Some definitional issues. Schizophr. Bull. *7,* 24-33, 1981.

TARRIER, N.; VAUGHN, C.; LADER, M. H.; LEFF, J. P.: Bodily reactions to people and events in schizophrenics. Arch. Gen. Psychiat. *36,* 311-315, 1979.

VENABLES, P. H.: Cerebral mechanisms, autonomic responsiveness and attention in schizophrenia. In: SPAULDING, W. D.; COLE, J. K. (eds.): Theories of schizophrenia and psychosis. Lincoln and London: University of Nebraska Press, 47-91, 1984.

WILLIAMS, R. M.; ALAGARATNAM, W.; HEMSLEY, D. R.: Relationship between subjective self-report of cognitive dysfunction and objective information-processing performance in a group of hospitalized schizophrenic patients. Eur. Arch. Psychiat. Neurol. Sci. *234,* 48-53, 1984.

ZAHN, T. P.; CARPENTER, W. T.; MCGLASHAN, T. H.: Autonomic nervous system activity in acute schizophrenia II. Relationships to short term prognosis and clinical state. Arch. Gen. Psychiat. *38,* 260-266, 1981.

ZEMP, M.; HUBSCHMID, T.; CFI/SASB: Interaktionen in high- und low-EE Familien (in Vorb.).

ZUBIN, J.; SPRING, B.: Vulnerability - a new view of schizophrenia. J. Abnorm. Psychol. *86,* 103-126, 1977.

Sachregister

Autorenregister